高 等 学 校 教 材

供临床医学专业用

手术学基本操作

主　编　白育庭　高　卉

副主编　万敬枝　兰明银　李朝华　李晋军

编　者（以姓氏笔画为序）

万敬枝　兰明银　白育庭　李　军　李晋军
李朝华　严　斌　何　伟　肖德琴　但建新
狄茂军　赵正据　高　卉　程正启

人民卫生出版社

图书在版编目（CIP）数据

手术学基本操作/白育庭等主编. —北京：人民卫生出版社，2005. 4

ISBN 978 - 7 - 117 - 06703 - 4

Ⅰ. 手… Ⅱ. 白… Ⅲ. 外科手术 - 医学院校 - 教材 Ⅳ. R61

中国版本图书馆 CIP 数据核字(2005)第 020836 号

手术学基本操作

主　　编：白育庭　高　卉
出版发行：人民卫生出版社（中继线 010 - 59780011）
地　　址：北京市朝阳区潘家园南里 19 号
邮　　编：100021
E - mail：pmph @ pmph. com
购书热线：010 - 67605754　010 - 65264830
　　　　　010 - 59787586　010 - 59787592
印　　刷：北京市卫顺印刷厂（聚源）
经　　销：新华书店
开　　本：787 × 1092　1/16　　印张：11. 5
字　　数：261 千字
版　　次：2005 年 4 月第 1 版　　2017 年 5 月第 1 版第 7 次印刷
标准书号：ISBN 978 - 7 - 117 - 06703 - 4/R · 6704
定　　价：19. 00 元
打击盗版举报电话：010 - 59787491　E - mail：WQ @ pmph. com
（凡属印装质量问题请与本社销售中心联系退换）

目 录

第一章　无　菌　术

第一节　无菌和消毒

一、定　　义

无菌术是针对微生物及其感染途径所采取的一系列预防措施,包括灭菌法、消毒法和一定的操作规则及管理制度,是临床医学中必须严格遵守的基本操作规范。

灭菌是指杀灭一切活的微生物。灭菌一般是指预先用物理方法,彻底消灭与手术区或伤口接触的物品上所附带的微生物。有的化学品如甲醛、戊二醛、环氧乙烷等,可以杀灭一切微生物,故也可在灭菌法中应用。

消毒是指杀灭病原微生物和其他有害微生物,并不要求清除或杀灭所有微生物(如芽胞等),又称抗菌法,常指应用化学方法来消灭微生物。

二、消毒和灭菌的合理方法

灭菌和消毒都必须能杀灭所有病原微生物和其他有害微生物,达到无菌的要求。针对不同的消毒对象,要采取合理的方法。以高温的应用最为普遍。手术器械和应用物品如手术衣、手术巾、纱布以及各种常用手术器械都可以用高温灭菌。电离辐射主要用于药物如抗生素、激素、维生素等的制备,还包括一次性医用敷料、容器及缝线。紫外线可杀灭悬浮在空气中和附于物体表面的细菌、真菌、支原体和病毒,常用于室内空气消毒。

三、常用的消毒灭菌法

1. 高压蒸气法　是临床应用最普遍、效果可靠的灭菌方法。此法所用的灭菌器式样有很多种,但其原理和基本结构相同,是由一个具有两层壁的耐高压的锅炉所构成,蒸气进入消毒室内,积聚而产生压力。蒸气的压力增高,温度也随之增高,当蒸气压力达到104.0～137.3kPa 时温度可达 121～126℃,维持 30 分钟,能杀死包括具有极强抵抗力的细菌芽胞在内的一切微生物,达到灭菌目的。

使用高压蒸气灭菌时应注意如下几点:① 需要灭菌的各种包裹不应过大、过紧,一般应小于 40cm×30cm×30cm; ② 包裹不应排得太紧,以免妨碍蒸气的透入,影响灭菌效果; ③ 易燃或易爆物品如碘仿、苯类等,禁用高压蒸气灭菌法; 锐利器械如刀剪等不宜用此法灭菌,以免变钝; ④ 瓶装液体灭菌时,要用纱布包扎瓶口,如用橡皮塞,应插入针

头排气；⑤ 高压灭菌器要有专人负责，每次灭菌都要检查安全阀的性能；⑥预置专用的包内及包外灭菌指示带，在压力及温度达到灭菌标准条件并维持15分钟时，指示带就呈黑色条纹，表示已经达到灭菌要求；⑦已灭菌的物品应该注明有效日期，并要与未消毒物品分开放置。

2. 煮沸法　可用于金属器械、玻璃及橡胶类物品，在水中煮沸100℃以后，维持15～20分钟，一般细菌可被杀灭。但带芽胞的细菌至少要煮沸1小时才能杀灭。海拔高度每增加300米灭菌时间就应该延长2分钟。应用此法时应注意：① 物品需全部浸入水中；② 橡胶类和丝线应于水煮沸后放入，持续煮沸10分钟即可取出；③ 玻璃类物品用纱布包好，放入冷水中煮。如为注射器，应拔出针芯，用纱布包好针筒、针芯；④灭菌时间从水煮沸后算起，如中途加入物品则应重新从水煮沸的时间算起。

3. 火烧法　一般在紧急情况下才用此方法。将器械置于搪瓷或金属盆中，倒入95%酒精少许，点火直接燃烧就可。但此法能使锐利器械变钝并失去光泽。

4. 药液浸泡法　锐利器械、内镜和腹腔镜等不适于热力灭菌的器械，可用化学药液浸泡消毒。常用的化学消毒剂有下列几种：

(1)70%酒精　它能使细菌蛋白变性沉淀，常用于已经消毒过的物品。一般浸泡30分钟。酒精应每周过滤，并核对浓度1次。

(2)2%中性戊二醛水溶液　它可使蛋白质变性，浸泡时间为30分钟，常用于刀片、剪刀、缝针及显微器械的消毒。药液需每周更换1次。

(3)10%甲醛溶液　能干扰蛋白质代谢和DNA合成，浸泡时间为20～30分钟。适用于输尿管导管等树脂类、塑料类以及有机玻璃制品的消毒。

(4)1∶1000苯扎溴铵(新洁尔灭)溶液　浸泡时间为30分钟，亦可用于刀片、剪刀、缝针的消毒，但效果不及戊二醛溶液，故目前常用于已经消毒的持物钳的浸泡。

(5)1∶1000氯已定(洗必泰)溶液　浸泡时间为30分钟，抗菌作用较新洁尔灭强。

注意事项：①浸泡前，器械应去油污；②消毒物品应全部浸在消毒液内；③有轴节的器械应把轴节张开；管、瓶类物品的内面亦应浸泡在消毒液内；④使用前应将物品内外的消毒液用灭菌生理盐水冲洗干净。

5. 甲醛蒸气熏蒸法　适用于室内空气及不能浸泡且不耐高热的器械和物品的消毒。福尔马林的用量按熏箱体积计算，一般每0.01m^3加高锰酸钾10g和40%甲醛4ml。熏蒸1小时即可达到消毒目的，但灭菌要6～12小时。此法可消毒丝线、内镜、手术电凝器等。

第二节　手术人员和病人手术区的准备

一、手术人员的准备

(一) 一般准备

手术人员进入手术室后，要更换手术室清洁衣裤和专用鞋，戴好手术帽及口罩，遮过头发、口、鼻，剪短指甲，去除甲缘下污垢，将双袖卷至上臂三分之二处。注意：患上呼吸道感染、手或臂部皮肤化脓性感染及破损者，不能参加手术。手术人员上台前也不准参加严重感染伤口的换药。

(二)手臂消毒法

手臂消毒法有多种,但步骤及范围都是一致的,范围包括双手及腕部、双前臂、双上臂下二分之一段的皮肤。步骤包括机械性刷洗、擦干皮肤,然后消毒药物浸泡或涂抹。

1. 肥皂洗刷及酒精浸泡法　此法已沿用多年,现已逐步被应用新型消毒剂的方法所替代,但我国还有相当一部分医院在应用,且其他洗刷法都基于此法,因此需要作一介绍:

(1)先用普通肥皂和清水将双手、前臂及上臂下部按普通洗手清洗 1 遍,以去除上述部位的污垢和油脂,清水冲净。

(2)用消毒无菌毛刷蘸无菌肥皂水洗刷,洗刷部位分三部分:即双手,双腕、双前臂,肘及肘上 10cm 的范围,逐部分进行。从指尖开始,按顺序进行指尖、手指、指间、手掌、手背、腕、前臂、肘、肘上 10cm 的刷洗,两手交叉进行,适当用力,均匀刷洗,不得遗漏任何部位,特别注意甲缘、甲沟、指蹼等处的刷洗,刷洗 3 分钟,然后用清水彻底冲净肥皂液。冲洗时手朝上,肘部在下,使水从手流向肘部;再取第二把无菌刷刷洗,如此连续刷洗三遍,共约 10 分钟。拿起消毒小毛巾擦干双手,再叠成三角形,底边朝上,放置腕部,另一手抓住下垂的两角,旋转向上擦至肘上 10cm,再将小毛巾翻面同样叠成三角,擦干另一手臂,以避免将水带入酒精泡手桶里冲稀酒精浓度。另擦过肘部的毛巾不得再回擦前臂及手。手、臂洗过的部位也不可再碰其他未消毒之物,否则必须重新刷洗(图 1-2-1)。

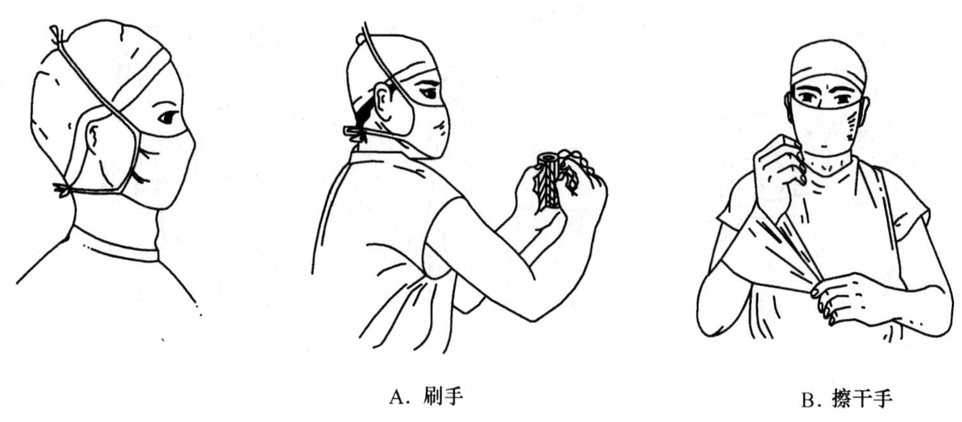

A. 刷手　　B. 擦干手

图 1-2-1　戴口罩、帽子、洗手法

(3)将双手及双臂浸泡于 70% 的酒精内至肘上 6cm 处,手指分开,用桶中毛巾(或纱布)轻擦双手、双臂。5 分钟后,将手拿出,举起双手,使手中酒精沿肘部流入泡手桶内,注意伸入和拿出手时,不得碰及酒精桶的边缘。拿出后待其自干或用无菌巾蘸干,双手上举胸前呈拱手姿势,双手及臂不准触及前胸及其他有菌物体,亦不得下垂。然后进入手术间,穿手术衣,戴手套。

2. 碘伏洗手法　本法在欧美等国及我国已广泛应用,步骤是先用肥皂洗双手、双前臂及双上臂下 1/2 段皮肤,清水冲净后再用肥皂液刷洗,反复两次,洗刷方法与前相同,无菌小毛巾擦干。再取浸透 0.5% 的碘伏纱布涂擦手至肘上 6cm,稍干后穿手术衣,戴手套。

3. 灭菌王洗手法　灭菌王是不含碘的高效复合型消毒液,又名双氯苯己双烷,其方法是用清水洗净双手、双前臂至肘上10cm后，用无菌刷蘸灭菌王溶液3～5ml刷手和前臂3分钟，清水冲净，用无菌毛巾擦干，再取浸透灭菌王的纱布涂擦手至肘上6cm，稍干后穿手术衣及戴手套。本法可用于皮肤过敏者的清洗消毒，禁与肥皂合用。

4. 碘尔康洗手法　先用肥皂水刷洗双手、双前臂至肘上10cm处，刷洗3分钟，清水冲净，再用无菌小毛巾擦干。然后用浸透0.5%碘尔康溶液的纱块涂擦手至肘上6cm，稍干后穿手术衣和戴手套。

5. 连台手术洗手法　在施行无菌手术后，需连续施行另一台手术，如手套未破，可不用重新刷手。应先净洗手套上血迹，由后向前翻转脱去手术衣，并随之翻转手套上部，然后用右手伸入左手手套反折部脱去该手套；再用左手伸入右手手套内面脱去该手套，这一步骤可使脱手套时，手术者皮肤与手套外面无接触。脱去后可在装有70%酒精的桶内浸泡5分钟或用0.5%碘伏涂擦手至肘上6cm处，再穿手术衣戴手套进行下一台手术。若前一台手术为污染手术，则手术前必须重新刷手。

6. 急诊手术洗手法　在紧急的情况下，来不及常规刷手，可用3%～4%的碘酊涂擦手至肘上6cm，稍干后用70%的酒精涂擦一遍后即穿手术衣戴手套。亦可用戴双层手套法：用肥皂清洗手臂戴干手套并将反折部展开，盖于腕部，然后穿手术衣将衣袖留存手套腕部外面，再戴一双干手套。

（三）穿无菌手术衣和戴无菌手套

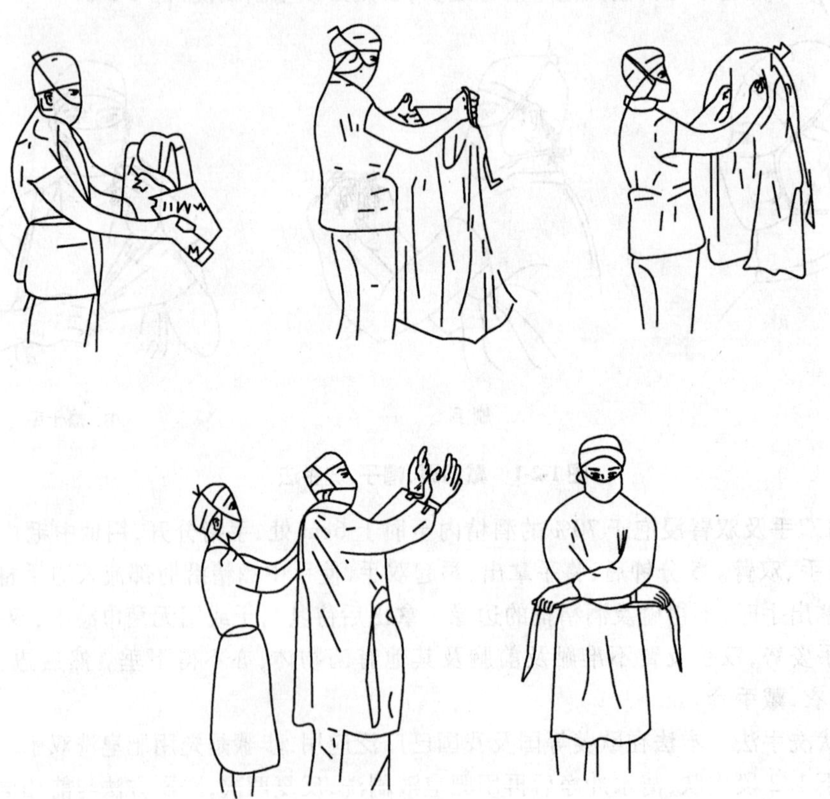

图1-2-2　穿传统无菌手术衣

任何洗手方法都不能完全消灭皮肤深处的细菌，在手术过程中，这些细菌会逐渐移到皮肤表面，并迅速繁殖。实验证明，已戴手套的手，残存的细菌繁殖很快，每 40～50 分钟细菌可增长一倍。因而，在手臂消毒后，必须穿无菌手术衣和戴无菌手套，方可进行手术，以减少切口污染。

1. 穿无菌手术衣

（1）穿传统无菌手术衣：手臂消毒后于从器械台取出已消毒的手术衣，在手术室较宽敞处，双手提起衣领，轻拉抖开，认清无菌面后，反面朝向自己，轻向上抛，乘势将两手臂插入衣袖内，两臂前伸，由手术巡回人员从背后协助穿好手术衣，然后两手交叉抬起腰带，仍由其他人员将带系紧（图 1-2-2）。

（2）穿全遮盖式无菌手术衣：穿衣方法基本同上，只是在术者穿上手术衣和戴好手套后，腰带由器械护士接取并传递给术者自己系扎；或由巡回护士用无菌持物钳以同样方式传给术者，全遮盖式无菌手术衣使术者背侧全部被无菌手术衣遮盖，其后背亦无菌（图 1-2-3）。

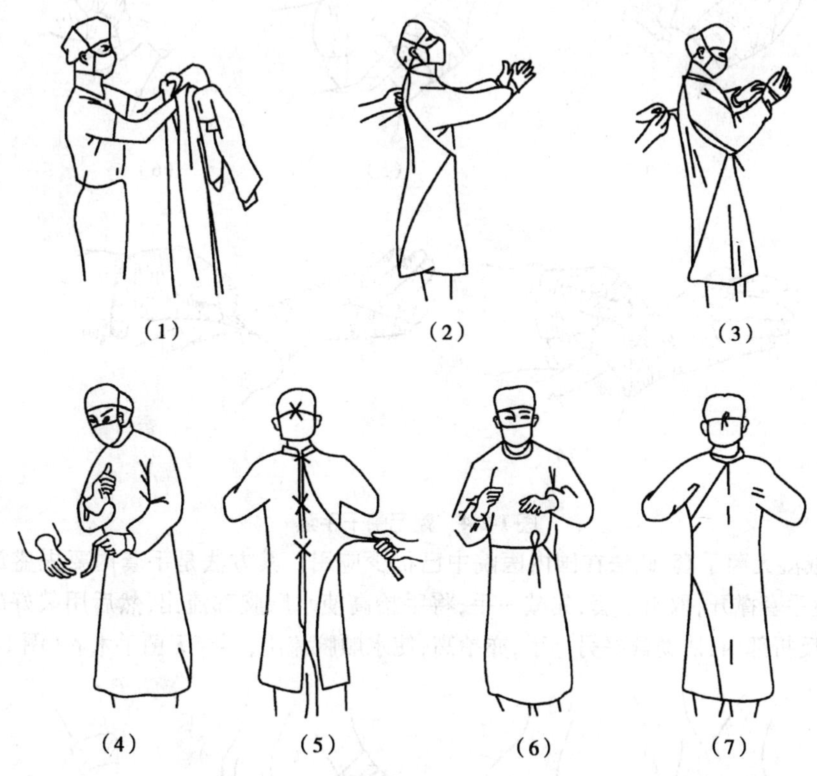

图 1-2-3 穿全遮盖式无菌手术衣

2. 戴无菌手套 没有戴无菌手套的手，只允许接触手套套口的向外翻折部分，不能碰到手套外面。

（1）戴无菌干手套：取出手套夹中的无菌滑石粉包，轻轻涂擦双手，使手干燥光滑。提起手套反折部取出手套，使手套拇指相对，先将一手插入套内，对准手套内 5 指轻轻戴上，再用戴好手套的手插入另一手套的反折部内面，帮助另一手插入手套内并戴好，将手套翻折部翻回并遮盖住手术衣袖口，以免露出腕部。用无菌盐水将手套上的滑石粉冲洗干净(图1-2-4)。

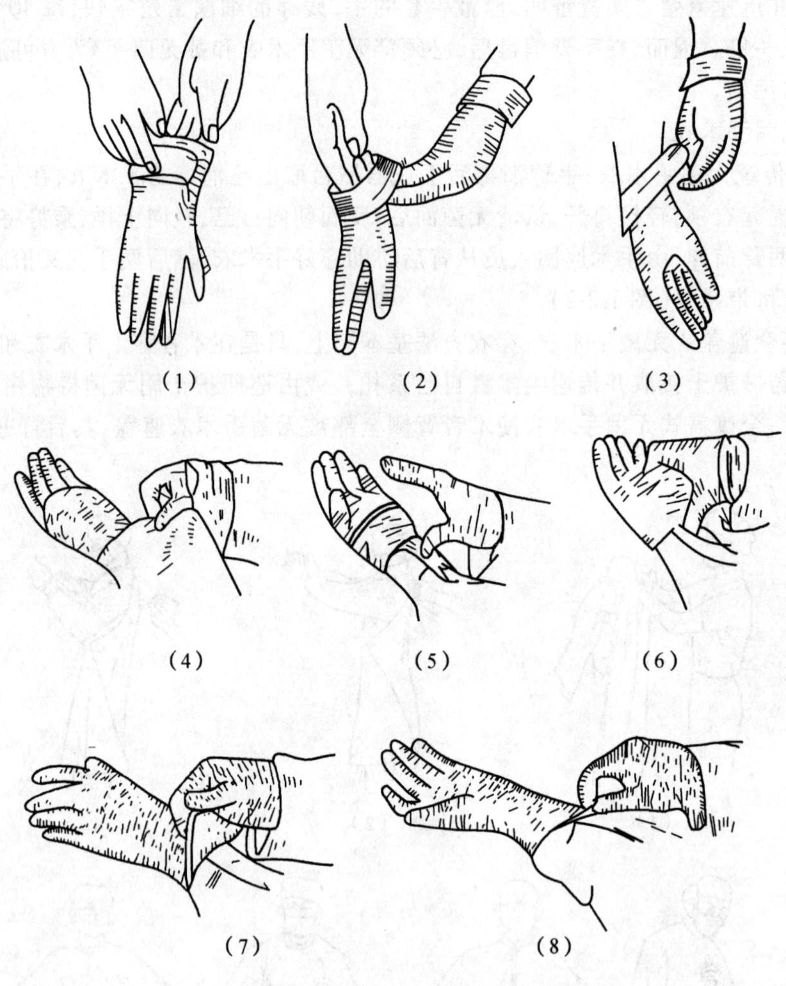

图1-2-4　戴无菌干手套

(2)戴湿无菌手套:此法在国内医院中已很少应用。其方法是手套内要先盛放适量的无菌水,使手套撑开,取出手套,先戴一手,将手抬高使水顺腕部流出,然后用戴好的手伸入另一手套反折部内,协助戴好另一手,亦抬高,使水顺腕流出,再穿无菌手术衣(图1-2-5)。

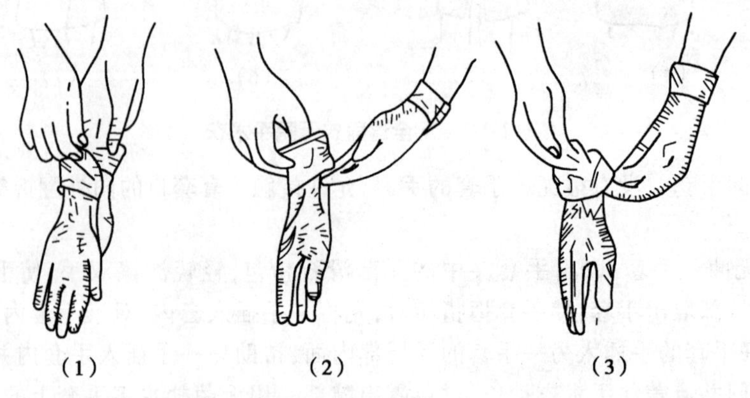

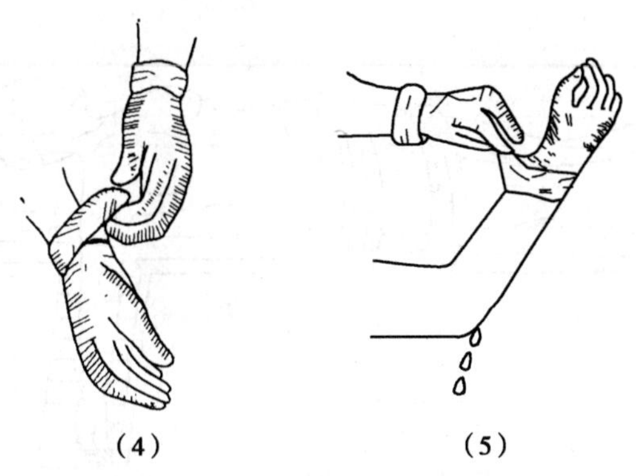

图 1-2-5 戴湿无菌手套

二、手术台上病人的体位

手术台上病人的体位对手术成功有很大关系，一般对体位的要求是：①病人要舒适；②对呼吸和血液循环影响不大，尤其是全麻病人；③手术部位及手术野有良好显露；④大血管、重要神经不能受压，以免产生后遗症。

根据具体的手术选择不同的体位，其常见体位如下：

1. 仰卧位　是最常用的体位，适用于腹部胃肠部及胸部手术等。一般手术台平置，病人仰卧，两臂以巾单固定于体侧，头下枕软枕（图 1-2-6）。

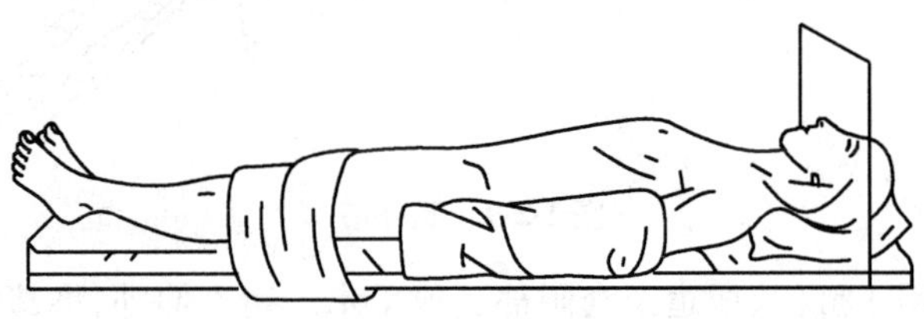

图 1-2-6 仰卧位

2. 颈仰式　适用于颈前部手术如甲状腺手术、气管切开术等。病人仰卧手术台，上部抬高 10～20°，但头架下落，颈后垫以卷折的大单，以使头颈作不同程度的后仰（图 1-2-7）。

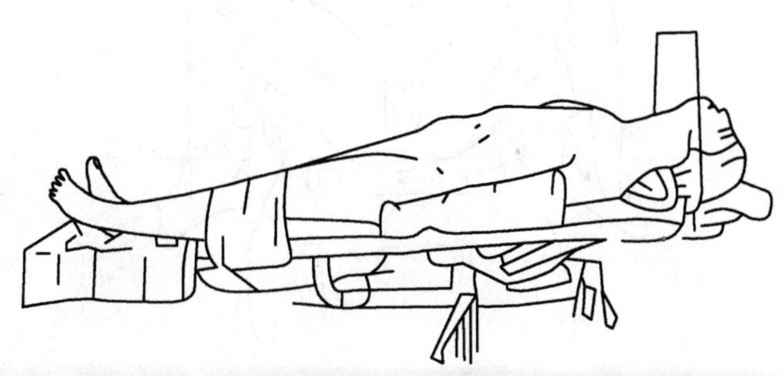

图 1-2-7 颈仰式

3. 露胸式　适用于前路开胸术及乳房手术，病人仰卧，双手或一手放低，使胸部更好暴露(图 1-2-8)。

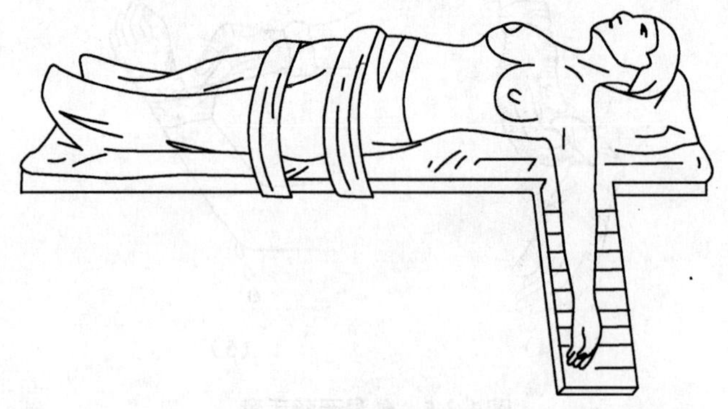

图 1-2-8　露胸式

4. 侧卧位　适用于一侧胸壁病灶手术、胸腔后外侧手术、肾、肝脓肿引流手术、肾切除手术等。病人侧卧,上侧腿弯曲,下侧腿伸直,两腿间垫以小软枕,以腿带固定,脑前后固定以大沙袋,以保持身体侧卧的平衡,不可压及腹部,以免影响呼吸(图 1-2-9)。

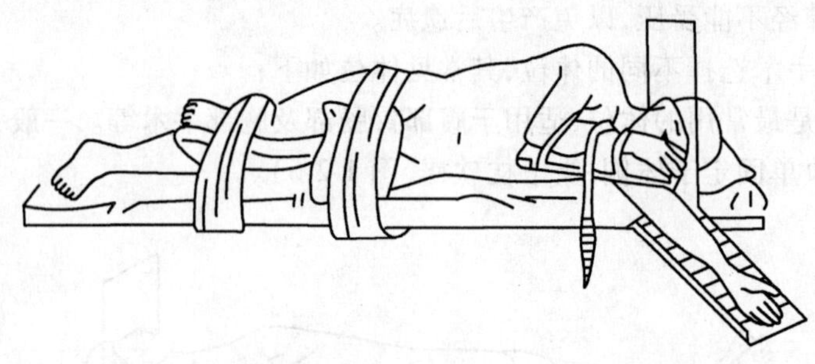

图 1-2-9　侧卧位

5. 截石位　适用于肛门、尿道及会阴部其他手术。病人仰卧,将其臀部置于手术台分折处,用吊腿架吊起双腿,注意垫好腘窝以免受压,放下手术台下部以充分显露会阴部(图 1-2-10)。

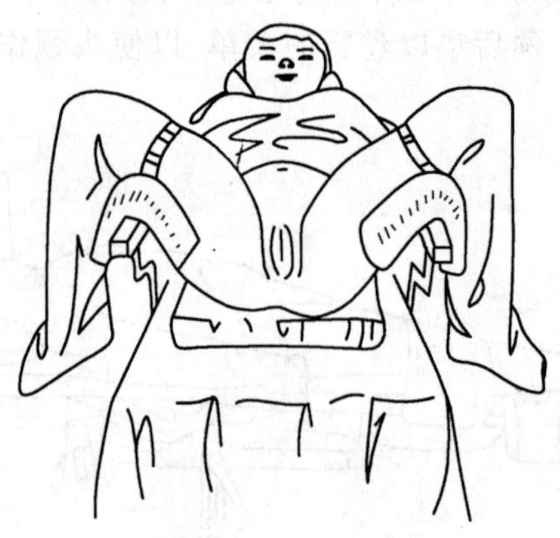

图 1-2-10　截石位

6. 俯卧位　适用于脊柱后入路及其他背部手术。病人俯卧,头部、胸部、耻骨部及踝部各垫以软枕,双臂抬起半屈,膝部用布带固定。(图 1-2-11)。

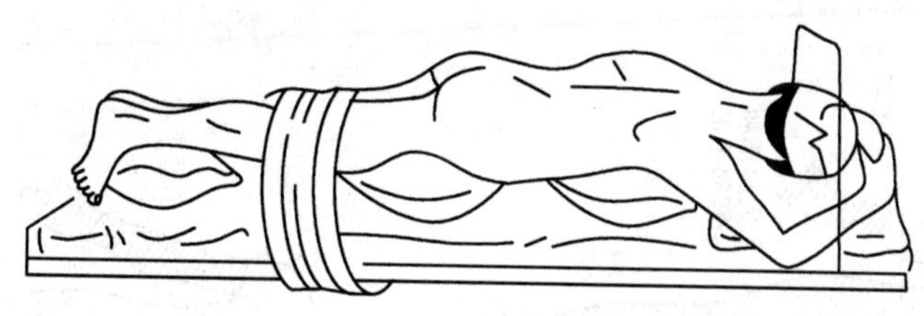

图 1-2-11 俯卧位

三、病人手术区的准备

任何手术都要通过皮肤或粘膜才能进行手术操作,为了防止手术切口处及周围皮肤上的细菌进入切口内,必须进行认真的准备,因此手术区域的准备是无菌操作的一个重要环节。

(一)术前的一般准备

非急诊手术病人手术前一天均应进行沐浴,换衣,对手术区域尤需洗净,特别要注意隐蔽部位的清洗,如肚脐或会阴部等。如皮肤上有较多油脂或胶布粘贴的残迹,可先用汽油或松节油拭去。如为下腹部或大腿上段手术,应先剃去阴毛;头颅手术应剃除一部分或全部头发;胸部及上臂手术则应剃去同侧腋毛,并用 70% 酒精涂擦,最后用无菌巾包裹。骨科手术须用酒精涂擦,用无菌巾包裹,连续 3 天,每天 1 次。如手术区皮肤有感染灶,应延期手术,以免造成切口感染。

(二)手术中病人手术区的皮肤消毒

1. 消毒方法 一般由第一助手在手臂消毒后,未穿手术衣及戴手套前执行,先用无菌海绵钳夹持浸透 2.5% ~3% 的碘酊敷料涂擦皮肤,待碘酊干后,再用第二把无菌钳夹持浸透 70% 酒精的敷料涂擦两遍,将碘酊擦净。消毒时整个消毒区要涂擦均匀,不能遗漏。另一种方法是用 0.5% 碘伏溶液进行手术区域的消毒,用此消毒剂按上述方法在手术区域内涂擦两次即可。

2. 消毒方式 环形螺旋形消毒,用于小手术野。平行消毒用于大手术野。

3. 消毒原则 清洁伤口消毒应自手术切口开始,逐步向四周涂擦,直至所需范围(离心形消毒),注意消毒涂擦过周围的消毒敷料不可返回中心。污染伤口,如会阴、肛门部及感染伤口则由四周开始向中心进行涂擦(向心形消毒)。

4. 消毒范围 手术区皮肤消毒范围要包括手术切口周围 15cm 的区域,但各部消毒范围不尽相同。各部皮肤消毒范围可参看图示说明(图 1-2-12)。

四、手术区无菌布单的铺放

手术区皮肤消毒后,铺无菌布单,其目的是除显露手术切口所必需的最小皮肤区以外,其他部位都需予以遮盖,以避免和尽量减少手术的污染。

小手术仅铺无菌孔巾即可。对较大手术,需铺盖无菌巾和其他必要的布单。总的原则是准确地将显露手术野外的其他部位遮盖,至少两层。一般的铺巾方法是:先铺无菌巾,用四块无菌巾,每块一边对折 1/4,铺于切口四周, 只显露切口,先铺操作者对侧或相

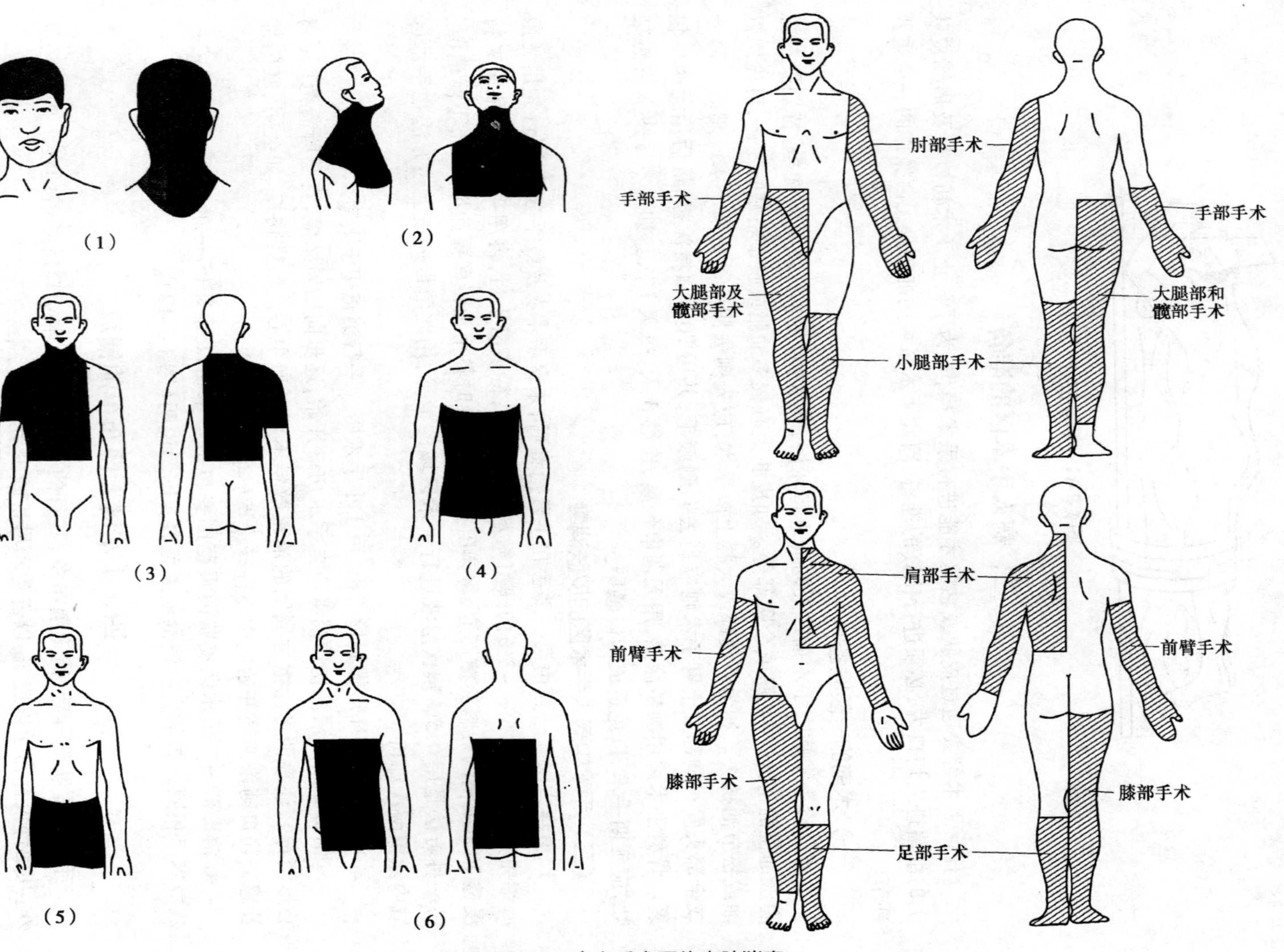

图 1-2-12 病人手术区的皮肤消毒

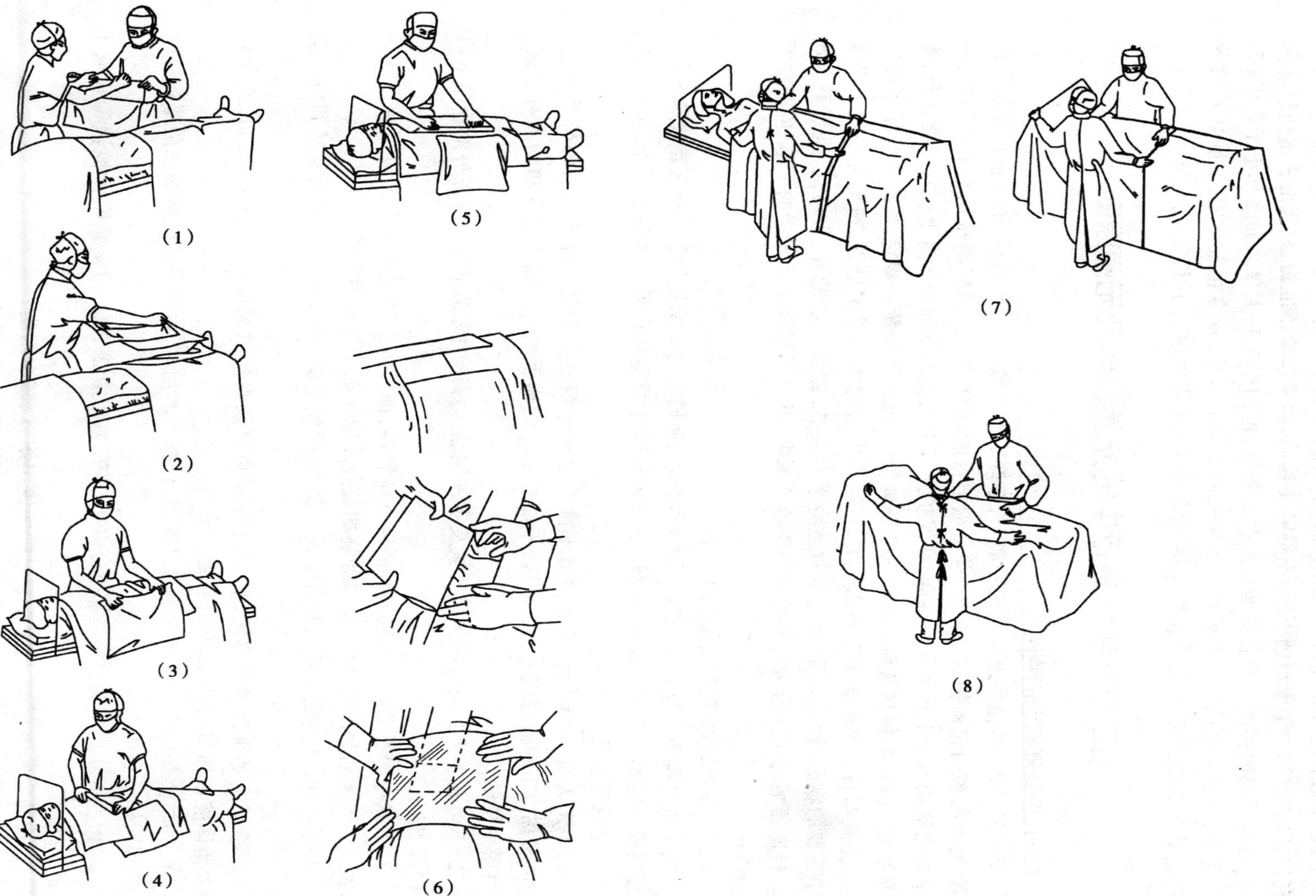

图 1-2-13 手术区无菌布单的铺放

对不洁区，如腹部手术的下腹部、会阴部，最后铺靠近操作者一侧，并用布巾钳将四个交角处夹住，以免移动。消毒巾铺下后，不得随便移动，如果位置不准确，只能由手术切口区向外移，而不得向内移动。然后根据具体手术部位，再铺中单和大单。如腹部手术(图1-2-13)，另外，在手术区的皮肤粘膜粘贴无菌塑料薄膜的方法，现在也很常用，皮肤切开后薄膜仍粘附在伤口边缘，可防止皮肤上尚存的细菌在手术时进入手术切口。

第三节　手术进行中的无菌操作及无菌原则

(一) 无菌器械台的使用

手术开始前，器械护士应先洗手泡手，穿好手术衣戴好手套，然后，依序进行器械台的布置：打开器械内包被铺盖器械台，并必须把台的周缘遮盖；铺好器械托盘上的棉垫，双手拿着棉垫的两个上角并向内卷起，在保护好双手的情况下铺盖于盘上；布置器械台，将各种器械、缝线、敷料和其他无菌用具整齐地摆好，摆法严格统一规定，原则上按手术程序需要，分类布置。器械护士应熟悉手术步骤，术中密切观察手术进程，预见每一步手术操作中需要的物品，做好准备，迅速及时递给手术人员，做到主动配合、协调，以提高手术效率。传递器械时应将器械持握的一端递给手术者，并将器械轻击手术者的手掌，同时注意无菌操作。

(二) 手术进行中的无菌原则

在手术过程中，虽然各项消毒灭菌技术和无菌措施为手术提供了一个无菌操作环境，但还需要一定的无菌操作规则来保证已灭菌和消毒的物品和手术区免受污染，手术进行中的无菌原则包括：

1. 手术人员“洗手”后，手和前臂不准接触未经消毒的物品。穿手术衣和带手套后，背部、腰部以下和肩部以上为有菌区，不能接触。同样手术台面以下的布单均属有菌区，不可用手接触。

2. 不可在手术人员背后传递器械及手术用品。掉落的无菌巾及台缘以外的物品不可拾回再用。

3. 手术中如手套破损或接触有菌地方应更换，前臂或肘部接触有菌区应更换无菌手术衣或加无菌袖套。无菌巾、布单等物如被湿透应加盖干的无菌布单。

4. 手术中，如同侧手术人员需要调换位置，应先后退一步，转过身，背对背转到另一位置。

5. 手术开始前要清点器械、敷料，手术结束时认真核对无误后方能关闭切口，避免异物遗留体腔或切口内，造成严重后果。

6. 切口边缘应用大纱布或手术巾遮盖，仅露手术切口，术前手术区粘贴无菌塑料薄膜可达到同样的目的。

7. 做皮肤切口前和缝合皮肤前，应用70%酒精或2.5%～3%碘酊涂擦消毒皮肤1次。

8. 切开空腔脏器前，先用纱布保护周围组织，以减少污染。

9. 手术人员和参观人员尽量减少在手术室内的走动，参观人员不可站得太高，以减少污染机会。

10. 连台手术,若手套未破,不需重新刷手,可由巡回护士帮助下脱去手术衣,但手套的外面不可接触皮肤。如前一手术为污染手术则需重新刷手。

(三) 手术中的其他注意事项

1. 手术人员的职责　手术是一项集体劳动,术者必须在其他医护人员的协助下才能顺利完成。参加的人员称为手术小组,小组成员包括术者、助手、器械护士、巡回护士、麻醉师。他们的基本分工如下:

(1)手术者:对手术全面负责,进行手术并根据手术进程和病情变化指挥和协调整个手术小组成员的工作以保证手术的顺利进行。

(2)第一助手:手术进行前应检查病人,摆好病人手术体位,负责手术区域的皮肤消毒和铺巾。手术中灵活、主动地为术者创造有利条件,协助术者完成每一步操作。术者术中如因故离开,应负责完成手术。

(3)第二助手:负责协助暴露手术野(俗称拉钩)、剪线、擦血、掌握吸引器。复杂手术可设第三助手和其他手术人员,其职能按实际情况而定。

(4)器械护士:负责器械台的准备,术中及时、准确地传递器械和其他所需物品,保持器械台的清洁。术后清点器械、敷料数目,以防遗留在体腔或创口内。手术结束后清洗、还原器械。

(5)巡回护士:负责手术台上、台下的供应和准备工作,协助手术人员穿手术衣、戴手套、消毒、铺无菌巾等。手术结束后协助器械护士清点器械和敷料,负责手术室的清洁。

(6)麻醉师:负责麻醉和监测手术中病人的全身情况,如有变化应立即通知术者并设法抢救。

上述人员的合理搭配、精诚合作是一台手术成败的关键。一般,术者是由能胜任该手术的资历较高、经验丰富的医生担任,助手由资历与术者相同或较低的住院医生或实习(进修)医生担任,这样既有利于手术中的密切配合,也有利于人才梯队的培养。

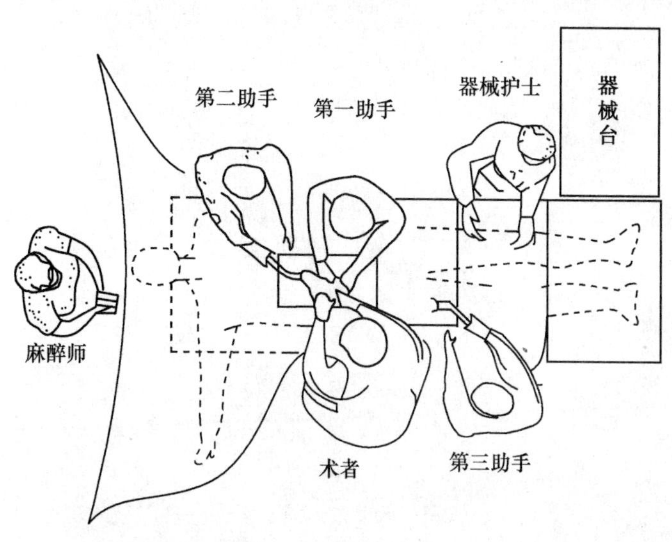

图 1-3-1　手术人员的位置

2. 手术人员的位置　术者位于视野最清楚、操作最方便处,一般在病人右侧。第一助手应站在术者对侧,第二助手站在术者(或第一助手)与麻醉师之间,这样既不影响术者

和第一助手的操作，也不妨碍器械护士传递器械（图 1-3-1）。

第四节 手术室的管理原则

1. 手术人员进入手术室必须更换手术衣、裤、鞋，戴手术帽和口罩，帽子要盖住全部头发，口罩要求遮住口鼻，参加手术应修剪指甲，除去甲缘污垢，有呼吸道感染及化脓病灶者原则上不能进入手术室。

2. 手术室应尽量减少参观人员，参观者也应正规穿戴参观衣、裤、鞋，带上口罩帽子，禁止吸烟和大声喧哗，禁止使用移动电话，只能在指定地点参观，不得靠手术台太近，不得触碰手术人员参观感染手术后不得参观其他手术间。

3. 无菌手术间和有菌手术间应相对固定，如连台手术，应先做无菌手术，后做污染手术，严禁在同一手术间内同时进行无菌及污染手术。每次手术完毕应彻底洗刷地面，清除污液、敷料和杂物。

4. 手术室内定期进行空气消毒，每周应彻底大扫除 1 次。

5. 手术室外的推车及布单原则上禁止进入手术室，手术病人应在隔离区换乘手术室推床。

第二章　手术常用器械及使用方法

手术器械是手术医生的必备工具,种类繁多,不同的手术操作,如切开、显露、止血、缝合等均有其特定的手术器械。除一般常用的手术器械外,某些部位和各专科还有专用器械。如显微外科手术器械、颅脑外科手术器械、心脏外科手术器械等。随着医学科学技术和工业的发展,也会有新的或改进的手术器械出现。正确认识和使用手术器械是对手术医生的基本要求。现将一般常用手术器械及其使用方法分述如下。

第一节　刀　剪　类

一、手　术　刀

手术刀(scalpel)主要用于切割组织,分为刀片和刀柄两部分,使用时将刀片安装在刀柄上。手术刀片有圆、尖、弯刃及大小、长短之分,刀柄也有大小、长短不同的型号,以适应不同手术的需要(图2-1-1)。如圆刀片用于切开皮肤,尖刃刀用于解剖组织,弯刃刀用于空腔器官的切开和鼻咽部手术,长柄刀用于深部切割,截肢刀用于切断肢体软组织等。

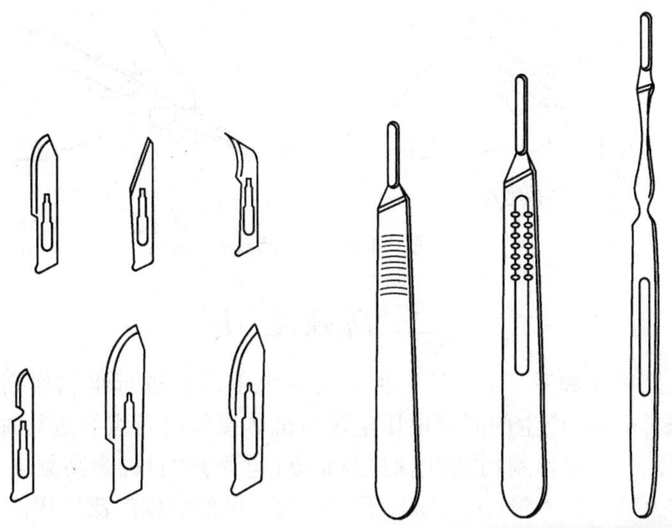

图2-1-1　手术刀柄和手术刀片

刀片宜用持针器夹持安装或取下，以免割伤手指（图 2-1-2）。

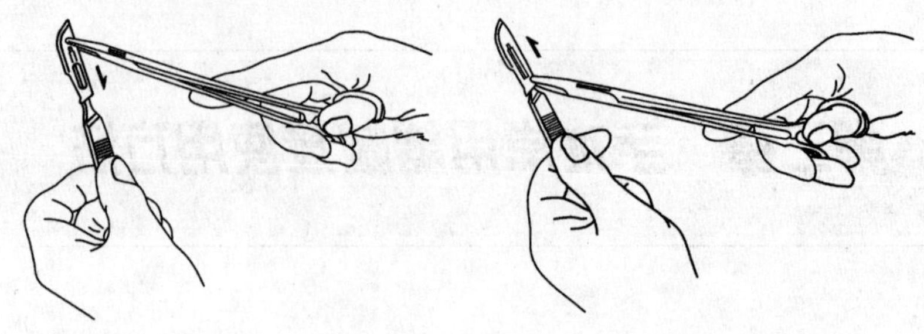

图 2-1-2　手术刀片的装卸

正确的持刀方式有以下 4 种：

1. 持弓式　持刀的方式与持小提琴琴弓的方式相同，一般使用圆刀片，为最常用的一种持刀方式。持弓式动作范围广而灵活，用于各种腹部皮肤切口。

2. 执笔式　持刀的方式与持钢笔的方式相同，多使用尖刀片。执笔式用力轻柔而操作精细，用于切开皮肤、腹膜小切口，解剖血管、神经等。

3. 握持式　持刀的方式与持厨刀的方式相同，一般使用圆刀片。用于切割范围较广、用力较大的切开，或用于切割较坚韧的组织，如截肢手术。

4. 反挑式　一般使用尖刀片，刀刃向上持刀，刀尖刺入皮肤后向上挑开皮肤，用于扩大切口或脓肿切开，以防损伤深层组织（图 2-1-3）。

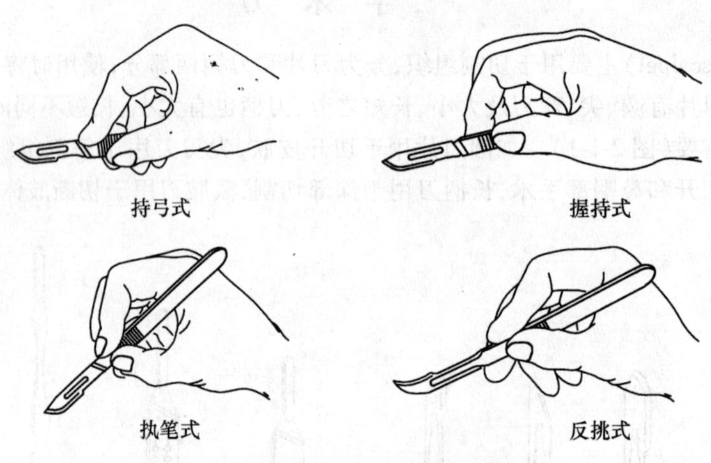

图 2-1-3　执刀方式

二、高频电刀

高频电刀（又称高频手术器）是一种取代传统手术刀进行组织切割的电手术器械。它通过电刀尖端（电极）产生的高频电压电流与机体接触时对组织进行加热，实现对机体组织的分离与凝固，从而达到切割（电切）与止血（电凝）的目的。高频电刀与传统手术刀相比，可明显减少手术出血量，大大缩短手术时间。目前临床广泛应用的高频电刀种类主要为单极高频电刀和双极电凝器两种。

1. 单极高频电刀　采用一完整的电路来切割和凝固组织。该电路由高频电刀内的高频发生器、连接导线、电极(电刀头)和病人极板组成。电刀接触机体后,电流通过导线和电刀头穿过病人,再由病人极板和导线返回高频电刀的高频发生器。单极高频电刀一般具有单纯电切、单极电凝、混切等功能。

2. 双极电凝器　电极由一个双极镊子组成。高频发生器通过双极镊子的两个尖端向机体组织提供高频电能,使双极镊子两尖端之间的血管脱水而凝固,达到电凝止血的目的。止血时,手术者持双极镊子夹持出血点达到止血目的。它的作用范围仅限于镊子两尖端之间,对机体组织的损伤程度和影响范围远远小于单极电刀。故双极电凝多用于脑外科、显微外科、五官科、手外科等较为精细的手术(图2-1-4)。

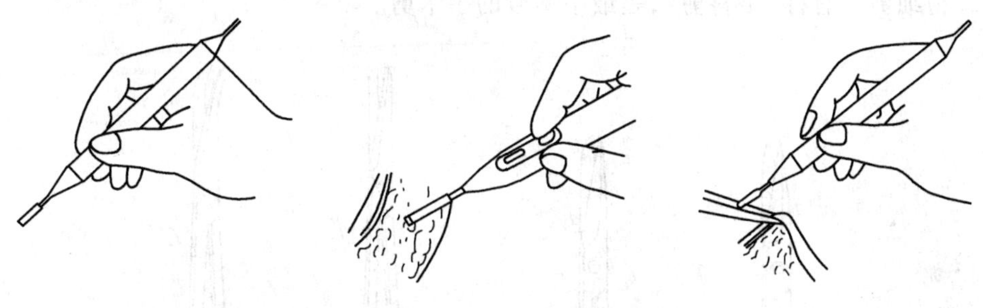

图2-1-4　高频电刀

三、激光刀

激光作用于生物组织并被组织吸收后转变成热能,使组织变性、炭化、气化,因而具有切割、止血、消融病变组织等作用。激光具有借光导纤维在柔软介质传导输送的特性,故可通过内镜、腹腔镜、关节镜等进行治疗。激光刀(laser scalpel)专指这一类利用激光特殊功能而制作的激光发生器。目前临床上可供手术使用的激光发生器种类很多,如二氧化碳激光、掺钕钇铝石榴石激光(Nd:YAG)、钬钇铝石榴石激光(Ho-YAG)、氩激光(Argon)、准分子激光(为冷激光,可分为惰性气体和金属气体两种)等。

各种激光的波长、功率、传输介质、组织吸收情况等特性各不相同,因此,临床上不同组织的病变采用不同激光治疗。掺钕钇铝石榴石激光照射的深度较深,扩散面积较大,止血效果较氩激光为优,凝固作用较二氧化碳激光强,且可经光导纤维传输,制成“光纤手术刀”,临床应用广泛。可用于腹部或内镜下各种常规手术,如胆囊切除、肝、胰和结肠、阑尾切除、直肠、肛门等手术;通过内镜对上消化道出血进行凝固止血;对息肉、血管瘤、癌等良、恶性疾病进行气化和凝固治疗。钬钇铝石榴石激光是脉冲式激光,可瞬间气化目标组织,并且对附近组织结构产生最小的热损伤,主要作为关节镜外科和脊柱外科的手术器械,常用于半月板切除、气化髓核组织等。准分子激光直接裂解组织的分子键而消融组织和粥样斑块,消融后组织面光滑,辐射后血管腔内无焦痂形成,血栓发生少,对周围血管及冠状血管阻塞、狭窄的治疗效果良好,已成为冠心病介入治疗的主要组成部分。

四、手术剪

手术剪(surgical scissors)用于剪断、分离软组织和剪线、敷料等。其有直、弯、长、短、尖头及圆头(钝头)等不同类型,根据不同用途而分别选用(图2-1-5)。直剪一般用于浅部手术，弯剪宜用于深部手术，尖头剪用于剪细小组织，圆头剪不易刺伤脏器。使用手术剪时，应将拇指及无名指伸入剪柄的圆环内，中指置于剪柄侧面，食指伸向前方，这样可使动作准确、稳定、可靠（图2-1-6）。手术中根据需要可灵活使用各种用剪法，使手术得心应手。其他器械，凡器械柄有两环者，都可使用此法持握，如止血钳、组织钳、持针器等。使用剪刀时，刀叶不宜张开过大，以免刺伤周围组织。

常用手术剪有组织剪、线剪及精细剪3种。

1. 组织剪　用以剪开皮肤、筋膜、肌肉、血管、脏器等各种软组织，刃厚而短。

2. 线剪　用以剪线、纱布、橡皮条及橡皮管等，其特点为剪刃薄而长。

3. 精细剪　有称“眼科剪”，是最小型号的手术剪。

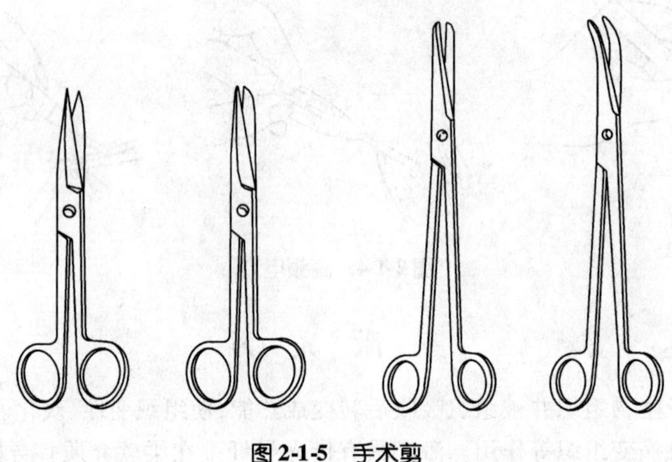

图2-1-5　手术剪

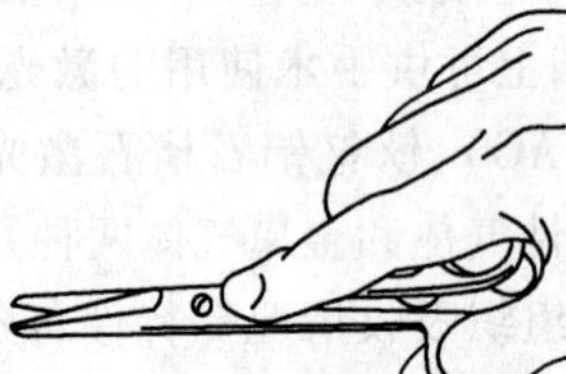

图2-1-6　执剪方法

第二节　钳　类

一、血管钳

血管钳（hemostatic forceps）又称止血钳，用于钳夹血管或出血点，也可用来进行钝性组织分离、拔针及暂时夹持某些组织（如筋膜、腹膜等）和作线头牵引，是主要的手术器械之一。有直、弯、无齿、有齿及各种长短的止血钳（图2-2-1）。

1. 无齿血管钳　前端为平端。为最常用的一类血管钳，有直、弯两种类型及不同大小、不同弯曲度多种规格。直血管钳（straight clamp）多用于夹止浅层组织出血，协助拔针等用；弯血管钳（kelly clamp）用于夹止深部组织或内脏的血管出血。

2. 有齿血管钳　前端带齿，又称 kocher 钳，用于钳夹并切断大束的肌肉组织、大血管或内脏，不易滑脱；亦可用于钳夹瘢痕组织进行止血。

3. 蚊式血管钳（mosquito artery forceps）　前端较细，为细小精巧的血管钳，也有直、弯两种类型，用于精细的止血及组织分离，不宜作大块组织钳夹用。

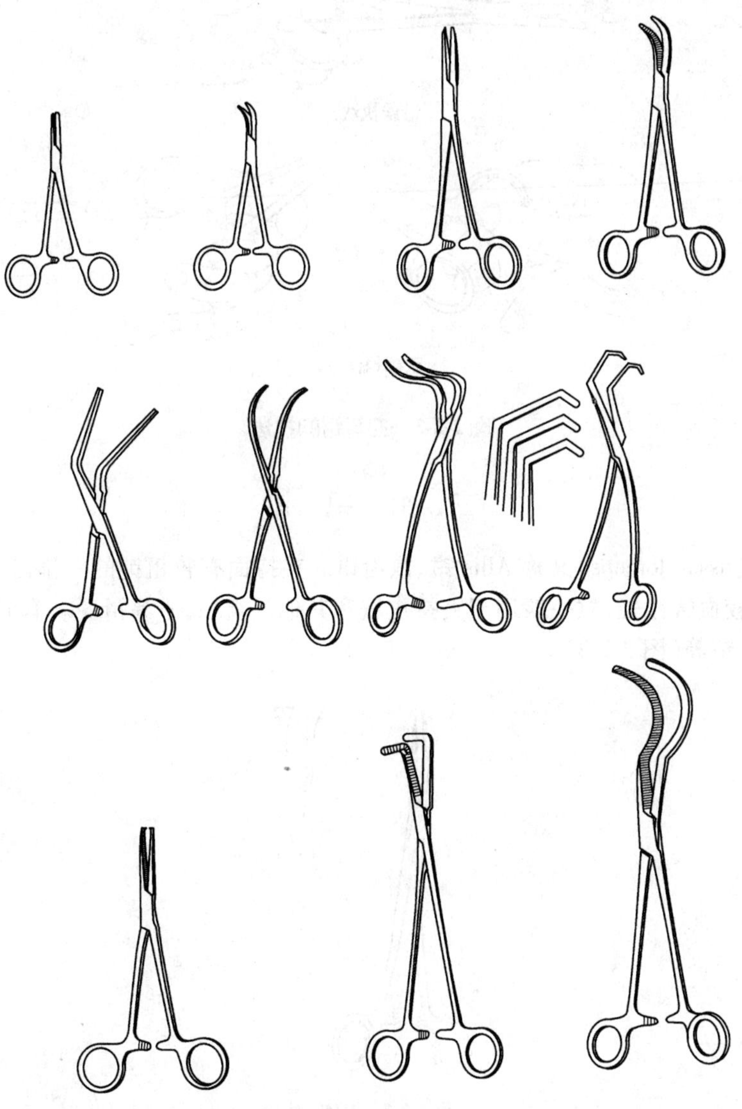

图 2-2-1　血管钳

因止血钳钳端咬合力大，故不可用止血钳夹皮肤，以免造成坏死，影响切口愈合。有些特制的无损伤血管钳（noncrushing clamp），弹性适度，齿纹细浅，钳夹血管后对管壁损伤很小，可用于暂时阻断血流进行手术操作，如心耳钳、三翼血管吻合钳等。不可用血管钳夹持敷料或缝针，以免损坏其齿槽。

正确的持血管钳的方法是将拇指和无名指放在血管钳的两个环中。开放血管钳时，利用已套入血管钳钳环的拇指与无名指相对挤压，继以旋开的动作打开血管钳；也可用拇

指与食指捏住血管钳的一个环，中指与无名指向一侧推动另一个环，即可开放血管钳（图2-2-2）。

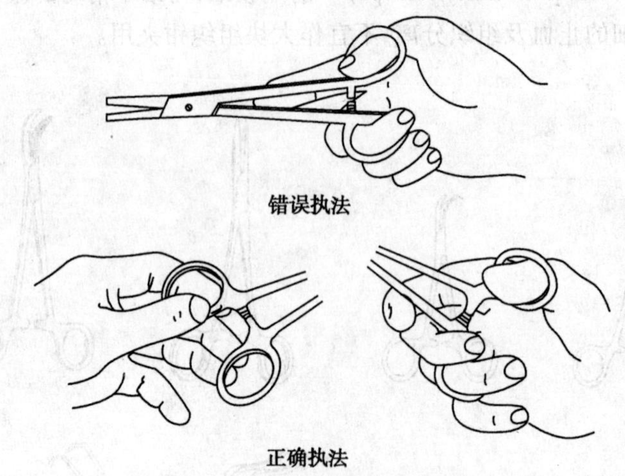

图 2-2-2 血管钳的执法

二、组 织 钳

组织钳（tissue forceps）又称 Allis 钳、鼠齿钳。夹持面有较粗钝的一排齿状咬合，对组织的压榨力较血管钳轻，故一般用于夹持皮肤和其他软组织，不易滑脱。有时也用于固定无菌巾、纱布垫等（图 2-2-3）。

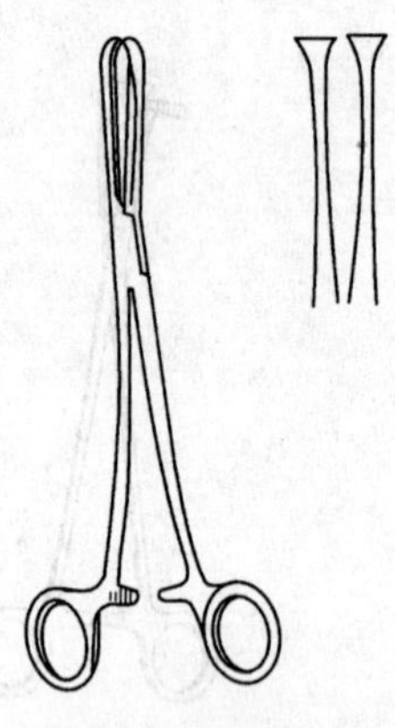

图 2-2-3 组织钳

三、胃 肠 钳

胃钳用于胃切除时钳夹胃，齿槽为纵行且较深，钳夹力量大，压榨力强，组织不易滑脱（图 2-2-4）。肠钳用于钳夹肠管，齿槽薄、弹性好，对组织损伤小，有直、弯两种。其用于肠切除吻合时夹持肠管，可阻断肠内容物，以防外溢、污染腹腔，又不致损伤肠壁。使用时可外套一橡皮管，以减少对组织的损伤。

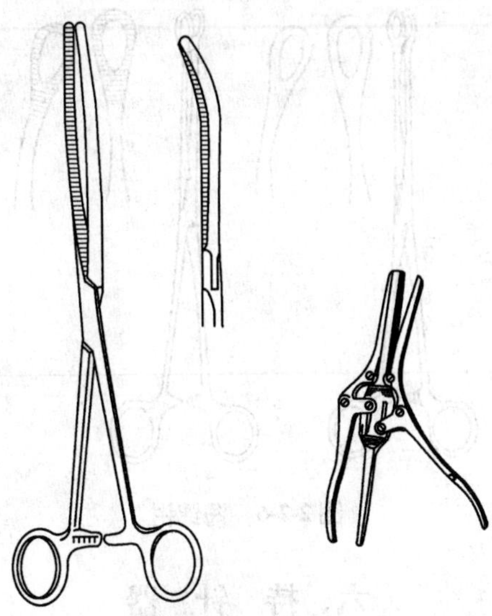

图 2-2-4　胃肠钳

四、铺　巾　钳

铺巾钳(towel forceps)前端尖锐呈爪状,用以固定手术巾,有时也用作某些组织的牵引(图 2-2-5)。

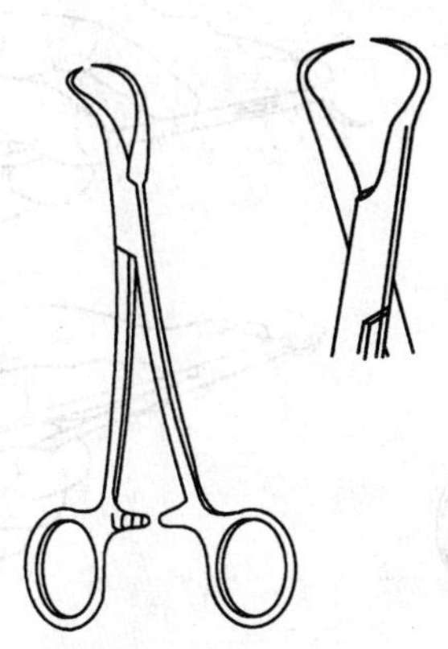

图 2-2-5　铺巾钳

五、海　绵　钳

海绵钳(sponge-holding forceps)又称环钳,夹持面呈环形。分为有齿纹和无齿纹两种。有纹环钳用于夹持纱布、棉球作皮肤消毒用,或用于手术野深处的清拭。无纹环钳用于夹提脏器或病变组织,使用时不要扣紧(图 2-2-6)。

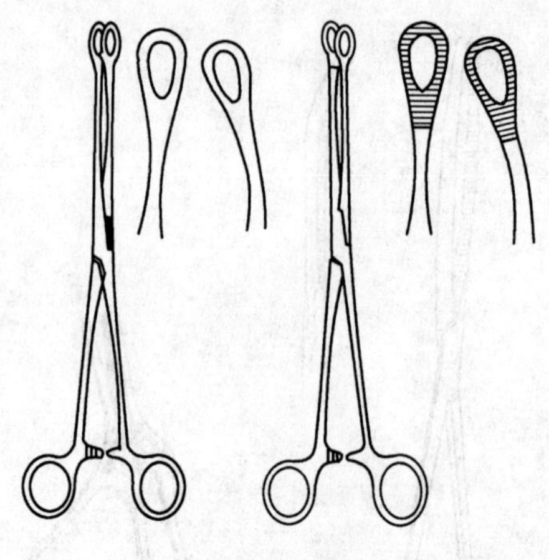

图 2-2-6 海绵钳

六、持 针 器

持针器(needle holder)其前端粗钝,夹持面有交叉形齿槽,以利于稳定针体。用于夹持缝针进行缝合及持钳打结。有不同长短、大小。使用时,夹持缝针应使用持针器尖端,夹持缝针的中后 1/3 处。持针器握持方法有两种,一种与使用止血钳相同,另一种是将持针器握于掌心,便于术者将缝针垂直穿透组织和松钳拔针(图 2-2-7)。

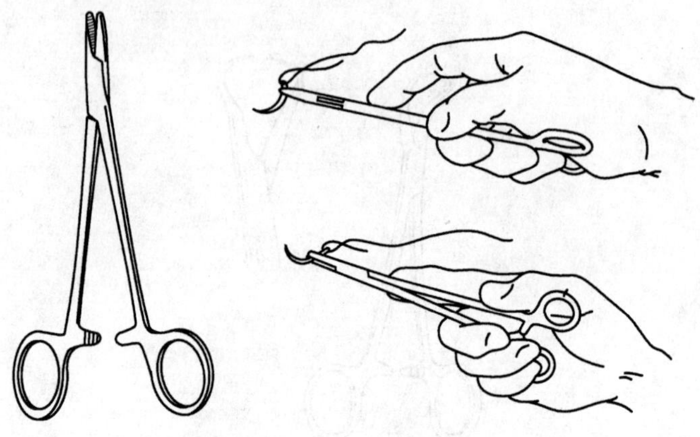

图 2-2-7 持针器执握方法

第三节 手 术 镊

手术镊(forceps)主要用于夹持组织,以便分离、剪开或缝合。

1. 分类 根据手术镊尖端的结构特点分为:

(1)有齿镊:尖端有尖锐的对合齿(图 2-3-1),用于夹住较坚韧的组织,如皮肤、筋膜、肌腱等。

(2)无齿镊:亦称平镊。尖端没有对合齿(图 2-3-1),用于夹住脆弱的组织,如血管、神经、粘膜等。

2. 持握姿势　以拇指、食指和中指,轻稳适当用力握住即可(图 2-3-1)。

3. 作用　用于夹住或提起组织,便于剥离、切开或缝合等操作。无齿镊还用于换药时夹持敷料。

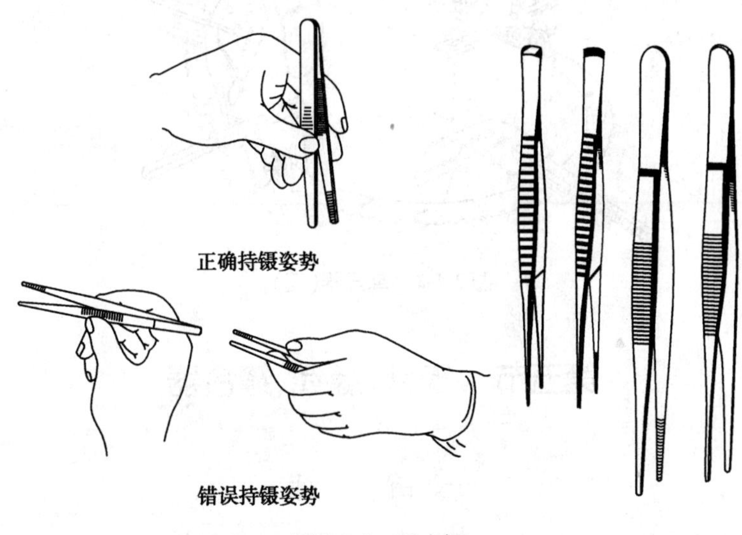

图 2-3-1　手术镊

第四节　牵　开　器

牵开器(retractor)简称拉钩,用于显露手术野。

1. 分类　大体可分为人力拉钩和自动拉钩两大类。一般根据其牵拉的组织部位及自身形状命名。例如:皮肤拉钩、腹部拉钩、S 形拉钩、腹腔环形自动牵开器等等(图 2-4-1、图 2-4-2)。

2. 作用　可以根据手术的需要选用不同类型的牵开器,使手术部位显露良好。使用时,拉钩与组织之间必须垫以纱布垫,拉力应均匀,不能突然用力过猛,拉钩的顶端不能压迫组织或脏器,以免造成损伤。

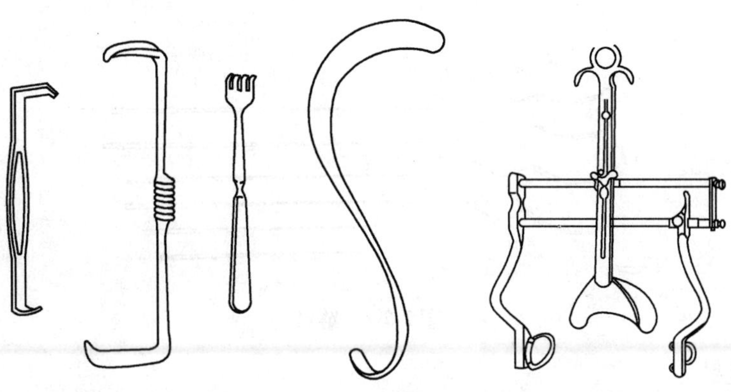

图 2-4-1　牵开器(一)

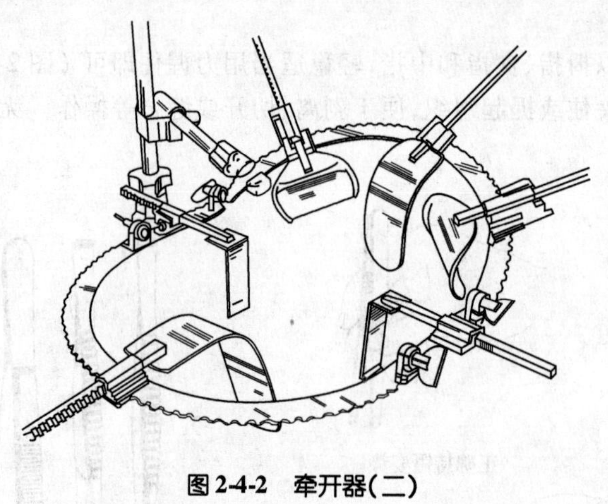

图 2-4-2　牵开器(二)

第五节　缝针、缝线、缝合器

一、缝　　针

缝针(suture needle)是用于各种组织缝合的器械，它由针尖、针体和针尾三部分组成。针尖形状有圆头、三角头及铲头三种(图 2-5-1)；针体的形状有近圆形、三角形及铲形三种，一般针体前半部分为三角形或圆形，后半部分为扁形，以便于持针钳牢固夹紧；针尾的针眼是供引线所用的孔，分普通孔和弹机孔。临床上根据针尖与针尾两点间有无弧度，将缝针分为直针、半弯针和弯针；按针尖横断面的形状分为三角针和圆针。

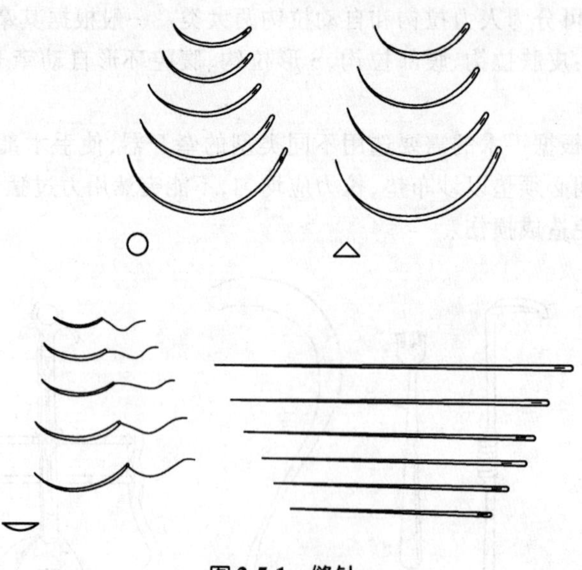

图 2-5-1　缝针

(一) 直针

适合于宽敞或浅操作时的缝针，如皮肤及胃肠道粘膜的缝合，有时也用于肝脏的缝合。

（二）弯针

临床应用最广，适于狭小或深部组织的缝合。根据弧弯度不同分为1/2、3/8弧度等。几乎所有组织和器官均可用不同大小、弧度的弯针作缝合。

（三）三角针

针尖前面呈三角形（三菱形），能穿透较坚硬的组织，用于缝合皮肤、韧带、软骨和瘢痕等组织，但不宜用于颜面部皮肤缝合。

（四）圆针

针尖及针体的截面均为圆形，用于缝合一般软组织，如胃肠壁、血管、筋膜、腹膜和神经等。

目前有许多医院采用针线一体的无损伤缝针，其针尾嵌有与针体粗细相似的线，这种针线对组织所造成的损伤较小，并可防止在缝合时缝线脱针。临床上应根据需要合理选用缝针，原则上应选用针径较细且损伤较小者。

二、缝　　线

缝线（suture）用于缝合组织和结扎血管。所用的缝线应具有下列条件：有一定的张力，易打结，组织反应小，无毒，不致敏，无致癌性，易灭菌和保存。缝线分为不吸收线和可吸收线两大类。

（一）不吸收缝线

不吸收缝线（non-absorbable suture）有桑蚕丝线、棉线、不锈钢丝、尼龙线、钽丝、银丝、亚麻线等数十种。根据缝线张力强度及粗细的不同亦分为不同型号。正号数越大表示缝线越粗，张力强度越大。“0”数越多的线越细，最细显微外科无损伤缝线编号为12个“0”。以3/0、0、4和7号较常用。

1. 丝线和棉线　天然纤维纺成，表面常涂有蜡或树脂。丝线是目前临床上最常用的缝线，其优点是组织反应小，质软，易打结而不易滑脱，抗张力较强，能耐高温灭菌，价格低。缺点是为组织内永久性异物，伤口感染后易形成窦道；胆道、泌尿道缝合可致结石形成。棉线的用处和抗张力均不及丝线，但组织反应较轻，抗张力保持较久，用法与丝线相同。可根据需要恰当选用。0～3/0为细丝线，适用于一般的结扎与缝合；5/0～7/0为最细丝线，用于血管神经的缝合；1～4号常称中号丝线，多用于皮肤、皮下组织、腹膜、筋膜等的缝合；4号以上为粗丝线，常用于结扎大血管，减张缝合等。

2. 金属线　为合金制成，有不锈钢丝和钽丝，具备灭菌简易、刺激较小、抗张力大等优点，但不易打结。常用于缝合骨、肌腱、筋膜，减张缝合或口腔内牙齿固定等。

3. 不吸收合成纤维线　如尼龙、锦纶、普罗伦（prolene）等，优点是光滑、不吸收、组织反应小、抗拉力强，可制成很细的丝，多用于微小血管缝合及整形手术。用于微小血管缝合时，常制成无损伤缝合针线。其缺点是质地稍硬，线结易于松脱，结扎过紧时易在线结处折断，因此不适于有张力的深部组织的缝合。

（二）可吸收缝线

可吸收缝线（absorbable suture）主要有肠线（catgut）及合成纤维线。

1. 肠线　由绵羊的小肠粘膜下层制成。因属于异种蛋白，在人体内可引起较明显的组织反应,因此使用过多、过粗的肠线时,创口炎性反应较重。肠线有普通和铬制两种。普通肠线在体内约经1周左右开始吸收,多用于结扎及缝合皮肤。铬制肠线约于2~3周后开始吸收,用于缝合深部组织。各种组织对肠线的吸收速度不同,腹膜吸收最快,肌肉次之,皮下组织最慢。肠线的粗细通过编号来表示,正号数越大的线越粗,"0"数越多的线越细。一般多用4/0~2号肠线,直径为0.02~0.6mm,相邻的编号之间直径多相差0.08mm。肠线可用以缝合不适宜有异物长期存留的组织,以免形成硬结、结石等;也用于感染的深部创口的缝合。临床上肠线主要用于内脏如胃、肠、膀胱、输尿管、胆道等粘膜层缝合,一般用1/0~4/0的铬制肠线,可减小由于其他不吸收缝线所造成的难以愈合的窦道。

使用肠线时要注意:①肠线质地较硬,使用前应用盐水浸泡,待变软后再用,但不可用热水浸泡时间过长,以免肠线肿胀易折,影响质量;②不能用持针器或血管钳钳夹肠线,也不可将肠线扭折,以免撕裂易断;③肠线一般较硬、较粗、较滑,结扎时需要三重结。剪线时留的线头应长一些,否则线结易松脱。一般多用连续缝合,以免线结太多,致术后异物反应较严重;④胰腺手术时,不用肠线结扎或缝合,因肠线可被胰腺消化吸收,从而引起继发出血或吻合口破裂;⑤尽量选用细肠线;⑥肠线价格比丝线价格贵。

2. 合成纤维线　随着科学技术的进步,越来越多的合成纤维线应用于临床。它们均为高分子化合物,其优点有:组织反应轻,抗张力较强,吸收时间长,有抗菌作用。这类线因富有弹性,打结时要求以四重或更多重的打结法打结。常用的有Dexon(PGA,聚羟基乙酸),外观呈绿白相间,多股紧密编织而成的针线一体线;粗细从6/0到2号,抗张力强度高,不易拉断;柔软平顺,易打结,操作手感好;水解后产生的羟基乙酸有抑菌作用,60~90天完全吸收,3/0线适合于胃肠、泌尿科、眼科及妇产科手术等;1号线适合于缝合腹膜、腱鞘等;Vicryl(polyglactin910、聚乳酸羟基乙酸)有保护薇乔和快薇乔两种,保护薇乔特点是通过水解可在56~70天内完全吸收,材质植入很少,缝线周围组织反应极小,无异物残留;体内张力强度高,可支持伤口28~35天;操作和打结方便;涂层纤维消除了缝线的粗糙边缘,对组织的拖带和损伤很小。快薇乔是吸收最快的人工合成缝线。其特点是术后第14天时张力强度迅速消失,初始强度与丝线和肠线相仿,组织反应小,合二为一的圆体角针对肌肉和粘膜损伤较小,特别适合于浅表皮肤和粘膜的缝合。此外,还有Maxon(聚甘醇碳酸)、PDS(polydioxanone、聚二氧杂环已酮)和PVA(聚乙酸维尼纶)等缝线也各有其优点。

三、缝合器

也称吻合器或钉合器(anastomat),以消化道手术使用最为普遍。消化道缝合器种类很多,根据功能和使用部位的不同,可分为管型吻合器、线型吻合器、侧侧吻合器、荷包缝合器及皮肤缝合器。依手术的需要可选择不同种类、不同型号的吻合器。使用前应阅读说明书,了解器械结构和性能。现以管型消化道吻合器为例简单介绍其结构和使用方法。

管型消化道吻合器由几十个部件组成,其基本结构为:①带有中心杆的刀座和抵钉座;②内装两排圆周形排列的钽钉及推钉片和环形刀的塑料钉仓;③装有手柄、推进器、调节螺杆的中空器身(图2-5-2)。

使用时,先关好保险杆,检查塑料钉仓内钽钉是否安放合适。将塑料钉仓装在器身顶部，塑料钉架上的凸口对准器身的凹口，旋紧金属外罩，将钉仓固定在吻合器身上，塑料刀座装入抵钉座内，组装好的吻合器抵钉座和钉架分别放入待吻合的消化道两端，并围绕中心杆将消化道两端各作一荷包缝线紧扎于中心杆上。中心杆插入器身后，顺时针方向旋转调节螺杆，使消化道两断端靠拢，压紧。打开保险杆，单手或双手握住螺杆，使中心杆与缝合器身渐脱开，再将器身前端依次向两侧倾斜，以便于抵钉座先退出吻合口，然后再将整个缝合器轻柔缓慢地退出，吻合即完成(图 2-5-3)。

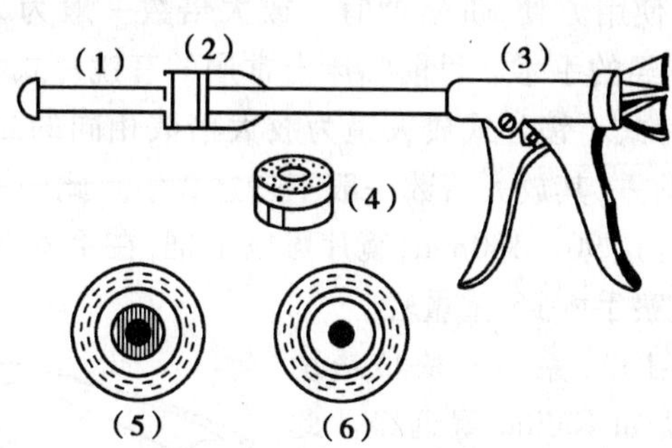

图 2-5-2 管型消化道吻合器

(1)中心杆 (2)钉架 (3)器身 (4)未组装的钉架 (5)抵钉座及刀座 (6)钉架及环形平面

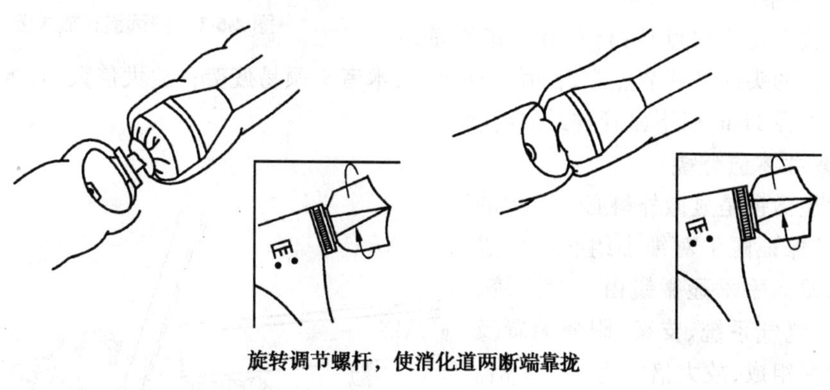

旋转调节螺杆，使消化道两断端靠拢

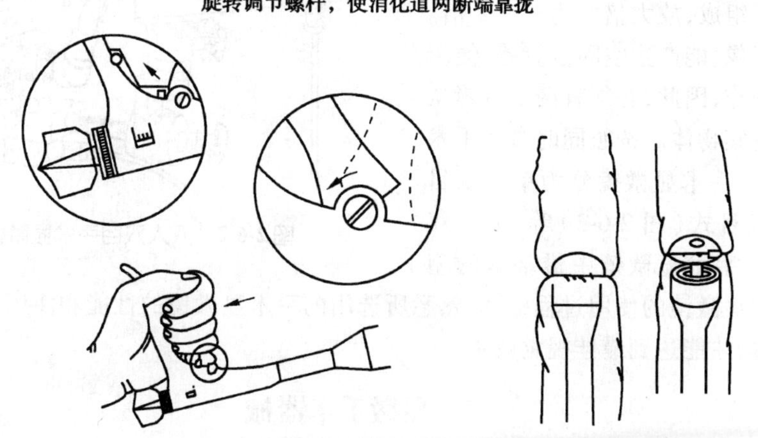

打开保险杆后击发　　退出吻合器

图 2-5-3 管型消化道吻合器操作示意图

第六节 显微外科器械

一、手术放大镜和手术显微镜

(一) 手术放大镜

手术放大镜体积小,使用方便,价格便宜。放大倍数一般为2~6倍,适用于直径在1~2mm以上的血管和神经的手术。目前临床上常用的有镜片式和望远镜式两种。

1. 镜片式和额带镜片式　镜片式放大镜为放大倍数相同的二长方形镜片,附装于手术者平时使用的眼镜的前方,其放大倍数一般不超过2倍。此种镜片还可改装成额带式,佩戴在头上,视场大,直径达90~100mm,镜片可以上推,在手术者稍抬头时,视线即可离开镜片,并能从镜片下观察手术野,重量轻。

2. 望远镜式(图2-6-1)　系由一块负透镜和一块正透镜所组成,犹如Galilio望远镜。此种放大镜可通过眼镜旁的横杆来调节瞳距,物镜还可以旋进或旋出进行调节,以适应不同的屈光度,同时还可改变其放大倍数。其放大倍数为1.8~8倍。

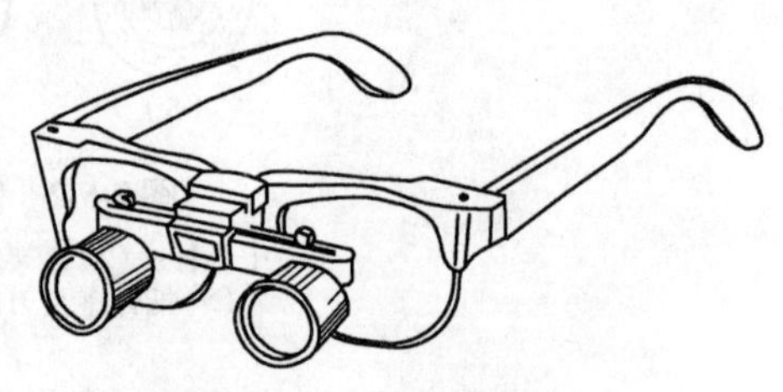

图2-6-1　望远镜式放大镜

手术放大镜的缺点是:自身有一定重量,且靠移动术者的头部来调节焦距,长时间使用后,术者头颈易疲劳;放大倍数小,视野较小,不适用于直径1mm以下血管神经的吻合。

(二) 手术显微镜

手术显微镜是显微外科必不可少的设备,它可保证医生对细小组织结构进行手术修复。手术显微镜由光学系统、照明系统、电气系统、支架、附属装置及记录装置所组成,放大倍率为6~25倍。放大后的影像,能产生空间位置感,便于进行手术操作,因此,必须有两个目镜从不同角度观察物体。按照同时参加手术人数的多少,手术显微镜分为单人双目式和双人双目式(图2-6-2)等,单人双目显微镜是手术显微镜中最基本的型式。在手术显微镜的使用过程中,应熟悉所选用的手术显微镜的性能和使用方法,并加强维护和保养,才能达到最佳视觉效果。

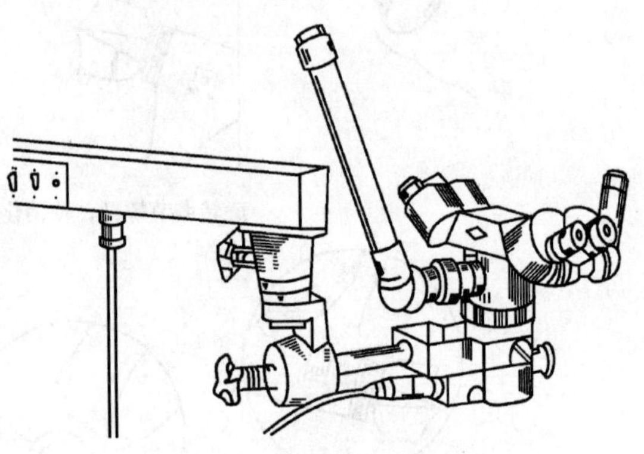

图2-6-2　双人双目手术显微镜

二、显微手术器械

显微手术器械应符合以下要求:①小型、轻巧,一般长度为14~16cm,大部分采用弹簧式把柄,操作轻便、灵活;②纤细,特别是器械的尖端;并能紧密接触,夹持细小组织;

③不反光；④无磁性。

常用的显微手术器械有：显微血管钳、显微镊、显微剪、显微持针器、显微止血夹、血管扩张器、对抗器、微型冲洗平针头等(图2-6-3)。其中最重要的是：

(一) 显微镊

显微外科手术中最常用的工具，其尖端应尖而不锐，有直型和450弯型，咬合面上无刻纹，对合好。镊子柄有扁平形和圆柱形二种。可用来提起、分离微细组织和夹提缝线打结。

(二) 显微持针器

为圆柄、弹簧式持针钳，头部有弯直之别，咬合面光滑无齿。其主要用途是夹针、拔针与打结。

(三) 显微剪

有弯、直两种，顶端尖锐或尖而略钝，均采用弹簧启闭装置。用于分离组织、游离血管、剪线和切割神经。

(四) 显微血管钳

有直型和弯型两种，其作用主要是分离组织、钳夹、结扎小血管等。

(五) 显微血管夹

用于夹住小血管，阻断血流，并能固定血管，便于观察血管断端并进行吻合。要求既能阻断血流，又不损伤血管壁。

(六) 冲洗针头

为钝性针头，有直、弯两种，针头末端平滑，伸入血管内不致损伤血管内膜。其作用为术中用肝素溶液冲洗吻合口或扩张血管。

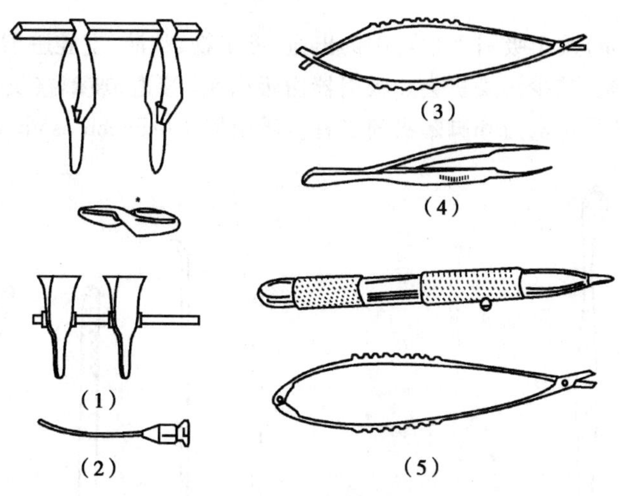

图2-6-3　显微手术器械

(1)血管夹及合拢器　(2)冲洗平针头　(3)弹簧柄式显微剪　(4)血管镊　(5)持针器

三、显微外科缝合针线

显微外科的缝合针线为缝线一端连针的无损伤缝针。不同规格的显微缝合针线，适

用于缝合不同口径的血管(表 2-6-1)。

表 2-6-1 常用的显微缝合针线规格

型号	针		线		用 途
	直径(μm)	长度(mm)	直径(μm)	拉力(g)	
7-0	200	6	50	50	吻合口径 > 3mm 的动、静脉,神经
8-0	150	6	38	50	吻合口径 1 ~ 3mm 的血管
9-0	100	5	25	25	吻合口径 1 ~ 3mm 的血管
11-0	70	4	18	10	吻合口径 < 1.0mm 的血管、淋巴管

第七节 其他器械

一、探 针

探针(probe)有普通探针和有槽探针之分,用以探查窦道,借以引导作窦道及瘘管的切除。

二、刮 匙

用以清除坏死组织或肉芽组织和骨腔内的死骨等。其长短、弯度及形式各不相同,不同部位的手术应选用不同型号的刮匙(curette)。如脊柱结核手术时,应选用弯度大、柄长的刮匙刮除死骨和干酪样坏死组织(图 2-7-1)。

三、吸引器头

吸引器(suction)用于吸引手术野中的出血、渗出物、脓液、空腔脏器中的内容物、冲洗液等,使手术野清楚,减少污染机会。吸引器由吸引头、管道、玻璃接头、吸引瓶及动力部分组成。动力又分马达电力和脚踏吸筒二种。吸引器头(suction aspirator tip)结构和外形

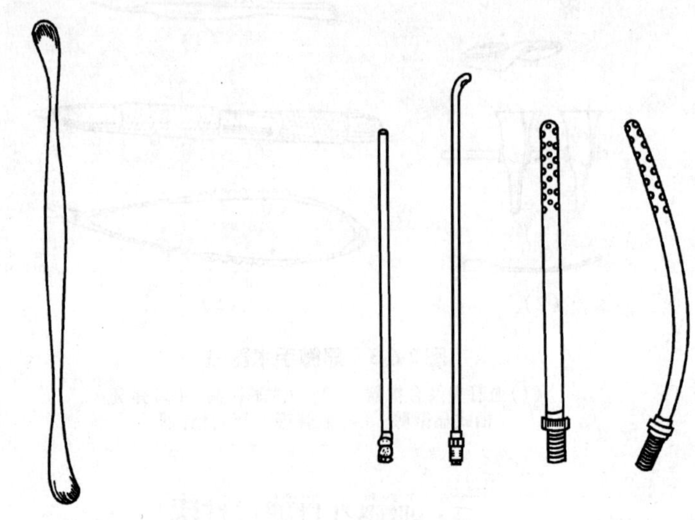

图 2-7-1 刮匙

图 2-7-2 吸引器头

有多种，金属或一次性硬塑料双套管、单管（图 2-7-2）。双套管的外管有多个孔眼，内管在外套管内，尾部以橡皮管接于吸引器上，多孔的外套管可防止内管吸引时被周围的组织堵塞，保持吸引通畅。

四、肋骨剪、咬骨钳、骨膜剥离器

1. 肋骨剪（rib scissors）　用于修剪骨片和骨端（图 2-7-3）。

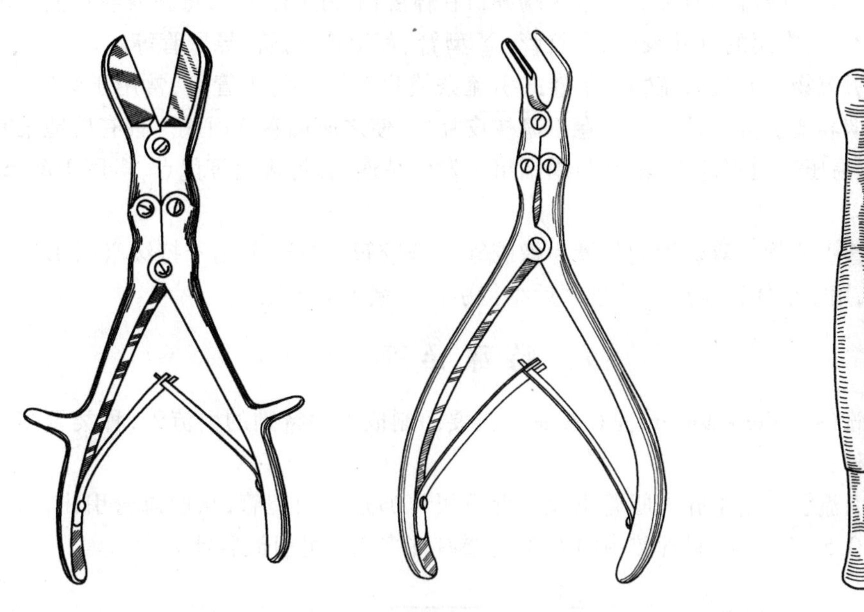

图 2-7-3　肋骨剪　　图 2-7-4　咬骨钳　　图 2-7-5　骨膜剥离器

2. 咬骨钳（rongeur）　用于咬除软骨及骨端的尖刺状或突出的骨缘。咬骨钳有各种不同的宽度和角度，有单关节和双关节之分（图 2-7-4）。

3. 骨膜剥离器（periosteum elevator）　又称骨膜起子或骨衣起子（图 2-7-5）。形状多样，把柄有长短，刀面有宽窄，锐利程度也不同，能把附着在骨面上的外骨膜、骨痂及软组织剥离下来。

五、引　流　物

引流物（drain）的形式多种多样，作用原理和用途各异，常用引流物有以下几种：

1. 纱布条　纱布条由纱布卷成小条而成，通过纱布的吸附作用产生引流效果，常用于浅表化脓性伤口或小溃疡面的湿敷引流。在制备纱布条时应注意除去纱布条周边的短线头，以免使用时遗留于伤口内，影响伤口的愈合。纱布微孔堵塞后应及时更换，以免影响引流效果。临床常用的纱布条有盐水纱布条、干纱布条、浸有抗生素盐水的纱布条和凡士林纱布条。从各种纱布条的吸附能力或引流效果来看，盐水纱布条是临床上最常用的引流物，用于各种浅表软组织感染的脓腔，术后渗液渗血的引流等。凡士林纱布条因其油腻、吸附作用小，引流效果差，甚至可成为引流的阻塞物，所以多用于脓肿切开引流术后填塞脓腔，起压迫止血作用或防止敷料与腔壁粘连。有时为避免肉芽长入引流物内，更换敷料时引起的疼痛而使用凡士林纱布条。用于填塞脓腔,压迫止血的凡士林纱布条留置24～48小时后取出,改用盐水纱布条或抗生素纱布条引流。

2. 橡皮引流片　橡皮引流片由临床使用的乳胶手套剪成,其质地柔软,对组织的刺激性小,常用于浅表伤口及污染不严重伤口的引流,如头皮、阴囊等部位手术切口的皮下引流。

3. 管状引流物　管状引流物一般为乳胶管、硅胶管,用途较广,多用于体腔内或深部组织的引流。管状引流物通过引流管两端开口在体腔内外的压力差,将脓液或积液导出。根据用途的不同,常用的有硅胶管、乳胶管、Y型管、蕈型管、胃管、导尿管等。

4. 虹吸引流物　虹吸引流物有烟卷式引流条或集束粘合的小管等,常用于短时间的腹腔引流。烟卷式引流条是用纱布卷于薄橡皮片内,使之成烟卷状而成。具有质地柔软、表面光滑、不易压迫周围组织、不易与周围组织发生粘连、容易拔出等优点,多用于深部脓肿或腹腔引流。

5. 双套管引流管　双套管的外管为橡胶管或硅胶管,柔软,多用于持续吸引引流,内塑料管较硬,用于液体冲洗或气体进入后维持引流区域内的正压。

六、特殊导管

特殊导管(specific catheter)是根据临床需要而制成多种特别的引流管,种类繁多,现介绍如下几种:

1. U形引流管　用于肝内胆管引流。此管可以通过肝内胆管,从胆总管引出。U形管外径约为0.5～0.6cm,胆管腔内的U形管壁有许多侧孔可引流胆汁。

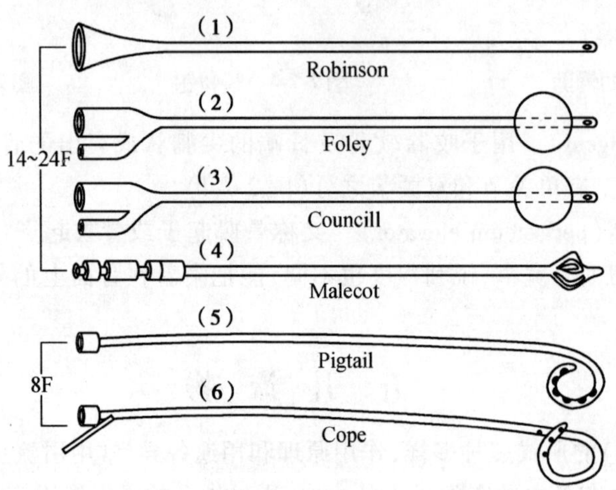

图2-7-6　肾造瘘管

2. 输尿管导管　可用于:①逆行输尿管插管注射造影剂;②ESWL时结石定位;③经导管连续冲洗,应用抗生素、抗肿瘤药物等;④引流;⑤扩张等。

3. 肾造瘘管　肾造瘘管用于尿路梗阻时肾脏尿液的引流,有许多型号和规格。良好的造瘘管应具备以下条件:能提供良好的引流,组织反应最小,不结痂,易于更换,可舒适地固定到病人身上(图2-7-6)。

4. 输尿管双猪尾巴支架管　主要由硅酮、硅胶及多聚烯等组成。型号有F4.0、5.0、

6.0、7.0、8.0。用于输尿管和膀胱之间的内引流,亦可作为碎石辅助引流等。

5. Sengstaken-Blakemore 管　是带有食管气囊及胃气囊的三腔二囊导管(图 2-7-7),可用来控制因食管静脉曲张所致的上消化道大出血(图 2-7-7)。

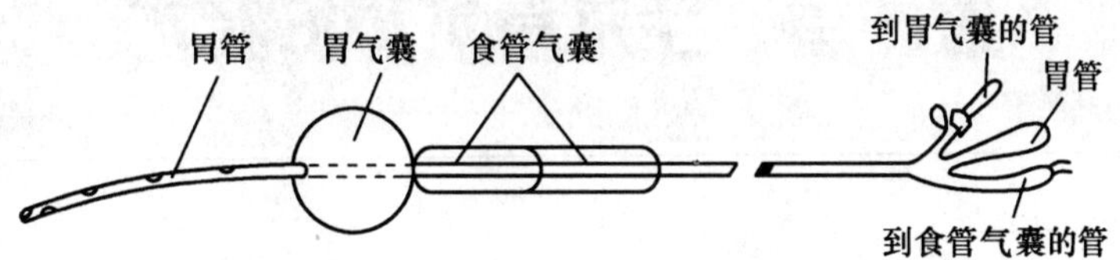

图 2-7-7　Sengstaken-Blakemore 管

第三章　手术基本操作技术

第一节　切开与分离

一、切　开

（一）皮肤切口选择的基本原则

1. 切口应选择尽量靠近病变部位，而达到最直接的充分显露。

2. 尽量与血管神经走行平行，以减少损伤机会。

3. 为减少瘢痕，可选择与皮纹一致。

4. 关节部位应采用横切口或S形切口，避免瘢痕挛缩影响关节功能。

（二）皮肤切开的要求

1. 切口长度要求能充分显露术野，过长又造成不必要的损伤。

2. 切开时用左手拇指、示指固定皮肤，刀刃保持与皮肤垂直，力度适当，用力均匀，力求一次完成。

3. 用刀的方法为先垂直刺入，转由刀腹继续切开，切开过程中刀柄与腹壁约呈45°，达切口终点前逐渐竖起刀柄，用刀尖切开终点端皮肤，使切口全长都深度一致（图3-1-1）。

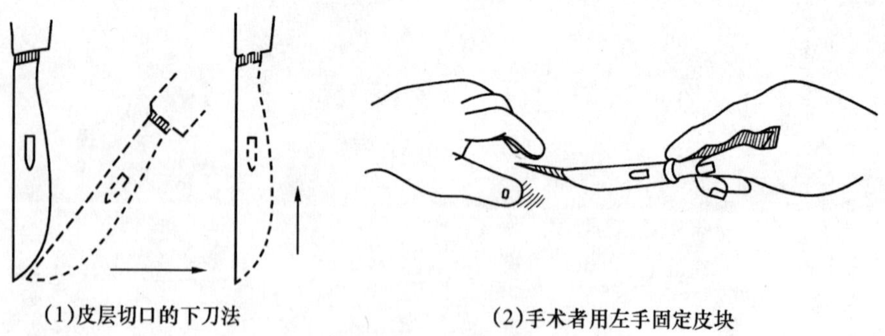

(1)皮层切口的下刀法　　(2)手术者用左手固定皮块

图3-1-1　皮肤切开

4. 切开皮肤后应按解剖学层次逐层切开，深层组织切开的长度不应小于皮肤切口长度，并防止损伤重要血管、神经及内脏。必要时可用组织剪。

5. 为避免术中切口被污染，减少术后切口感染几率，可在皮肤切开后用手术巾缝合至创缘保护切口。

6. 若用高频电刀，要先用手术刀切开皮肤3mm深，擦干渗血后再用电刀，这样可以避免烧伤皮缘。对直径<2mm的血管可以直接切割，>2mm的血管要先电凝两侧再切断中间。

（三）腹膜切开

腹膜切开前手术者和助手分别用有齿镊提起腹膜设计切口中点的两侧，轮流放松镊子两次后，手术者用手指捏触感觉，确定没有一同夹住内脏后，在两把镊子提起的中间切开腹膜。先切开一个小口，然后在直视或手指的保护下向两端剪开，剪开时组织剪的尖端应向上挑起腹膜，避免伤及腹内脏器。

（四）管腔切开

作胃、肠、胆管和输尿管等管腔切开时，因管腔内可能存在污染物或感染性液体，需先用纱布保护切口周围，并在设计切口的两端各缝一条线牵引，切开后助手及时用吸引器吸出腔内液体避免污染。

二、分　　离

分离是暴露深部组织和切除病变组织的重要步骤，一般按照正常组织层次，沿解剖间隙进行。分为锐性分离和钝性分离。

1. 锐性分离　是指用手术刀或组织剪进行分离，有分离面准确，精细和组织损伤较少的优点。但这种分离必须在直视下进行，要求解剖关系清楚，逐步扩展和深入，避免损伤深部的血管、神经和器官。一般适用于分离坚韧的纤维组织、重要的血管神经、解剖关系清楚的软组织以及大块肿瘤的切除（图3-1-2）。

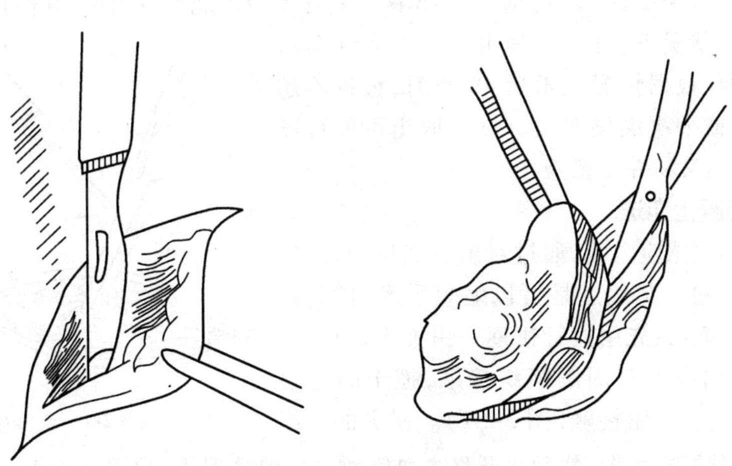

图3-1-2　组织锐性分离

2. 钝性分离　指用血管钳、刀柄、剥离纱球及手指分离。优点是剥离快、省时间。方法是将这些钝性器械或手指伸入疏松组织间隙，用适当的力量逐步推开周围组织。切忌粗暴，防止血管、神经、脏器撕裂（图3-1-3）。

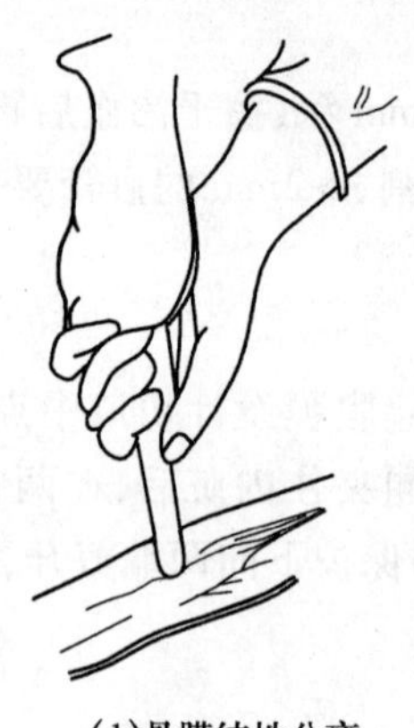
(1)骨膜纯性分离

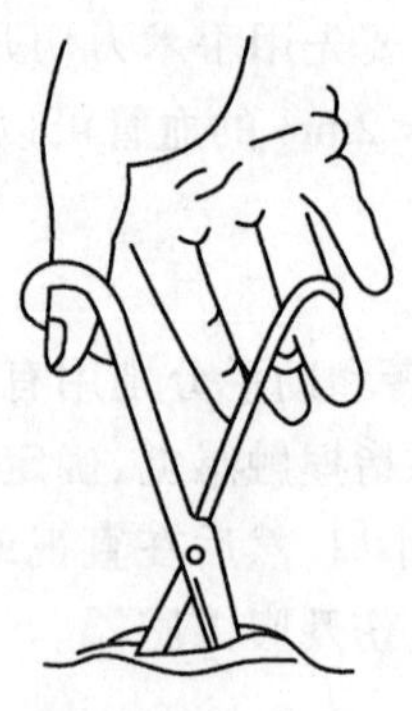
(2)一般纯性分离

图 3-1-3 组织钝性分离

第二节 止 血

在手术过程中,切开、分离等操作均会引起出血。妥善止血,不仅可以减少出血量、保持手术野清晰,还可降低术后出血和感染的几率。术中常用的止血方法有:

(一) 压迫止血法

用于较大面积渗血以及突然发生的血管出血。常用的压迫方法是:较大的血管出血迅速用手指压迫或者用手指捏住出血来源的血管,然后结扎止血或者缝合血管。若为大面积渗血可用纱布或纱布垫压迫止血。对出血活跃的渗血创面,可用40℃ ~50℃热盐水纱布压迫3 ~5分钟,必要时可重复3 ~5次。若在术中出现大量出血,其他止血方法又无法使用的危急状况下,可用热盐水纱布条或纱布垫填塞压迫止血,根据情况在术后48小时,最迟不超过1周,一次或分次缓慢取出。过早取出可能再度出血,过晚取出又易并发感染。

(二) 电凝止血法

是利用高频感应电流,通过对出血点烧灼,使组织蛋白凝固止血。其优点是可以缩短手术时间,减少结扎线结。方法:先用血管钳逐一钳夹出血点,并轻轻提起,使钳身不与周围组织接触,擦干附近血液,用电凝器与血管钳接触(图3-2-1)。钳夹的组织出烟时,立即移开电凝器,然后松开移去血管钳。一般情况下,也可用电凝器直接接触出血点止血。缺点是电凝止血后若凝固组织脱落可再次出血,较大血管出血达不到止血目的。若设备失灵或安排不当,可烧伤病人和手术者。使用时必须移走易燃物,以防电火花引起意外。

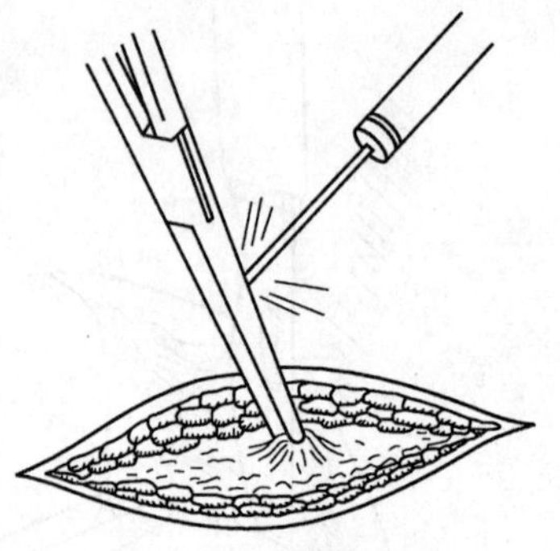
图 3-2-1 电凝止血

(三) 结扎止血法

结扎止血法是手术中最常用、最可靠的止血方法。

1. 钳夹结扎 用血管钳直接钳夹出血点时,血管钳应与出血组织创面垂直,准确夹住出血点，钳夹组织应尽量少。结扎时，一人将血管钳轻轻提起，尖端向下，另一人将结扎线绕过血管钳，此时将血管钳放平，尖端轻轻向上挑起，随即在钳端下面结扎。结扎时，打第一个结后，应保持线的紧张度，在血管钳缓慢放松并移去的同时，将第一个结打紧，继而打第二个单结。结扎时两手用力要均匀，在拉紧结扎线时，两手与结扎处三点应在一条直线上，避免偏拉，防止组织和线结撕脱(图3-2-2)。对可见的血管，也可先用血管钳分离，钳夹两点，在两点之间切断，再用线结扎止血。结扎血管的丝线粗细，要选择适当。一般结扎小血管可用1号线，稍大的血管用4号或7号线。结扎动脉和解剖学命名的血管，应作三重结扎，不宜离血管断端过近，所留的线结尾不宜过短，以防线结脱落。

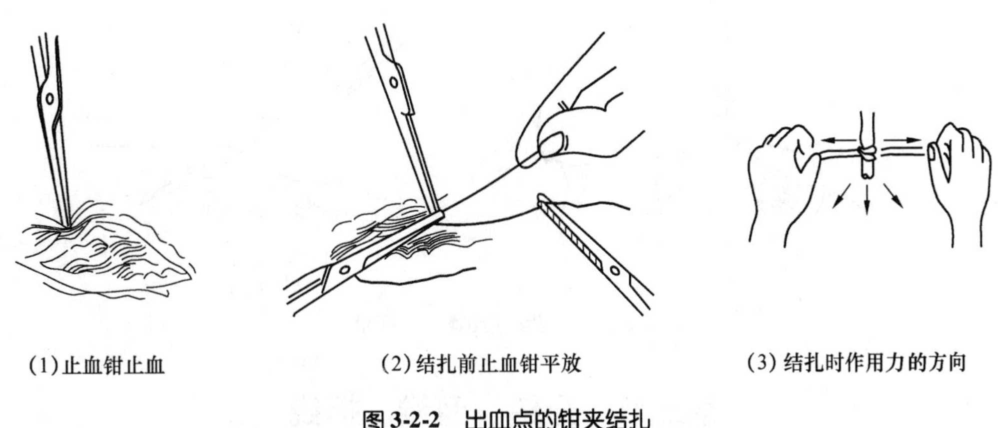

(1)止血钳止血　(2)结扎前止血钳平放　(3)结扎时作用力的方向

图3-2-2　出血点的钳夹结扎

2. 缝扎止血　又称贯穿缝合结扎。将线用缝针穿过血管或组织，绕过一侧再穿过血管或组织在另一侧结扎(图3-2-3)。在处理较大血管时，先游离血管，用两把血管钳平行钳夹，在两钳间切断，在血管钳近侧组织穿过缝针，作8字或U字形贯穿缝合结扎(图3-2-4、图3-2-5)。对较粗的血管，常先用中号或粗线作一道结扎，然后在结扎线结的远侧作一贯穿缝扎。

缝扎止血还可用于肌断端、实质器官(肝、脾、肾等)的某些创面，以及用来缝合浆膜或其他软组织以制止渗血。

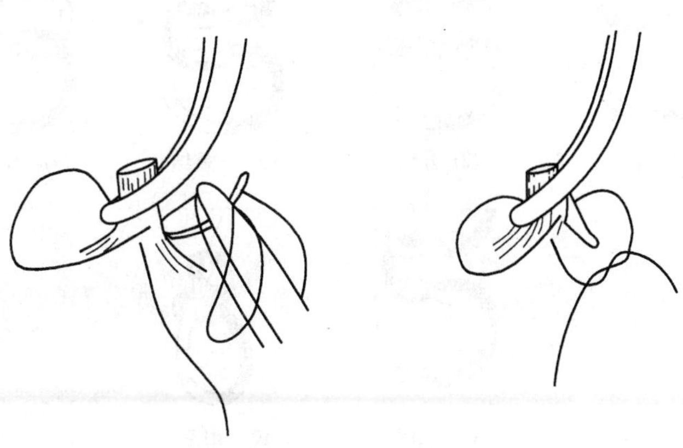

图3-2-3　缝扎止血

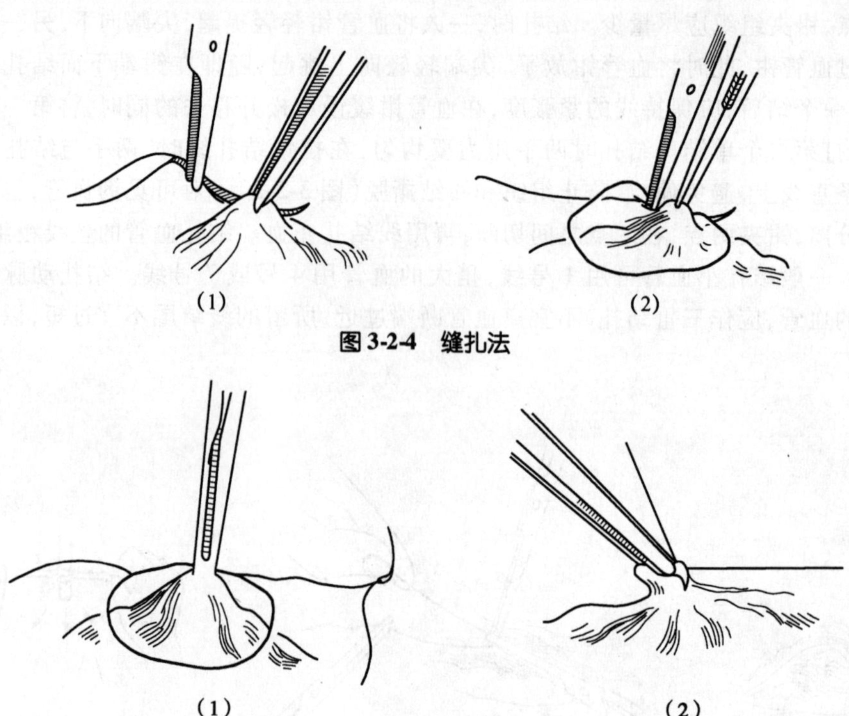

图 3-2-4　缝扎法

图 3-2-5　贯穿结扎缝扎止血法

第三节　打结、剪线、拆线

一、打　结

（一）线结的种类

手术中结扎需用规定的方结、三重结和外科结等方式，不应随意打结。手术中的结要牢靠，不能松懈，不应脱落（图 3-3-1）。

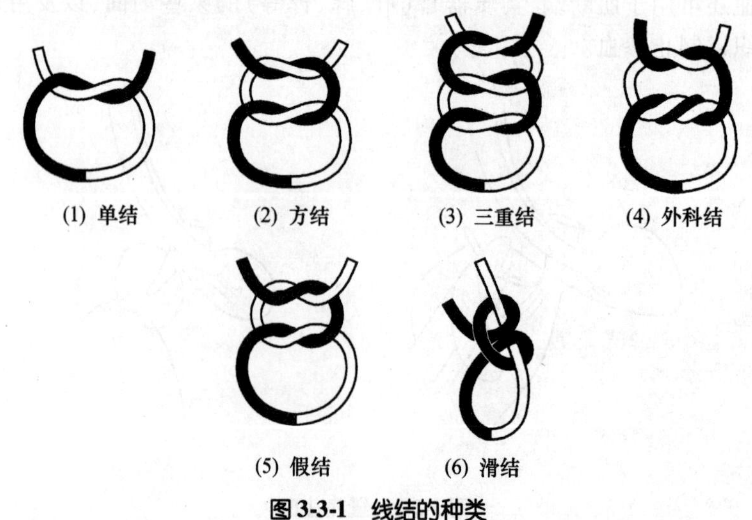

图 3-3-1　线结的种类

1. 单结 为一般线结的第一结，只有一扣，因不牢固而不单独使用。

2. 方结(平结) 由线扣方向相反的两个单结组成。打紧后不易松脱，用于一般的结扎。

3. 三重结 是在方结基础上再加一扣。与原方结的第二结方向相反，较牢固，故又称为强结。用于大血管及较多组织的结扎。

4. 外科结 第一结扣绕两次，比较牢固，打第二结时不易松脱。常用于大血管或张力过大的组织缝合结扎。

5. 假结(十字节) 由两个方向相同的单结组成，易松脱。手术中不应采用。

6. 滑结 打结时两手用力不均匀，一条线牵拉过紧变直，另一线头过松。结扎后极易滑脱，手术中不使用。

(二) 打结方法

1. 单手打结法 简便、迅速，用途广泛。(图 3-3-2)。

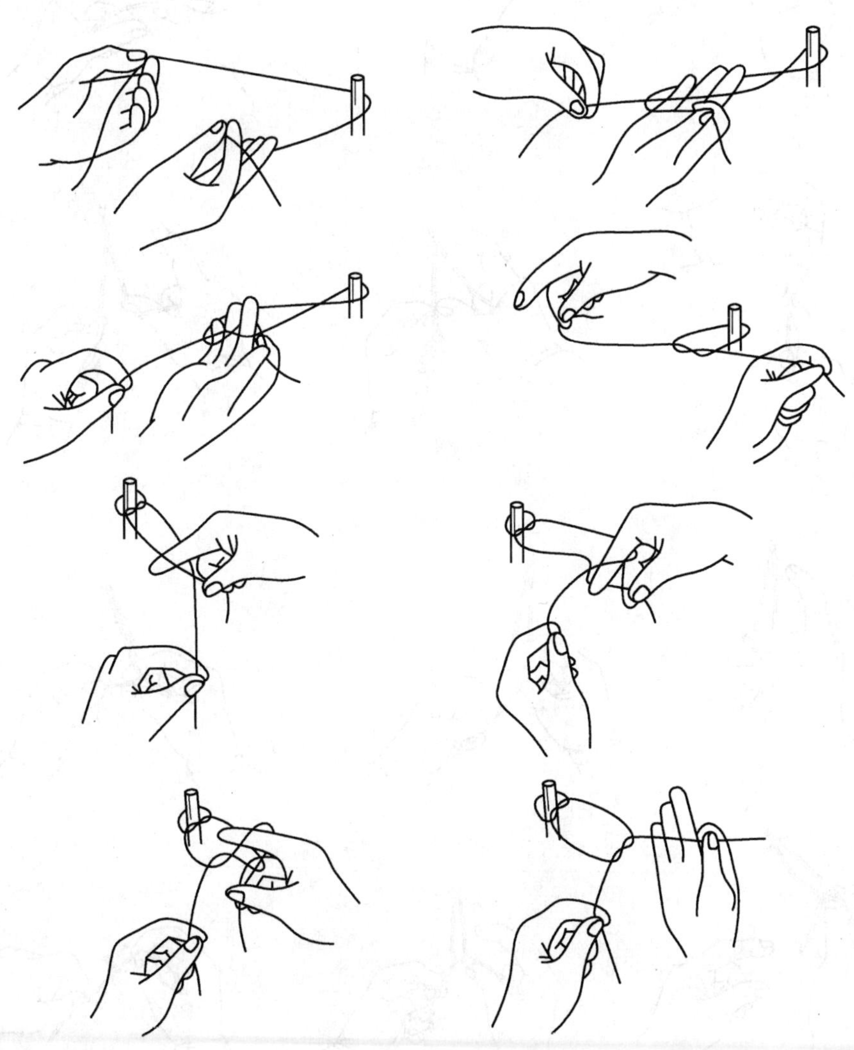

图 3-3-2 单手打结

2. 双手打结法 动作稍多，但牢固可靠。适用于深部打结(图 3-3-3)。

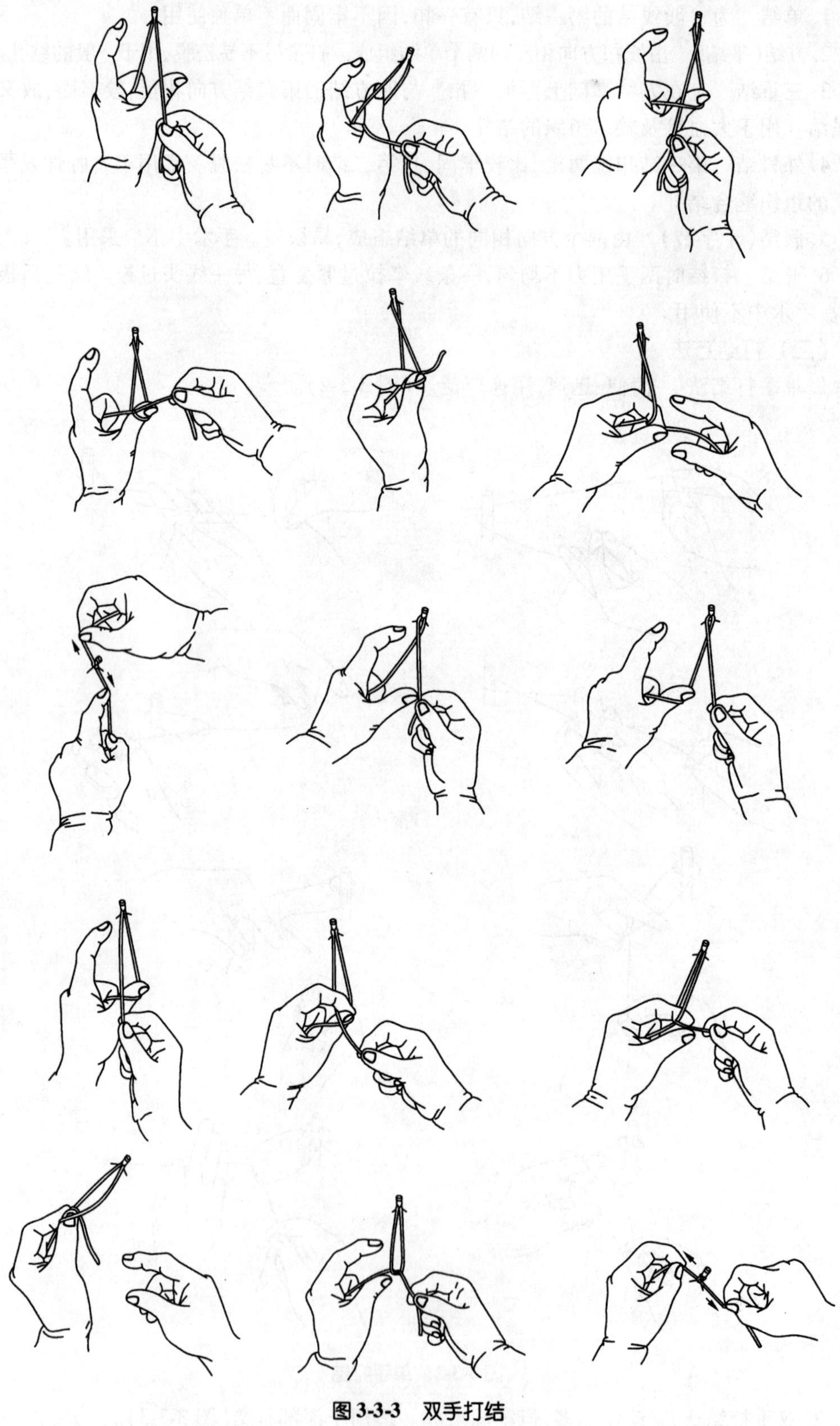

图3-3-3 双手打结

3. 器械打结法 即用持针钳或血管钳打结。此法常用于结扎线过短或手术野较狭小时的结扎(图3-3-4)。

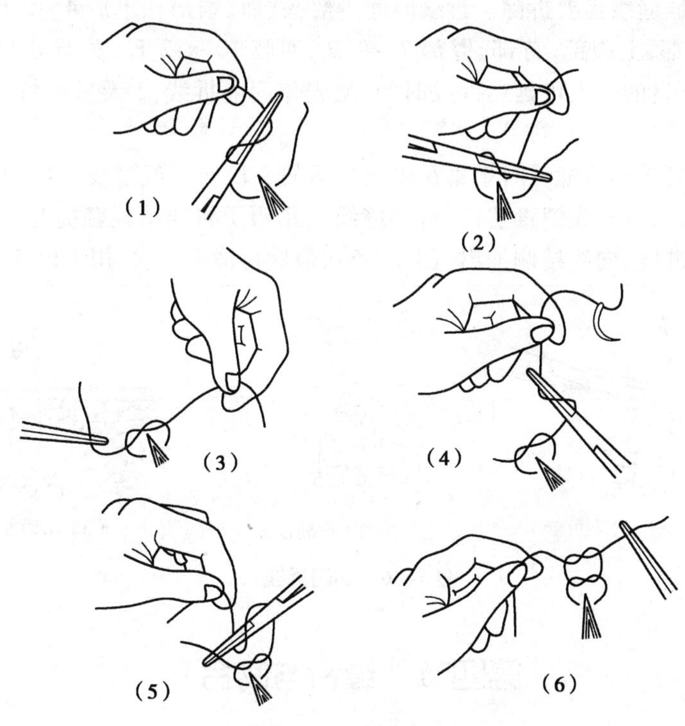

图3-3-4 持器械打结

二、剪 线

留在体内的线头长短,应根据线的性质和粗细以及结扎的组织性质而定。通常丝线留1～2mm,肠线和其他吸收性线留3～4mm,不锈钢丝留5～6mm(拧成小扣)。结扎重要血管,所留线头稍长,如丝线留2～3mm。

正确剪线法(图3-3-5):打结者结扎完毕后将双线尾并列提起,保持一定的张力,剪线者将剪微张刀口,以前端顺线尾向下滑至结部,继而稍向上倾斜约45°,将线剪断。

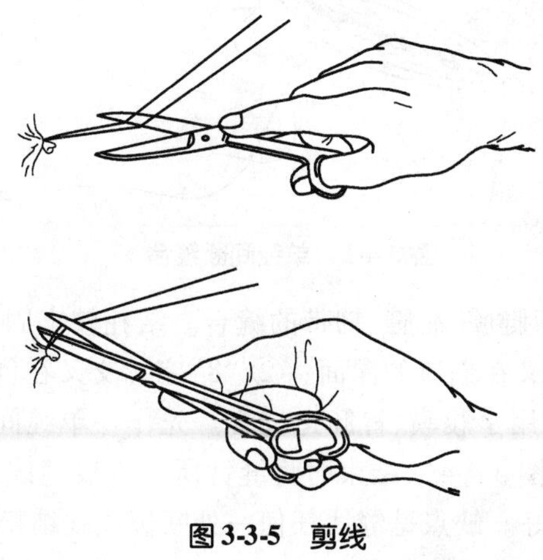

图3-3-5 剪线

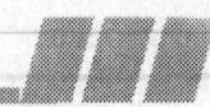

三、拆　　线

一般只有皮肤缝线需要拆除。拆线时间一般头、面、颈部在术后4~5日,下腹部、会阴部6~7日,胸部、上腹部、背部、臀部7~9日,四肢10~12日,关节处和减张缝线14日。年老、营养不良的病人可延迟拆线时间,或先作间隔拆线,2天后再将剩余的缝线拆除。

拆线原则是要求拆除缝线时暴露在皮肤外面的一段线不经过皮下组织抽出,防止皮下组织遭到污染。方法:先消毒切口(包括缝线),用镊子将线结轻轻提起,再用线剪在皮肤和线结间剪断缝线,向线结侧抽出(图3-3-6),最后再消毒一次,用无菌纱布覆盖。

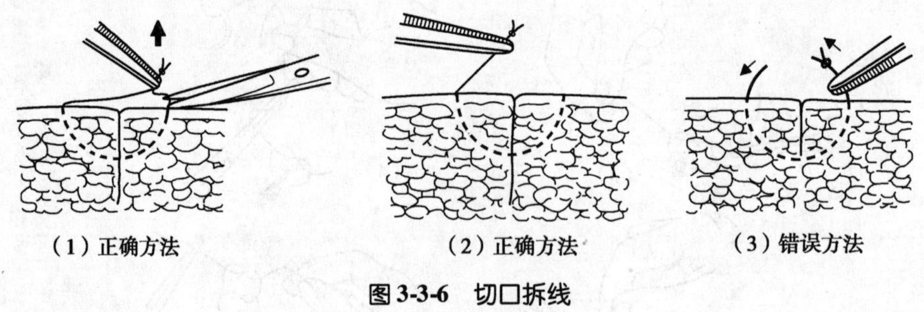
(1) 正确方法　(2) 正确方法　(3) 错误方法

图3-3-6　切口拆线

第四节　缝合与吻合

缝合是将切开、切断或创伤裂开的组织对合而消灭间隙,以利愈合。吻合是将有腔脏器(如胃、肠等)和各种管道(如胆道、输尿管、血管等)作衔接性缝合。其基本方法有三类:单纯缝合、内翻缝合和外翻缝合,各类又有间断缝合和连续缝合两种。

(一) 单纯缝合法

1. 单纯间断缝合　可用于皮肤、皮下组织、腱膜等多种组织缝合(图3-4-1)。缝合时应注意保持适当的针距和边距。尽量垂直进针与出针,否则将形成两侧边缘内翻(图3-4-2)。

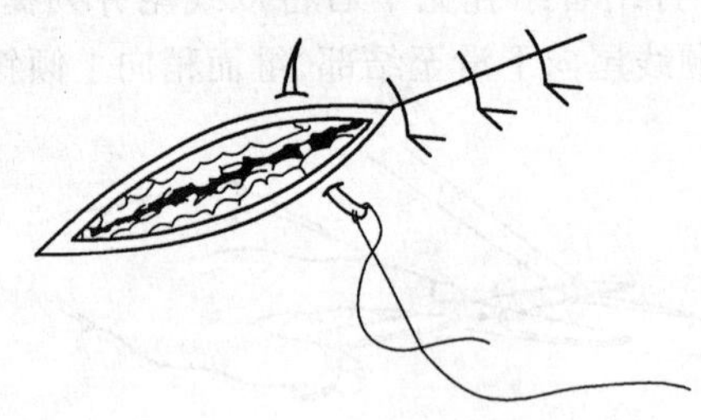

图3-4-1　单纯间断缝合

2. "8"字缝合　可用于腱膜、肌腱、韧带的缝合。结扎较牢固,以增加缝合的抗张力。有两种方法:①"8"字形交叉在创口的深面; ②"8"字形交叉在创缘表面(图3-4-3)。

3. 单纯连续缝合　常用于腹膜、胃肠道缝合。先作一单纯间断缝合后打结,不剪断缝线,连续缝完整个伤口(图3-4-4),结束时将缝针所带双股缝线与另一侧单线打结。优点是省时、打结少、止血较好。缺点是缝线任何一处断裂或线结松脱将导致全部散开。

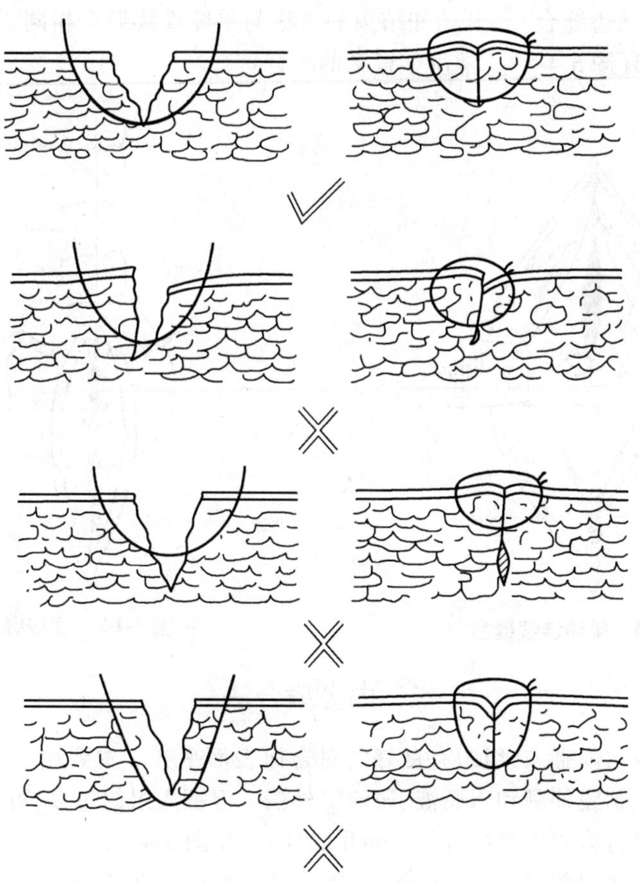

图 3-4-2 单纯缝合的正误示意

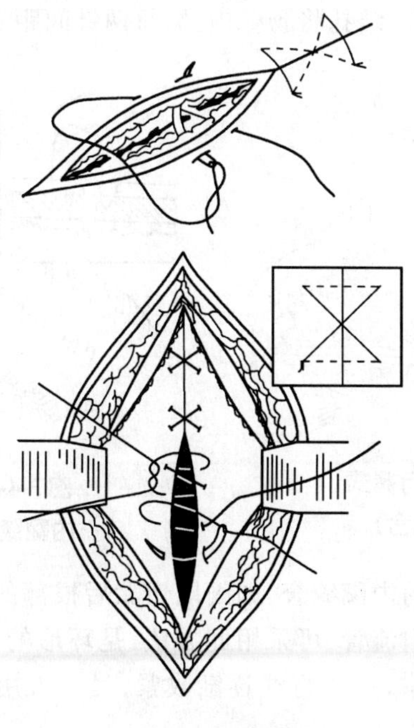

图 3-4-3 “8”字缝合

4. 锁边缝合(毯边缝合) 开始和结束的方法与单纯连续缝合相同,只是每一针从前一针的线袢内穿出(图 3-4-5)。常用于胃肠的吻合。

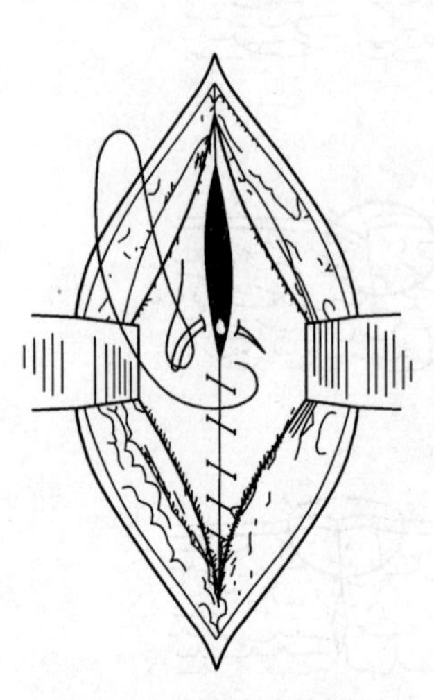

图 3-4-4 单纯连续缝合

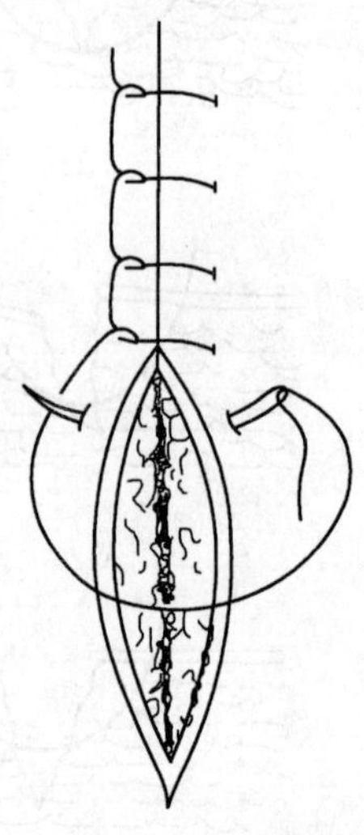

图 3-4-5 锁边缝合

二、内翻缝合法

将缝合的边缘向内翻入,组织有良好的对合而表面平齐。主要用于胃肠和膀胱的缝合。其优点是防止粘膜外翻和胃肠液、尿液等外漏。但翻入组织过多,可引起腔径狭小。

1. 连续全层平行褥式内翻缝合(Connell 缝合) 见图 3-4-6。

2. 间断垂直褥式内翻缝合(Lembert 缝合)(图 3-4-7) 为胃肠道手术常用的浆肌层内翻缝合法。于距吻合口边缘约 3mm 处进针,穿经浆肌层后于吻合口边缘附近穿出,越过吻合口于对侧作相对称缝合,结扎将肠壁内翻,每两针间距 3 ~5mm。

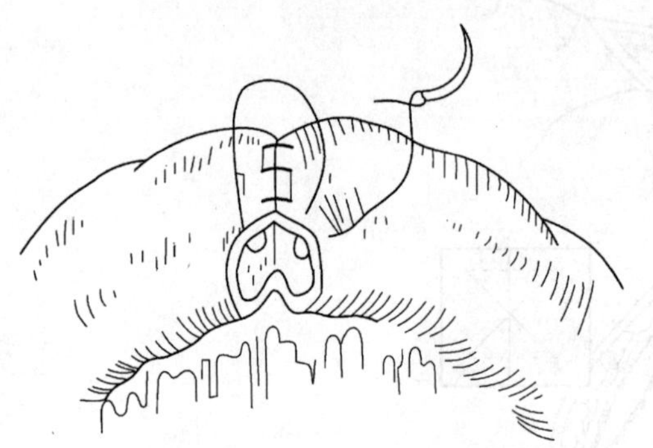

图 3-4-6 连续全层平行褥式内翻缝合(Connell 缝合)

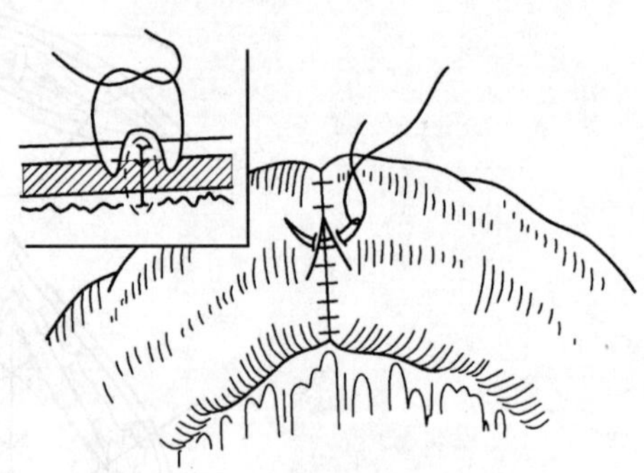

图 3-4-7 间断垂直褥式内翻缝合(Lembert 缝合)

3. 荷包缝合 较小范围的内翻缝合,如阑尾切除后根部的埋入(图 3-4-8),小的肠穿孔修补或固定胃肠等造口的引流管,可采用此方法,是环形的连续浆肌层缝合,缝合的两端待缝毕后结扎。结扎过程中,一人将线逐渐收紧,另一人用血管钳或镊子将浆肌层内翻,以免粘膜外翻。

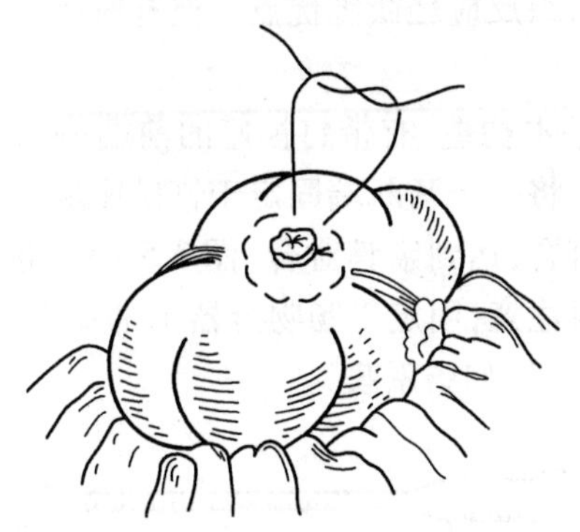

图 3-4-8 荷包缝合

三、外翻缝合法

是将缝合组织的边缘向外翻出，使缝合处的内面保持平滑。

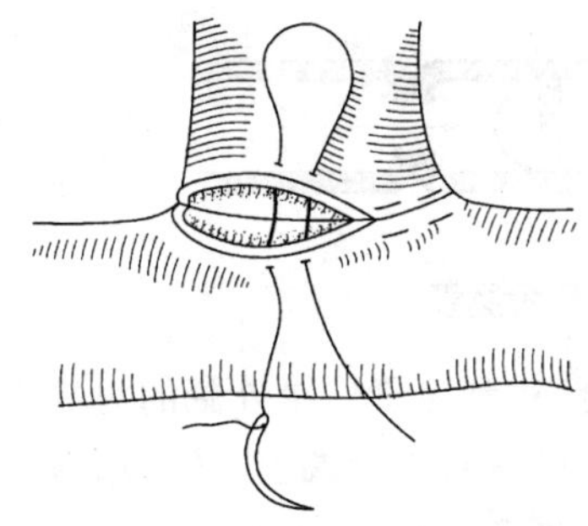

图 3-4-9 间断平行褥式外翻缝合

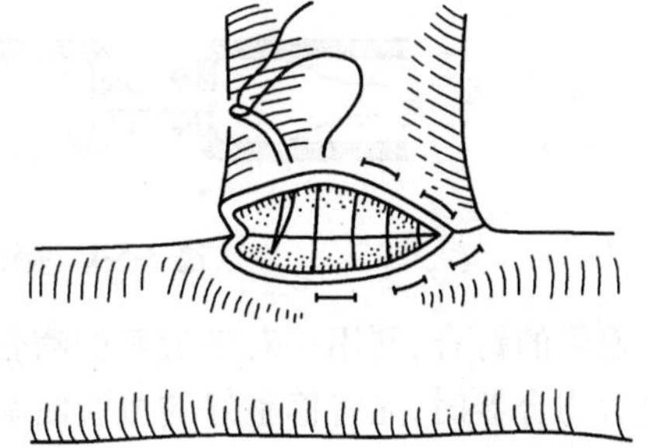

图 3-4-10 连续外翻缝合

1. 间断平行褥式外翻缝合　可用于大血管吻合(图 3-4-9)或修补，使内皮对合平整，可减少血管内血栓形成。

2. 连续外翻缝合　可用于缝合腹膜或血管(图 3-4-10)。缝合时注意针距，使腹膜内面或血管内皮对合平整。

3. 间断垂直褥式外翻缝合　可用于阴囊皮肤或其他松弛皮肤切口的缝合，为防止皮肤对合不齐和表皮内卷(图 3-4-11)。缝合时，先距皮肤边缘 5mm 处刺入皮肤，经皮下组织横过切口至对侧距皮肤边缘 5mm 处穿出；用从距皮缘 2mm 穿入，经对侧距皮缘 2mm 穿出皮肤，结扎后两侧皮缘外翻。

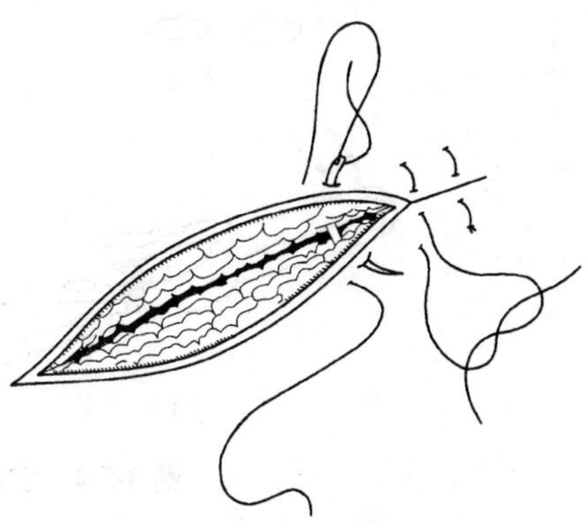

图 3-4-11 间断垂直褥式外翻缝合

第五节 钉　　合

钉合即器械性缝合或吻合，其器械原理于钉书机相同。用此法代替手法缝合，具有节省时间、对合整齐、金属钉组织反应轻微等优点。但有时因器械故障而钉合不全。可用于消化管和血管的吻合。

各种消化管吻合器的基本构造，有带钉模座的前端（圆锥形）、推钉器和带有U形细钉的钉槽。例如：肠吻合时，将一个肠断端固定于钉模座端，另一肠断端固定于推钉器，压紧吻合器即可使肠管两端钉合，达到浆膜对合（图3-5-1）。这种钉合不适用于水肿、瘢痕或邻近癌肿的组织。使用时注意，固定于肠吻合器上的肠壁应均匀，不过于松弛，钉模座与钉槽之间不应夹杂其他组织（如肠系膜）。

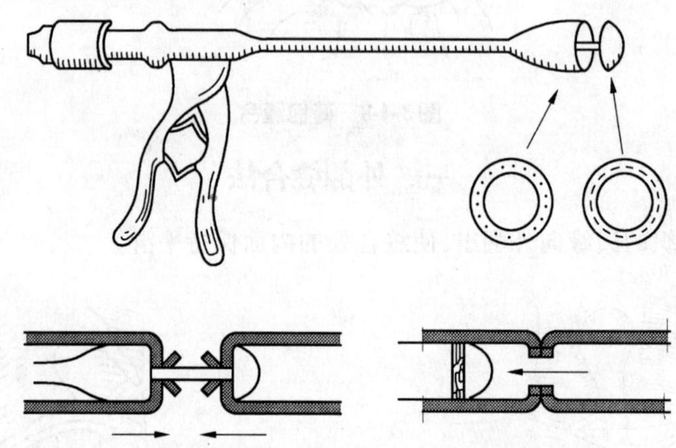

图3-5-1 肠钉合器（上）及钉合肠管

血管的钉合，利用一对带尖刺的吻合圈互相抱合，达到血管边缘外翻的对端吻合。使用血管吻合器时，先将修整好的血管断端挂到肠夹上的一对吻合圈上，然后用抱合钳使吻合圈夹紧，圈上的尖刺互相钩连，即可完成血管吻合（图3-5-2）。

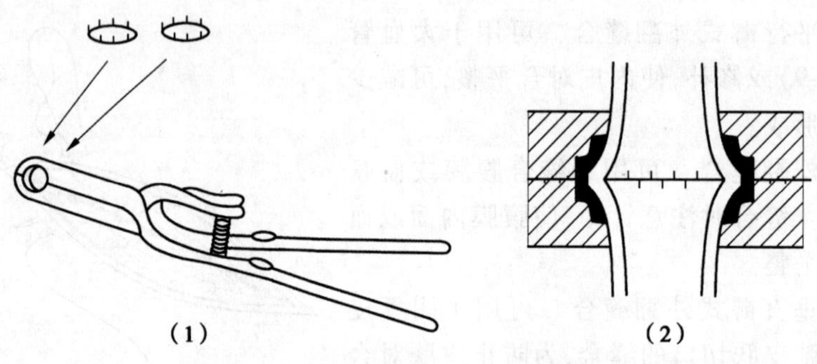

图3-5-2 血管钉合器（1）及钉合血管（2）

第四章　麻醉与心肺复苏

第一节　麻　　醉

一、局部麻醉

常用的局部麻醉方法有:局部浸润麻醉、表面麻醉、区域阻滞麻醉、神经传导阻滞麻醉。将渗透性能强的局麻药与局部粘膜接触,穿透粘膜作用于神经末梢而产生的局部麻醉作用,称为表面麻醉。表面麻醉适用于眼、耳鼻喉、气管、尿道等部位的浅表手术或内镜检查术。神经传导阻滞麻醉包括神经干阻滞、硬膜外阻滞和脊麻等。

(一)局部浸润麻醉

沿手术切口线分层注射局麻药,阻滞组织中的神经末梢,称为局部浸润麻醉。适用于体表手术、内镜手术和介入性检查的麻醉。

1. 常用局麻药　根据手术时间选用短时效(普鲁卡因或氯普鲁卡因)、中等时效(利多卡因)或长时效(布比卡因)的局麻药。普鲁卡因是浸润麻醉常用的局麻药,一般用0.5%~1%的溶液,用量大时可用0.25%溶液,成人1次最大剂量为1.0g,加用1:200000肾上腺素后,作用持续时间45~60分钟。利多卡因用于浸润麻醉时用0.25%~0.5%溶液,加入1:200000肾上腺素后,作用持续120分钟。布比卡因的常用浓度是0.2%~0.25%溶液,加入1:200000肾上腺素后,作用持续时间可达5~7小时,对于普鲁卡因过敏的病人可选用利多卡因或布比卡因。

2. 操作方法

先以24~25G皮内注射针刺入皮内,推注局麻药液造成桔皮样皮丘,然后用22G穿刺针经皮丘刺入,分层注药。注射局麻药液时应加压,使其在组织内形成张力性浸润,达到与神经末梢广泛接触,以增强麻醉效果。

3. 注意事项

(1)注入局麻药要逐层浸润,腹膜、肌膜下和骨膜等处神经末梢丰富,且常有粗大神经通过,所需局麻药液量大,必要时可提高局麻药液浓度。肌肉组织中痛觉神经末梢少,只要少量局麻药即可。

(2)穿刺针进针应缓慢,改变穿刺针方向时,应先退针至皮下,避免针干弯曲或折断。

(3)每次注药前应抽吸,以防局麻药液注入血管内。

(4)局部感染及癌肿部位不宜用局部浸润麻醉。

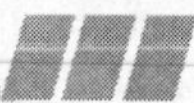

（二）表面麻醉

临床上常用的表面麻醉药有2%~4%利多卡因、0.5%~1%丁卡因。一般眼部的表面麻醉多采用滴入法，鼻腔内粘膜表面麻醉常采用棉片浸药填塞法，咽及气管内粘膜表面麻醉用喷雾法，尿道内粘膜表面麻醉用灌入法。

1. 眼部滴入法表面麻醉采用局麻药滴入法，病人平卧，在结膜表面滴0.25%丁卡因2滴，两次滴药之间，可滴1:1000肾上腺素1滴，麻醉作用可持续1小时，可重复应用。

2. 鼻腔粘膜棉片浸药填敷法，表面麻醉用小块棉片浸入2%~4%利多卡因或0.5%~1%丁卡因之中，取出后挤去多余的局麻药液. 然后将浸药棉片敷于鼻甲与鼻中隔之间共3分钟。在上鼻甲前端与鼻中隔之间再填敷第二块局麻药棉片，待10分钟后取出，即可行鼻息肉摘除、鼻甲及鼻中隔手术。在填敷时应注意棉片与鼻腔粘膜各处应密切接触。

3. 咽喉、气管及支气管内喷雾法表面麻醉是施行气管镜或支气管镜检查，或施行气管或支气管插管术的表面麻醉方法。先让病人张口，对咽部喷雾3~4次，2~3分钟后病人咽部出现麻木感，将病人舌体拉出，向咽喉粘膜喷雾3~4次，间隔2~3分钟，重复2~3次，最后用喉镜显露声门，于病人吸气时对准声门喷雾，每次3~4下，间隔3~4分钟，重复2~3次，即可行气管镜检或插管。

4. 环甲膜穿刺注药法表面麻醉，病人平卧头后仰，在环状软骨与甲状软骨间用22G 3.5cm针垂直刺入环甲膜，注入2%利多卡因2~3ml或0.5%丁卡因2~4ml。穿刺及注药时嘱病人屏气，注药完毕后鼓励病人咳嗽，使局麻药分布均匀。

5. 尿道内灌入法表面麻醉，男性病人可用灌洗器或注射器将局麻药灌入尿道，然后挟住阴茎头3~5分钟即可。但应注意药液容量不宜过大，一般为5~6ml，药液浓度亦不应过高，以免发生局麻药中毒。有的医院只用0.1%~0.5%的丁卡因亦可获得良好的表面麻醉效果。女性病人可用细棉棒浸药后塞入尿道内3~5分钟，操作时应轻柔，切勿损伤粘膜，一旦损伤粘膜，局麻药吸收极为迅速，遇此情况应减少局麻药的浓度及剂量或避免应用，以防局麻药中毒。

（三）区域阻滞麻醉

在手术区四周和底部注射局麻药以阻滞通入手术区的神经纤维，称区域阻滞麻醉。乳房良性肿瘤切除术、囊肿切除术、肿块组织检查常用此法。其优点在于避免穿刺病理组织。常用0.5%普鲁卡因溶液。

（四）神经阻滞麻醉

1. 臂丛神经阻滞

(1)腋路臂丛神经阻滞

1)体位：仰卧位头偏向对侧，被阻滞的上肢外展90℃，屈肘外旋，手背贴床边且靠头部呈行军礼状。

2)定位：先在腋窝触及腋动脉搏动，再沿动脉走向，上摸到胸大肌下缘动脉搏动消失处，略向下取动脉搏动最高点。

3)穿刺注药：取4.5cm22G外斜面针，接上注射器，在动脉搏动最高点处，穿刺针与动脉呈10~20°夹角刺过皮肤，然后缓慢进针直到出现刺破鞘膜的落空感，松开持针手指，针头随动脉搏动而摆动或者出现异感，即可认为已进入腋鞘内，注射器回抽无血即可注入局麻药30~35ml。

(2)肌间沟阻滞法

1)体位:仰卧位,头稍偏向对侧,手尽量下垂,显露患侧颈部。

2)定位:先令病人抬头,显露胸锁乳突肌锁骨头,在锁骨头后缘可触及一条小肌肉即前斜角肌,前、中斜角肌间即为肌间沟。手指沿沟下摸,直到锁骨上窝触得锁骨下动脉搏动,同时向沟内重压,病人诉手臂麻木或异感,即证实定位无误。

3)穿刺注药:第六颈椎横突或环状软骨水平的水平线与肌沟交点为穿刺点。右手持长3~4cm的22G穿刺针垂直刺进皮肤略向脚侧推进,触及横突即稍回退,或出现异感后回抽无血液注药20~25ml。

(3)锁骨下血管旁臂丛神经阻滞

1)体位:病人仰卧,头偏向对侧,手尽量下垂,使锁骨及肩部压低。

2)定位:同肌间沟定位。用左手食指沿肌沟下摸,在肌沟最低处可摸到锁骨下动脉搏动。

3)穿刺注药:左手示指放在锁骨下动脉搏动处,右手持长3~4cm22G的穿刺针,从锁骨下动脉搏动点外侧(紧靠左手食指),朝下肢方向直刺,方向不向内不向后,沿中斜角肌的内缘缓慢推进,有刺破腋鞘的感觉,稍向前会出现异感。若无异感可使针稍偏内、偏后,即针刺方向朝对侧足跟,常易获得异感,回抽无血液可注药20~25ml。

(4)并发症及处理

1)气胸:轻者可将胸膜腔气体抽出,重者行胸腔闭式引流。

2)出血及血肿:压迫局部止血。

3)膈神经麻醉:必要时面罩给氧或辅助呼吸,一般30分钟内恢复。

4)霍纳综合征:为星状神经节阻滞,表现为阻滞侧眼睑下垂,瞳孔缩小,眼球下陷,眼结膜充血、鼻塞,面微红及无汗。

5)声音嘶哑:喉返神经麻痹,无需处理。

6)全脊髓麻醉或高位硬膜外麻醉:按全脊麻处理。

2. 颈神经丛阻滞

(1)适应证:甲状腺及颈部手术。

(2)颈深丛神经阻滞方法

1)体位:病人仰卧,头偏向对侧。

2)定位:乳突下缘约1.5cm为颈2横突。甲状软骨上缘水平为颈5横突,颈2与颈5连线平分三等份的等分点即为颈3及颈4横突。

3)穿刺注药:用25G长6cm针头,自颈2及颈4横突处各做一个皮内小丘。取22G长6cm针头,自颈4刺入横突尖。回抽无液无血注入局麻药10ml。颈4阻滞完成后,退针至皮下,改变针尖方向,刺向颈3横突尖,注药同上。最后阻滞颈2前支,从颈2点进针,方法同上。

(3)注意点

1)颈椎横突短窄,应防止过深以损伤脊髓或延髓,或误注局麻药到蛛网膜下腔。

2)颈椎横突附近有血管通过,应避免在横突上方或横突间穿刺,以免引起血肿。

3)注药前必须回抽,因颈部血管丰富,防止局麻药中毒。

4)每一颈脊神经阻滞用药,切忌过量。

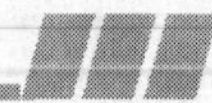

(4)颈浅神经丛阻滞法

1)乳头顶点与胸锁乳突肌锁骨头止点之间的中点为胸锁乳突肌的中点。

2)从胸锁乳突肌后缘中点进针,到达后缘的深度回抽无血后注药3~5ml。

3)将针沿胸锁乳突肌深面向头及脚端各进入约2~3cm处,回抽无血无液后注药3~5ml。

3.肋间神经阻滞

(1)操作过程

1)一侧阻滞可采用侧卧位,患侧在上。两侧阻滞俯卧位,前胸处垫枕,两上肢外展,前臂夹持头部。

2)距脊柱中线旁开8~10cm处的垂直直线与肋骨交点下缘作皮丘。

3)取长2~3cm 22G针由皮丘直刺骨面,注局麻药0.5ml。

4)再沿肋骨肌向肋骨下缘移动,滑过肋骨下缘,再刺入0.2~0.3cm即穿过肋间沟,此时有落空感,令病人屏气。回抽无血液及气体后注局麻药5ml。

5)按手术需要阻滞相应肋间神经,腹腔手术阻滞双侧胸4~12肋间神经,加上腹腔神经丛阻滞。

(2)并发症:注意发生气胸及局麻药的毒性反应。

4.椎旁神经阻滞

(1)胸部椎旁阻滞

1)定出棘突,在棘突旁4~5cm处作皮丘。

2)用长10cm22G穿刺针直刺肋骨,触肋骨后将针干向头端倾斜45°,即向下向内及向前推进。

3)抵达椎间孔附近,注入局麻药5~8ml。

4)为避免发生气胸,有人主张在棘突旁1cm处进针直刺椎板,沿椎板向外侧移到椎间孔注入局麻药。

(2)腰部椎旁阻滞

1)平棘突上缘旁开4cm处作皮丘。

2)用长10cm22G穿刺针直刺横突,然后退针少许并使针干向尾倾斜45°,针向头及向内推进约1~2cm即达椎旁间隙。

3)回抽无液无血注入局麻药5~10ml。

(五)局部麻醉并发症

1.毒性反应 毒性反应是局麻中最多见的并发症,轻者仅为短暂几秒到几分钟的眩晕不适,因此不易被医者发觉,重者可致死亡。常见原因是:单次麻醉药的总量过大,超过常用麻药的一次极限剂量;麻醉药浓度过高:局麻药的浓度高低与出现毒性反应呈几何级数关系;注射区域血管丰富,吸收快;注药速度过快。局麻药注入速度与发生毒性反应呈正比;局麻药对血管的直接作用:除可卡因外,大多数局麻药使血管扩张,使药物吸收增快;病人体质差,对局麻药耐受性下降。

主要临床表现:局麻药毒性反应分立即和延缓两种,其临床症状主要是中枢神经系统以及心血管系统的表现。中枢神经系统表现为过度兴奋,之后,产生严重抑制;心血管系统的最初表现为血压升高及心动过速,继而血压下降,心动过缓、出冷汗,面色苍白等周围循环衰竭的表现，以后进入休克，甚至很快导致呼吸、心跳停止。

预防：避免单次用药过量；以最低浓度及最小剂量来达到临床需要；操作时注意勿将麻醉药注入血管；适量加入血管收缩剂；体质差者，用药要减量；以巴比妥类药物作为局部麻醉前用药。

治疗：一旦局部麻醉药引起毒性反应，应立即采取对症治疗。对中枢的兴奋症状可给予巴比妥类及安定治疗；保持呼吸道通畅，面罩吸氧，甚至气管插管，必要时机械通气；维护循环功能稳定；输液促进麻醉药排泄。

2. 特异质和过敏反应　特异质反应又称急性变态反应；过敏反应称为延缓变态反应。前者的特点是病人接受微量的某种药物后即可引起超常的全身严重症状如紫绀、惊厥、虚脱甚至猝死。后者则是病人在第二次接受同样的药物后，出现皮炎、荨麻疹、哮喘、血管性水肿甚至过敏性休克等局部或全身症状。

预防：本反应多发生于酯类局麻药，故对有药物过敏史的病人，应慎用该类局麻药。至于是否做药物过敏试验，各家看法不一，目前仍主张做皮试，即使是阴性，也应高度重视。

处理：应用肾上腺皮质激素；保持气道通畅，吸氧；维护循环功能，抗休克治疗；对症处理。

二、椎管内麻醉

椎管内麻醉含蛛网膜下腔阻滞和硬膜外阻滞，后者还包括骶管麻醉。局部麻醉药注入蛛网膜下腔，作用于脊神经根引起的阻滞称蛛网膜下阻滞；局麻药注入硬膜外间隙作用于脊神经根，使感觉和交感神经完全被阻滞、部分运动神经纤维阻滞，称为硬膜外阻滞。在这类麻醉下，病人神志清醒、镇痛确切，肌肉松弛良好，但不能完全消除内脏牵拉反应。

（一）椎管内麻醉对机体的影响

1. 循环系统的影响　椎管内麻醉阻滞交感神经节前纤维，小动脉及静脉均扩张，回心血量减少，心排出量下降而产生低血压。低血压的发生率和下降幅度，与交感神经节被阻滞的平面相关。平面愈高，发生率愈高。此外，由于交感神经被阻滞、迷走神经兴奋性增强，可使心率减慢，高平面阻滞时可引起心动过缓。

2. 对呼吸系统的影响　取决于阻滞平面的高度，尤以运动神经阻滞的范围更为重要。如胸脊神经被阻滞，可使胸式呼吸减弱或消失，膈神经阻滞，腹式呼吸减弱或消失，则将导致通气不足甚至呼吸停止。

3. 其他系统的影响　迷走神经功能亢进，胃肠蠕动增加，容易诱发恶心和呕吐。

（二）蛛网膜下腔阻滞

又称脊麻（Spinal anesthesia）。

1. 适应证　适用于体格条件较好的病人行部位较低，时间较短的下腹、盆腔、下肢、会阴、肛门直肠以及泌尿生殖器的手术。

2. 禁忌证

（1）全身感染、穿刺部位有感染者。

（2）中枢神经系统疾病，如脊髓或神经根病变，脊髓前灰白质炎，颅内高压者。

（3）高血压并存冠状动脉病变。

(4)血容量不足休克病人。

(5)腹内压明显增高者。

(6)脊柱外伤或有严重腰背痛病史者。

(7)精神病、严重神经官能症及小儿等不合作的病人。

3. 用具及消毒　蛛网膜下腔阻滞应准备的用具有:7号蛛网膜下腔阻滞针1根,2ml和5ml注射器各1副,6号和7号注射针头各1枚、消毒钳1把、小砂轮1枚、纱布数块、洞巾1块及供脊麻阻滞用的各种局麻药安瓿,集合在一起扎成“脊麻穿刺包”,用高压蒸气消毒备用。

4. 麻醉前用药　常规于术前肌注阿托品0.5mg,鲁米那0.1g。

5. 常用脊麻药配制:常用地卡因或布比卡因重比重溶液,地卡因常用剂量为10~15mg,最高剂量20mg。布比卡因常用剂量8~12mg,最多不超过20mg,常用浓度为0.375%。

6. 操作要点

(1)体位:可取侧卧位或坐位。采用重比重溶液时,手术侧置于下侧。鞍区麻醉一般取坐位。侧卧位时,两手抱膝,大腿贴近腹壁,头部尽量向胸部屈曲;使腰背部向后弓成弧形,使患者脊柱与手术台平行,左右肩连线与脊柱垂直。

(2)穿刺部位和消毒范围:脊麻穿刺常选用腰3~4棘突间隙,不得超过腰2~3间隙。确定穿刺点的方法是:取两侧髂脊的最高点作连线,与脊柱相交处,即为第四腰椎或腰3~4棘突间隙。消毒范围应上至肩胛下角,下至尾椎,两侧至腋后线。消毒后穿刺点处需铺孔巾。

(3)应用不接触技术。穿刺点用1%普鲁卡因作皮内、皮下和棘间韧带逐层浸润麻醉。脊麻穿刺针的方向应与脊椎垂直、缓慢进入,当针尖通过黄韧带及硬膜时,相继有一阻力消失或落空感,拔出针芯,如有脑脊液流出,针尖已进入蛛网膜下腔,方可注药。一般以每5秒钟注入1ml药液为宜。

(4)穿刺过程中如一侧下肢有持续或一过性异感、脑脊液自针内流出伴有出血者,应放弃腰麻,更换麻醉。

(5)阻滞平面的调节:局麻药注入蛛网膜下腔后,应在5~10分钟进行麻醉平面的调节和控制麻醉平面达到手术所需要的范围,但必须避免平面过高。如肛门、会阴部手术可取坐位,在腰4~5间隙穿刺,以小剂量药物(一般用量的1/2)缓慢注射,仅阻滞骶尾神经。

影响脊麻阻滞平面因素很多,如病人的体位、身长、麻醉药的性能、剂量、浓度、容量和比重,以及注药速度、针尖斜口方向等。因而对麻醉平面的调节应综合分析。

7. 麻醉管理及并发症防治

(1)血压下降和心率缓慢,多于注药后15~30分钟发生,严重者可因脑供血不足而出现恶心呕吐,面色苍白,躁动不安等症状。处理应考虑补充血容量,快速输液200~300ml;如果无效,静脉、肌内各注射麻黄碱15mg,心率缓慢者,可静脉注射阿托品0.3~0.5mg。

(2)呼吸抑制,常见麻醉平面过高及严重低血压而引起呼吸中枢的缺氧缺血。症状为胸闷气短,咳嗽无力,不能发声,甚至紫绀。应迅速有效给氧,辅助呼吸,直至肋间肌张力恢复为止。如发生“全脊麻”而引起呼吸停止,血压骤降或心搏骤停,应立即作气管插管、人工呼吸、维持循环等措施进行抢救。

(3)恶心呕吐:原因有麻醉平面过高、发生低血压和呼吸抑制,造成脑缺氧缺血而兴奋呕吐中枢; 迷走神经亢进,胃肠蠕动增强,内脏牵拉反应。处理:应对症处理,如升压、吸氧、暂停手术等,如恶心呕吐较剧烈可静注氟哌啶2.5mg。

(4)术后头痛:常见原因为脑脊液外漏过多,杂质带入蛛网膜下腔。预防:采取不接触技术穿刺,采用细穿刺针,避免多次穿刺,术中术后输入足够液体。如出现严重头痛,应卧床休息,服止痛片或安定,用腹带捆紧腹部,硬膜外腔注入生理盐水或5%葡萄糖或右旋糖酐15~30ml。

(5)尿潴留:术前嘱病人排尿。尿潴留多为下腹或肛门、会阴手术后切口疼痛所致。热敷下腹或用氨酰胆碱0.25mg肌注,必要时导尿。

(6)颅神经受累:很少发生,易受损的第六对外展神经,一般在腰麻后1周发病,常先有剧烈头痛、羞明、眩晕继而出现斜视和复视,其发病机制与脑脊液外漏有关。

(7)粘连性蛛网膜炎:可引起下肢瘫痪。发生原因不明,强调无菌操作和药物的正确应用。

(8)化脓性脑脊膜炎:由于操作中未执行无菌原则或穿刺点感染或病人存在败血症。

(三)硬膜外阻滞

硬膜外麻醉(epidural block)有单次法和连续法两种,目前除骶管阻滞外均采用连续法。

1.适应证 除蛛网膜下腔麻醉的适应证外,还可应用颈部、胸部等部位手术,尤以中上腹手术最常用。

2.禁忌证

(1)休克、大出血、衰竭的病人。

(2)穿刺部位有感染或脊椎畸形穿刺困难者。

(3)脊髓神经瘤,小儿麻痹后遗症、截瘫等。

(4)严重高血压、心脏代偿机能极差者为相对禁忌证。

3.硬膜外麻醉的用具及消毒 除脊麻用具外,另加16号穿皮针头,16、18号杓状硬脊膜外穿刺针各1枚,盛局麻药40ml小杯1个,集合在一起包扎成“硬膜外穿刺包”,高压消毒备用。

4.操作要点

(1)穿刺点选择见表4-1-1。

表4-1-1 各种手术选用的穿刺间隙及导管方向参考表

手术部位	手术名称	穿刺间隙	导管方向
颈部	甲状腺、甲状旁腺、颈淋巴系	颈4~5或颈5~6	向头
上肢	上肢各种手术	颈7~胸1	向头
胸壁	乳癌根治	胸4~5	向头
上腹部	胃、胆、脾、胰、肝手术	胸7~8或胸8~9	向头
中下腹	小肠、结肠手术	胸9~10	向头

续表

手术部位	手术名称	穿刺间隙	导管方向
泌尿系统	肾、肾上腺、输尿管手术、膀胱切除、前列腺手术	胸 10 ~ 11 胸 11 ~ 12 腰 3 ~ 4	向头
盆腔	子宫全切 剖宫产、宫外孕	胸 11 ~ 12 腰 3 ~ 4 胸 11 ~ 12	向头
会阴	肛门、会阴、尿道	腰 3 ~ 4 或骶管阻滞	向尾
下肢	大腿、小腿手术	腰 2 ~ 3 腰 3 ~ 4	向头

(2)必须准备麻醉机、气管插管及急救药品,以防一旦发生全脊麻或平面过高时急救用。

(3)体位同脊麻穿刺体位。

(4)消毒范围包括穿刺点上下各 5 个椎体以上,两侧达腋后线。

(5)穿刺法分直入法和侧入法两种,直入法穿刺时,进针方向和针刺通过各层次与脊麻时一样,穿透黄韧带有阻力骤失感,提示进入硬膜外间隙。侧入法系在棘突正中线旁开 1cm 处进针,避开棘突和棘上韧带,经部分棘间韧带和黄韧带进入硬膜外间隙。操作步骤:在选定的棘突间隙靠近上棘突旁开 1cm 处作皮丘,皮下及肌肉浸润。在皮丘上用 16G 锐针刺一小孔,穿刺针经此孔垂直刺入,直抵椎板,退针 1cm 后把针干略调向头侧,并指向正中线、沿椎板上缘、经棘突间隙突破黄韧带而进入硬膜外间隙。

(6)硬膜外间隙的确定

1)阻力骤减:穿刺针抵达黄韧带时,阻力增大,并有韧性感,进入硬膜外间隙时,即感阻力顿时消失,推注注射器内空气无阻力。

2)负压现象:针尖到达黄韧带后,拔出针芯,在针蒂上悬挂一滴生理盐水或局麻药、缓慢进针,针尖穿破黄韧带进入硬膜外腔时,可见悬滴被吸入,此即为负压现象悬滴法。

3)置管:一般放入硬膜外腔 3 ~ 5cm,遇有阻力或异感,不应持续置管。导管已超过针端不应勉强退出导管,必要时与穿刺针一并退出。

5. 试验剂量　为确保导管在硬膜外腔,避免发生全脊麻应常规注入试验剂量。常用起效快、时效短的局麻药 2% 利多卡因 2 ~ 5ml。注药后应密切观察生命体征。5 分钟后,未出现腰麻症状,表明导管位置正确。

6. 追加剂量　追加量的大小因人而异。若试验量注入后 5 分钟,体表相应部位即有明确痛觉减退说明需药量较小; 若出现完全无痛区域,则可能需药量极低。一般用量为实验量的 2 ~ 3 倍。维持量:用药量为初量(试验量与追加量之和)的 1/2 ~ 2/3。

7. 影响阻滞范围的因素

(1)穿刺部位:在相同条件下、颈胸部的阻滞范围较腰骶部宽。可能与硬膜外容积及脊神经根的粗细有关。

(2)局麻药的容积:在有效浓度范围内,容积越广,阻滞平面越大,一般一对脊神经根需要局麻药 1.6ml。

(3)年龄:在阻滞平面相同时,老年人所需量可减少 50% 。

(4)妊娠:在阻滞平面相同时,妊娠者所需药量可减少 30% 。

(5)注药速度:一般以(0.5 毫升/秒)为宜,过快可使硬膜外压力升高,引起头痛,颅压增高及脊髓缺血的危险。

8. 并发症及处理

(1)全脊麻:药物误入蛛网膜下腔导致全脊髓麻醉。严重时心跳骤停。预防:严格遵守操作及注药规程,导管注入硬膜外腔后应反复回吸有无脑脊液流出。发生全脊麻,应立即停止注药,发生血压剧降或呼吸困难,立即进行心肺复苏。

(2)局麻药的毒性反应:导管误入血管丛、损伤血管或一次用药量超过限量,都可引起毒性反应。如在注药过程中,出现眩晕、耳鸣、舌麻等症状,应立即停止注药,并将导管退出,必要时静注安定。

(3)直接脊髓损伤:穿刺触及脊髓时,病人肢体有电击样异感,轻者数分钟消失,可继续硬膜外麻醉。重者异感持续不退,应放弃阻滞麻醉,以免加重神经后遗症。并立即静滴氢化可的松 100mg,持续 3 天,神经根损伤主要为根痛,如有脊髓损伤,后果严重,强调预防。

(4)血压下降:机制与处理同脊麻。

(5)呼吸抑制:颈段和胸段阻滞时,多有不同程度的呼吸抑制,应重视管理。

(6)硬膜外血肿:多为穿刺针或导管损伤。如遇血液由穿刺针或导管流出,可用生理盐水 10ml 冲洗,多可停止或缓解。但有凝血障碍者,有发生硬膜外血肿的可能。表现为开始时背痛,短时间出现无力及括约肌障碍至完全截瘫。应尽早确诊,于 24 小时内手术者多能恢复神经功能。

(7)感染:典型表现为经 1 ~3 天潜伏期后出现头痛、畏寒及白细胞增多,背部剧烈疼痛并有叩击痛,4 ~7 天出现神经症状最终截瘫。应严格遵守无菌操作规程,避免感染发生。

三、骶管麻醉

骶管阻滞是经骶裂孔穿刺,注局麻药于骶管以阻滞骶神经,也是硬膜外阻滞的一种方法。适用于直肠、肛门、会阴部手术。

1. 定位方法　先摸清尾骨尖,沿中线向头方向约 4cm 处(成人),可触及一凹陷,即骶裂孔,在孔的两旁可触及蚕豆大的骨隆起,为骶角。两骶角中点为穿刺点。

2. 骶管穿刺术　可取侧卧位或俯卧位,于骶裂孔中心做皮丘,将穿刺针垂直刺入皮肤,当刺到骶尾韧带后,有一阻力消失感,将针干向尾侧方向倾斜,与皮肤呈 30 ~45°。顺势推进 2cm,即可达到骶管腔。接上注射器,抽吸无脑脊液,注入空气无阻力,即可注入试验量,观察无蛛网膜下腔阻滞,分次注入其余药物。

3. 常用局麻药　同硬膜外阻滞用药,成人一般为 20ml。

4. 并发症　穿刺点损伤血管,可发生毒性反应。如穿刺过深,进入硬膜囊内,则药物误入蛛网膜下腔而发生全脊麻。约有 20% 正常人的骶管呈解剖异常,骶裂孔畸形或闭锁者占 10%。如发现有异常,不应选择骶管阻滞。

四、全身麻醉

(一) 气管内全麻

气管内全麻是通过肺通气将麻醉气体或麻醉蒸气吸入体内而产生的全身麻醉。由于吸入麻醉药在体内代谢分解少，大部分以原形从肺排出体外，因此吸入麻醉容易控制，比较安全、有效，而广泛用于颅内、胸腔及心血管手术，特殊体位（如坐位或俯卧位），危重及特殊病例（如湿肺、饱胃、降温等）等亦常用吸入全身麻醉，以策安全。

气管内全麻，需先行气管内插管，因此，有气管插管禁忌者（喉水肿、急性喉炎、喉头粘膜下血肿等），插管技术不熟练者，或设备不完善，禁行气管内全麻。

1. 常用吸入麻醉药

（1）安氟醚：有较强的大脑抑制作用，麻醉愈深，脑耗氧量下降愈多；对循环系统有抑制作用，随剂量增加而加重；对呼吸道无刺激，不增加气道分泌物，但对呼吸有较强的抑制作用；对肝肾功能影响小；对子宫平滑肌有松弛作用；能强化非去极化肌松药的作用；降低眼内压；对内分泌系统几无影响。

1）优点：化学性质稳定，无燃烧爆炸危险；诱导苏醒快，恶心呕吐少；不刺激呼吸道分泌物增加；肌松作用好；可并用肾上腺素。

2）缺点：对心肌有抑制作用；在高浓度、低 $PaCO_2$ 时可产生惊厥；深麻醉时抑制呼吸及循环。

3）适应证：各部位、各种年龄的手术，重症肌无力，嗜铬细胞瘤。

4）禁忌证：严重心肝肾疾病，癫痫病人，颅内压过高病人。

（2）异氟醚：对中枢神经系统的抑制与用量有关；开颅病人在低 $PaCO_2$ 条件下可防止颅内压增高；对心功能的抑制小于安氟醚；能减低心肌氧耗及冠状动脉阻力，但并不改变冠状血管血流量；使心率稍增快，但心律稳定；对呼吸的抑制作用与剂量有关；对肝肾功能影响小；对子宫平滑肌的抑制与剂量相关；能产生足够的肌松。

①优点：诱导苏醒快，无致吐作用；无燃烧爆炸危险；不刺激气道分泌物增加；肌松良好；心律稳定；可使用肾上腺素；对心排血量影响小。

②缺点：价格较安氟醚贵。

③适应证：同安氟醚。但癫痫病人、颅内高压病人亦可使用。

④禁忌证：产科手术不宜使用。

（3）氧化亚氮：俗称笑气，有升高颅内压作用；对心肌无直接抑制作用，对心率、心排血量、血压、静脉压、周围血管阻力和全身血量均无影响；对呼吸道无刺激性，亦不引起呼吸抑制。

1）不良反应：连续吸入 3～4 日，可出现白细胞减少，以多形核白细胞和血小板减少最先出现，骨髓涂片出现渐进性红细胞再生不良，因此，吸入限于 48 小时以内。能使体内闭合空腔气体增大，在氧化亚氮麻醉结束时，给氧不充分，可出现弥散性缺氧。

2）优点：只要不缺氧，氧化亚氮无毒性作用，麻醉诱导及苏醒均迅速，镇痛效果强，对气道粘膜无刺激。

3）缺点：麻醉作用弱，使用高浓度时易产生缺氧，体内有大的闭合腔时，引起其容积增大。

4）适应证：与其他麻醉药肌松药复合，可进行各类大小手术，亦用于严重休克及危重病人、分娩镇痛。

5）禁忌证：肠梗阻、空气栓塞、气胸等病人。麻醉装置的氧化亚氮流量计、气量计不准确时禁用。

2. 常用肌松药　肌松药分为非去极化肌松药和去极化肌松药二种。前者有筒箭毒碱、潘可乐宁等，后者有琥珀胆碱及氨酰胆碱。

(1)非去极化肌松药

1)筒箭毒碱：有组胺释放作用；自主神经节阻滞作用；抗心脏毒蕈碱样作用；主要经肾脏排泄。初量0.1～0.2mg/kg，可使四肢松弛，2分钟起效，40分钟达高峰，0.4～0.5mg/kg使腹肌松弛，0.5～0.6mg/kg可满足气管插管。支气管哮喘和重症肌无力病人避免使用。

2)潘可乐宁：强度为筒箭毒碱的5倍，但起效快，时效略短或近似，约30分钟。无组胺释放作用。有轻度阻滞心脏毒蕈碱样作用，使心率增快。初量0.1～0.15mg/kg，1分钟出现作用，2～3分钟达高峰，可行气管插管。

3)卡肌宁：药物作用和潘可乐宁相同，但时效略短，无阻滞心脏毒蕈碱样作用。首次剂量0.3～0.6mg/kg。90秒钟内完成气管插管，时效约35分钟。

4)万可松：起效较潘可乐宁快，且时效增强，无组胺释放作用，亦无心脏毒蕈碱样作用。诱导剂量0.07～0.15mg/kg，3分钟达峰值，可行气管插管。作用时间约30分钟。

(2)去极化肌松药

琥珀胆碱：起效快，时效短，肌松佳，毒性低，组胺释放少。首量0.8～1mg/kg，作用1～2分钟出现，使呼吸停止4～5分钟。儿童除静脉注射外，可肌内注射，其剂量1.5～2.2mg/kg，作用可在2～4分钟出现，维持20～30分钟。

不良反应：脱敏感阻滞、肌纤维的成束收缩、高钾血症、恶性高热、类过敏反应。

3. 术前准备

(1)麻醉器材的准备

1)麻醉机的准备：检查麻醉机各部件是否齐全，氧气、二氧化碳管道连接是否正确，压力是否足够，装足麻醉药、更换钠石灰，检查吸气活瓣、排气活瓣是否正常，麻醉系统是否漏气，面罩呼吸囊大小是否合适。

2)吸引装置的准备：检查是否有足够的吸引力，盛灭菌水的水杯、洁净的吸痰管二根。

3)麻醉用具的准备：喉镜、气管导管、管芯、牙垫、通气道、带局麻药的润滑剂、插管钳、吸引管。其中气管导管的准备按下列公式计算：

成人男子36～38F　　成人女子34～36F

Cole公式：导管外径(F)＝年龄(岁)＋18

和英制导管内径的换算：

内径(英制)×4＋2＝导管外径(F)

Levine公式：导管长度＝年龄(岁)/2＋12

4)监测用具及记录：听诊器、血压表、心电监护仪、氧饱和度仪等，必要时备用中心静脉压及桡动脉连续测压装置。

(2)麻醉前准备：核对病人姓名、科室、床位，测血压、脉搏、心率、开放静脉、抽好麻醉诱导用药。

4. 麻醉诱导　全身麻醉多采用静脉快速诱导法。

(1)面罩给氧、去氮五分钟，同时静脉滴注安定0.2～0.4mg/kg，使病人入睡。

(2)推注硫喷妥钠4~6mg/kg,或乙咪酯0.2~0.5mg/kg,或异丙酚1.5~2.5mg/kg,或咪唑安定0.15~0.3mg/kg,使病人意识消失,并辅助呼吸,过度换气。给予小剂量芬太尼5~8μg/kg。

(3)推注非去极化肌松药如潘可乐宁0.1~0.4mg/kg,使肌肉松弛,迅速完成气管插管,调整导管位置,手控、机控呼吸。

5.插管操作

(1)明视经口气管内插管法

1)头后仰,左手拇、食、中指提起下颌并开口,同时拨开下唇。

2)右手持喉镜沿口角右侧入口腔,将舌体推向左侧,使喉镜移至正中,见悬雍垂(第一标志)换左手持喉镜,推进喉镜抵舌根,稍上提喉镜可见会厌(第二标志)。如用直接喉镜应继续推进以盖住会厌。

3)继续推进喉镜,使其顶端达舌根与会厌交界处,然后上提喉镜,显露声门。右手以握笔式持气管导管,斜口对准声门插入,有管芯时,导管进入声门1cm时,拔出管芯。

4)插管完成后,塞入牙垫,退出喉镜,听双侧肺呼吸音,两侧对称,将牙垫与导管一并固定,并调整麻醉深度。

(2)明视经鼻气管内插管法

本法基本与明视经口气管内插管法相同,但有下列不同处:

1)插管前用麻黄素滴鼻,导管前端润滑良好,清醒插管者需行葡行浸润方法行表面麻醉。

2)将导管与面部作垂直方向插入鼻孔。

3)导管推进至咽喉腔(相当于鼻翼至耳垂的距离),左手显露声门,右手继续推进导管入声门,困难时,可用插管钳。

4)导管的质地应坚韧有弹性,不易折屈、压瘪。

(3)盲探经鼻气管插管法:适用于张口小,无法置入喉镜的病人,基本方法同明视经鼻插管法,不同之处在于:

1)在浅全麻或清醒状态下插管、保持自主呼吸。

2)依靠导管内的呼吸气流声强弱或有无,判断导管斜口与声门之间位置。

3)插管必须耐心,不应盲目从事。

(4)清醒气管内插管法:凡估计插管有困难者或有下列病情之一者,均以选用清醒气管内插管为宜。

1)气道不全梗阻,如痰多、咯血、颈部肿块压迫气管。

2)消化道梗阻,如幽门梗阻、肠梗阻。

3)饱食、急性创伤、临产妇。

4)不能耐受深麻醉。

插管前向病人讲明注意事项,争取病人充分合作。良好的表面麻醉,适当的镇静药,手法轻巧、缓慢、正确是插管成功的重要条件。

表面麻醉的方法:采用葡行喷雾方法,先用2%利多卡因浸泡的棉片,放置在双侧第二臼齿及舌系带处,待唇、舌麻木后,再用1%丁卡因或2~4%利多卡因喷雾舌背后半部、软鄂,1~2分钟后,病人发“啊”长音作咽壁及喉部喷雾,总量2~3毫升。然后经环甲膜穿刺或经声门注入2%利多卡因2ml于气管内，此时鼓励病人咳嗽即可完成气管粘膜麻醉。经鼻插管者，用1毫升1%丁卡因滴鼻，再用丁卡因棉球填塞后鼻孔。表面麻醉完成后即可行清醒插管。

（5）双腔支气管插管法

双腔管有左、右侧之分，其插管方法与气管内插管方法基本相同，但有以下特点（以左侧管为例）。

1）导管需要良好的润滑，包括左侧管及隆突钩。

2）头尽量后仰。

3）左侧管先插入声门，再逆时针旋转180°，使隆突钩滑入气管。

4）然后边推边顺时针方向回旋90°，使导管骑跨于隆突。

5）为预防双侧肺交叉感染，吸痰管应左右分开。

6. 麻醉维持　插管完成后，应迅速加深麻醉，同时，手术期间，要不断给予吸入和静脉药，维持麻醉于一定深度，有利于手术操作，常用的方法有：O_2—Forane 吸入，间断静脉给予芬太尼或潘可乐宁，或 O_2—Enflurane 吸入，间断静脉给予芬太尼或潘可乐宁。

一般吸入时1%～2%浓度即可，芬太尼一般手术开始静脉推注0.2mg，以后可根据麻醉深浅追加，潘可乐宁一般根据手术需要，首次用量0.08～0.1mg/kg，以后根据肌松情况追加半量。同时应注意呼吸循环的观测。

7. 呼吸循环的管理　气管内麻醉期间，呼吸微弱或完全停止，不能维持正常的通气量，尤其在使用肌松剂后，需行机械通气或手控呼吸，直至术毕，病人自主呼吸恢复。

呼吸管理的原则：维持呼吸道通畅，通过人工辅助和控制呼吸，维持正常的气体交换，不致出现缺氧和二氧化碳蓄积。

操作方法：

（1）辅助呼吸：在病人仍保留自主呼吸的情况下对病人进行代偿呼吸，以增加呼吸通气量的不足。其优点是病人保持自主呼吸，可以判断麻醉深浅或病理变化程度。它又分为：

1）间歇加压辅助呼吸：适用于各种原因所致呼吸交换量不足或运动受限的情况。每2～3次自主呼吸后施行一次吸气时的加压呼吸，保证病人每分钟有10～15次的有效通气，每次所施加的压力为7～15cmH_2O。

2）连续加压辅助呼吸：亦称补偿呼吸，适用于病人呼吸过分浅表，剖胸后纵隔摆动及反常呼吸明显，施行间歇加压呼吸不足以改善病人情况时。方法为每次吸气时均加压。但加压时间不宜过长，以免对循环产生影响。

3）加压递增呼吸：适于呼吸浅速，每分钟呼吸次数35次以上的病人，剖胸手术中或缝合关闭胸腔时鼓肺等。方法为吸气时加压7～15cmH_2O，持续至呼气时，使肺内气体不完全排出；当病人再度吸气时，再吹入部分气体，呼气时则完全解除压力，使二次加压于肺内的气体排除。这样，变三次呼吸活动为一次呼吸交换，可以充分地增加肺泡的换气量，使萎陷的肺逐渐膨胀。

4）连续加压呼吸：仅用于治疗肺水肿，肺充血，肺不张等，或短时间肺内手术。方法为每次吸气时加压7～15cmH_2O压力，呼气时加压2～4cmH_2O压力。本法对循环干扰较大。

(2)控制呼吸:在病人自主呼吸活动完全停止以后,完全人为地进行通气的方法。是目前更主动地进行呼吸管理,而广泛用于临床的方法。本法的优点在于保证麻醉下的病人能够充分地进行气体交换,对于剖胸手术的病人也可以消除反常呼吸和纵隔摆动,使手术野平静便于操作,避免纵隔摆动所造成的呼吸、循环功能紊乱,降低氧的消耗和机体代谢,减少麻醉药和肌松药的用量。控制呼吸的方法,是在浅全麻下辅以肌松剂或适当加深麻醉后,使病人自主呼吸消失,加压给氧,使气体进入体内,形成吸气,然后放松呼吸囊,凭肺和胸部的弹性回缩,使气体排除体外形成呼气。一般频率10~15次/分,气道压力7~15mmHg,潮气量10ml/kg。用呼吸机行控制呼吸时,比人工呼吸更精确。控制呼吸时,配合查血气,可调整呼吸的各项参数。

循环管理:麻醉期间循环管理,就是通过细致、周密地观测血压、脉搏、微循环,必要时可监测中心静脉压、心电图、血氧饱和度等,维持循环功能的稳定。而循环功能的稳定重在预防,其关键有二:一是分析造成循环障碍的病因,一般应从病人已存在的病理改变、药物的作用、麻醉方法和手术的影响,以及继发于其他脏器功能异常等方面去分析,避免血压的急剧波动,使低血压或高血压的严重性减低到最轻程度;二是要对血压变化的病理生理作出判断,弄清血容量,心脏功能和周围血管的舒缩状态,并找出主要矛盾所在。总之,麻醉期间循环管理,要着重于维持循环血容量,掌握麻醉深度和加强呼吸管理。

8. 拔管术

(1)病人的呼吸通气量咳嗽和吞咽反射已恢复正常以后,最好达到呼唤能应的麻醉深度。

(2)拔管前必须先将口、鼻、咽喉及气管系内的分泌物吸引干净。气管内吸引的时间每次10秒钟以内。

(3)拔管时,吸痰管伸入气管内,边吸引边拔管(约5秒钟)。

(4)导管拔出一段时间,喉头反射仍迟钝,应继续吸引口咽分泌物,将头转向一侧,以防呕吐误吸。喉痉挛时,应给氧吸入,密切观察呼吸道及全身情况。

(5)拔管动作应轻,避免损伤喉头。

9. 常见并发症及处理　气管内麻醉的并发症可由于操作不当及药物所致。其中常见的有:

(1)机械性损伤:多为气管内插管技术不熟练,动作过于粗暴所致。如挤压口唇造成出血及血肿,用力过猛可损伤会厌及声带,造成喉水肿等。预防的关键在于操作技术熟练,手法轻巧,气管插管大小合适,维持麻醉于一定深度,减少气管导管与喉、气管粘膜的磨擦。如疑有喉水肿时,应及早应用地塞米松治疗。

(2)呼吸道梗阻:原因:①气管导管位置不当如误人食管或插管过深;②导管阻塞,多为分泌物或异物阻塞,或导管过软扭折所致;③导管受肿块压迫气管移位引起导管位置不当;④导管滑脱,多为导管牙垫固定不当,牙垫滑出,使病人咬住导管。处理的方法是插管后反复听诊双肺呼吸音,气管内吸引,调整导管位置,良好的固定。

(3)神经反射性并发症:①浅全麻伴有轻度缺氧和二氧化碳蓄积时,迷走神经兴奋性增强;②刺激喉头、气管及气管隆突时可能导致心动过缓、房室传导阻滞等,亦可引起心律失常或循环骤停,应适当加深麻醉。拔管后喉痉挛,应面罩加压给氧。

(4)缺氧和二氧化碳蓄积:①操作不熟练,插管困难,误人食管未能及时发现可致缺氧，应重新面罩给氧进行人工通气，待缺氧情况改善，血压脉搏恢复后，再行插管；②术中呼吸管理不当，亦可造成缺氧和二氧化碳蓄积，应针对不同的病因予以解除。

(5)吸入麻醉药所致的并发症：①吸入麻醉药过量，可致低血压、呼吸抑制等，应迅速减浅麻醉，甚至用升压药。当麻醉过浅时，可致血压升高及心律失常等，应加深麻醉。②肌松药引起的并发症：多为肌松药的不良反应所致，主要有组胺释放、迷走性心律失常及术后呼吸延迟。使用时应有所选择及掌握用量，进行正确的呼吸管理。

(6)人工通气并发症：主要是通气不足或通气过度，血流动力学紊乱及肺部并发症。重在预防，严密观察，针对不同的原因给予处理。

(二) 静脉麻醉

将全麻药注入静脉，经血液循环作用于中枢神经系统而产生全身麻醉的方法称为静脉全身麻醉。

1. 硫喷妥钠静脉麻醉　硫喷妥钠(thiopental)，系淡黄色、非结晶粉末、味苦，有硫臭气味，2.5～5%水溶液的pH值10.6～10.8，呈强碱性，水溶液不稳定，一般可保存24～48小时。溶液混浊不透明者不能再用。此药离子化程度低，脂溶性高，易于通过血脑屏障，可使脑血流量减少，颅内压降低，降低脑氧耗量。小剂量镇静催眠，大剂量麻醉。主要中枢作用部位是大脑皮质和网状结构。有抗惊厥作用。对呼吸系统有明显的抑制作用，其程度与剂量成正比。对交感神经有较明显的抑制作用。喉头及支气管在诱导时易发生痉挛。注射后心率增快、血压下降，使心搏血量降低，小剂量亦能造成循环抑制。对肝肾功能无明显影响。

(1)适应证：①全麻诱导；②辅助麻醉；③控制痉挛、惊厥；④基础麻醉。

(2)禁忌证：①产妇分娩及剖宫产手术；②心功能不全、休克、低血容量病人；③呼吸道阻塞病人；④严重肝肾功能不全者；⑤紫质症先天性卟啉代谢紊乱病人及有巴比妥类药过敏者。

(3)麻醉方法：①全麻诱导单次注入法：2.5%溶液4～6mg/kg，1ml/5秒速度静脉推注，配合肌松药，控制呼吸，行气管内插管；②分次注入法：2.5%溶液，首次3～5ml观察呼吸，脉搏，血压，酌情追加至病人意识消失，睫毛无反射，可行切排等短小手术，总量0.5g；③连续滴注法：0.33%溶液，20～100滴/分钟静脉滴注，用于辅助麻醉及解痉；④基础麻醉：小儿用15～20mg/kg深部肌肉注射，1～5分钟使小儿安静入睡。

注意事项：剂量过大可致低血压，麻醉期出现舌后坠或反流误吸，呼吸停止。应面罩加压给氧，适当提高血压。

2. 氯胺酮麻醉　氯胺酮(ketamine)系非巴比妥类非麻醉性镇痛药类的静脉全麻药，为苯环己哌啶的衍生物。静脉注射1～2mg/kg后30秒～2分钟发挥作用，起效较硫喷妥钠慢，麻醉维持5～15分钟。苏醒期1/2～1小时。氯胺酮麻醉时延髓和边缘系统兴奋，丘脑抑制，这种选择性的兴奋和抑制作用，称为分离麻醉(dissocitive anesthesia)，因而出现感觉与环境分离，情绪活动与神志消失不符，外观似浅全麻与深度镇痛作用不一致，感觉仍能传入中枢，但不能觉察出来的矛盾现象。其麻醉特征为表情淡漠，意识消失、睁眼、深度镇痛和肌张力增强。亦称为类倔强状态或僵持状。

氯胺酮麻醉时脑血流、脑代谢、脑耗氧量和颅内压均增加。对心血管的兴奋作用是直接兴奋中枢神经系统的缘故。不逾量和注射速度不快时，氯胺酮对呼吸影响轻微，但口腔

分泌物增多。可使眼内压升高。青光眼病人不宜用此药。对肝肾功能无影响。有梦幻现象。

(1)适应证:①各种短小手术、体表手术和诊断性检查;②配用肌松药行麻醉诱导,适用于休克和低血压病人;③镇痛不全时辅助用药;④基础麻醉。

(2)禁忌证:①高血压、脑血管意外者、颅内压高者;②眼压增高或眼球开放损伤时;③心功能不全、冠心病、心绞痛、心肌病者;④甲亢、肾上腺嗜铬细胞瘤者;⑤癫痫和精神分裂症病人慎用。

(3)麻醉方法:①肌内注射法:主要用于儿童,一般4~5mg/kg,1~5分钟出现麻醉,持续15~30分钟;②静脉注射法:适于成人短小手术,首次剂量2mg/kg,1~2分钟起效,持续5~10分钟。可重复追加用量2~3次,总量6mg/kg;③静脉滴注法:配成0.1%溶液,先以2mg/kg推注后,继以0.1%溶液滴注。初始40滴/分,逐渐减量至10滴/分左右。

注意事项:术前用阿托品,以减少口腔分泌物,并用安定,可加强氯胺酮的作用及防止术后精神症状。

3. γ-羟丁酸钠静脉麻醉　γ-羟丁酸钠(sodium hydroxybutyrate),简称γ-OH,为饱和脂肪酸钠盐,水溶液稳定。γ-OH是γ-氨基丁酸的中间代谢产物,其中枢抑制作用明显强于后者。起效慢,注药后20~30分钟才能充分发挥作用,持续时间长,约60~90分钟,个别达4~5小时。此药主要作用于大脑皮质的灰质,海马回和边缘系统,抑制中枢和末梢突触的冲动传导通路,对循环系统有兴奋现象。对呼吸系统无明显影响,对肾功能无明显影响。不能使肌肉松弛,可一过性使血钾降低,使口腔分泌物增加。

(1)适应证:①麻醉诱导;②清醒插管时辅助用药;③麻醉辅助用药;④基础麻醉(多与氯胺酮合用)。

(2)禁忌证:①严重高血压;②严重房室传导阻滞和左束支传导阻滞;③心动过缓;④有癫痫和惊厥史。

(3)麻醉方法:麻醉诱导50~80mg/kg计算,小儿80~100mg/kg计算。注药15分钟仍未入睡者,宜复合其他辅助药,1~2小时后可重复给药1~2g。总量无需严格控制。

复合用药多与镇痛药复合,以弥补镇痛不足。

注意事项:注药速度过快,剂量过大,易出现锥体外系兴奋症状如肌颤,手指不自主动作,一般可自行消失,或用安定、硫喷妥钠治疗,低血钾者应慎用。

4. 静脉普鲁卡因复合麻醉　普鲁卡因(procaine)由于小剂量对中枢神经表现为抑制状态,呈嗜睡和对痛觉迟钝,所以可与静脉全麻药、吸入全麻药或麻醉性镇痛药合用,施行普鲁卡因静脉复合或静吸复合全麻。普鲁卡因有奎尼丁样抗心律失常作用,与琥珀胆碱复合静滴时,可延长琥珀胆碱的肌松作用。常用1%~2%溶液。

(1)适应证:适应证广,全身大中型手术均可选用。

(2)禁忌证:普鲁卡因过敏病人,限量输液的病人应慎用。

(3)麻醉方法:一般用于麻醉的维持,用1%或2%溶液或复合液,成人第1小时约2~3g,第2小时1~2g,第3小时1g,麻醉转浅宜用硫喷妥钠静脉全麻药加深。

注意事项:因其增强琥珀胆碱的作用,用量过大可致呼吸延迟,血压下降,心动过缓,中毒时产生惊厥,应对症处理。

5. 芬太尼静脉复合麻醉 芬太尼(fentanyl)系苯基哌啶衍生物,镇痛效价为吗啡的100~180倍,哌替啶的550~1000倍。静脉注射后立即起效,维持约30分钟。对呼吸有抑制作用,表现为呼吸频率减慢。对心血管系统影响轻微,表现为心率减慢。其脂溶性高,易于透过血脑屏障进入脑。

(1)适应证:一般全麻均可选用,尤其心血管功能较差者。

(2)禁忌证:无特殊禁忌证。

(3)麻醉方法:诱导插管5~8μg/kg,切皮前及手术中每30~60分钟追加0.1~0.2μg/kg,总量可达15~30μg/kg,术中酌情辅加肌松药及吸入麻醉药。

注意事项:芬太尼可使心率减慢,呼吸抑制及胸壁肌强直。

6. 神经安定镇痛麻醉 神经安定镇痛麻醉(NLA)是以神经安定药丁酰苯类如氟哌啶和强效镇痛药如芬太尼为主的一种静脉复合麻醉方法。其特点是:在神志不完全消失的情况下,反射活动轻度抑制,内环境稳定,且有相当的镇痛作用,可用于内镜检查及需病人意识存在的神经外科手术,称神经安定镇痛麻醉。氟哌啶与芬太尼按50:1混合,称氟芬合剂(innovar),一单元内含氟哌啶5mg和芬太尼0.1mg。

(1)适应证:①各种全身麻醉手术; ②颅内及五官科手术需病人在术中回答问话者; ③严重烧伤的清创、切痂、植皮手术; ④内镜检查; ⑤局麻、神经阻滞和硬膜外阻滞时,以及手术后需长时间机械呼吸的病人。

(2)禁忌证:①剖宫产病人; ②震颤麻痹病人; ③严重呼吸功能不全和支气管哮喘病人。

(3)麻醉方法

麻醉诱导:按0.05单元/公斤体重计算,静脉滴注,配合硫喷妥钠和肌松药插管。

麻醉维持:根据病人情况,一般插管后给一单元。术中每隔30~60分钟追加0.5~1单元。

注意事项:芬太尼过量可致心动过缓,可用阿托品0.5mg提高心率,氟哌啶剂量过大引起锥体外系症状,如肢体异常活动、肌肉震颤等,可用安定缓解。

7. 乙咪脂静脉麻醉 乙咪脂又名甲卡咪脂,商品名依托咪脂(etomidate),咪唑类衍生物,系一种催眠性静脉全麻药,较硫喷妥钠催眠性能强。起效快,与硫喷妥钠相似,但作用强度约为硫喷妥钠的12倍,苏醒时间较硫喷妥钠明显短。用药后脑血流减少,颅内压降低。对心血管系统影响小,对呼吸系统无明显抑制作用,对肝肾功能无明显影响。长时间给药对肾上腺皮质功能有一定抑制。

(1)适应证:①全身麻醉诱导; ②门诊手术如扁桃体摘除、人工流产、切开引流等; ③全麻维持; ④特殊检查治疗如电转复。

(2)禁忌证:紫质症病人不用为好。

(3)麻醉方法:单次静脉注射0.3mg/kg(0.1~0.4mg/kg),年老体弱者酌减。

静脉滴注用0.1%溶液,初速100μg/min,维持10μg/min,酌情增减。复合其他药如芬太尼等。

注意事项:注药过快可出现肌肉震颤,可用安定、芬太尼等预防,宜从大静脉给药,防止局部注射疼痛。

8. 异丙酚静脉麻醉 异丙酚(propofol)为快速、短效静脉全麻药。目前制剂为水乳剂。静脉诱导起效快、诱导平衡,无肌震颤、咳嗽、呃逆等不良反应。苏醒快于硫喷妥钠。对心血管系统有一定的抑制作用。使血压下降,心率增快。对呼吸有轻度抑制,对肝肾功能无影响。

(1)适应证:①全麻诱导; ②门诊、齿科等小手术与诊断性检查; ③全麻维持。

(2)禁忌证:无绝对禁忌,但循环功能差者宜慎用。

(3)麻醉方法　单次静注1.5~2.5mg/kg,静脉滴注时视复合药物的种类而定,一般6~11.5mg/(kg·h)。

注意事项:对心血管系统的抑制随剂量增加而加重。

9.咪唑安定静脉麻醉　咪唑安定(midazolam)属新一代苯二氮䓬类药物,具有良好的脂溶性。随给药剂量的增加可相继产生抗焦虑、镇静、催眠、肌松及抗惊厥和顺行性遗忘作用。对心血管系统影响轻,仅轻度心率减慢。对呼吸系统有一定的抑制作用,使潮气量减少,频率增快。对肝肾功能无影响。

(1)适应证:①手术前用药; ②麻醉诱导和维持; ③诊断手术时辅助用药。

(2)禁忌证:对苯二氮䓬类药物过敏者及妊娠早期、重症肌无力者慎用。

(3)麻醉方法:术前用药0.07~0.1mg/kg肌注,年老体弱酌减至0.025~0.05mg/kg肌注。

全麻诱导0.15~0.3mg/kg静推,2.5mg/10秒。

麻醉维持0.03~0.1mg/kg,静滴,视复合镇痛药而定。

第二节　心肺脑复苏

心跳停止意味着死亡的来临或“临床死亡”(chinical death)的开始。近代医学认为,因急性原因所致的临床死亡在一定条件下是可逆的,为使心跳、呼吸恢复的抢救措施称为心肺复苏(简写为CPR)。近20余年来,人们日益认识到,CPR时既要考虑到脑,而且要使脑功能恢复方能称为完全复苏,故把逆转临床死亡的过程统称为心肺脑复苏(简写为CPCR)。

一、心跳呼吸骤停的判断

对心跳骤停的诊断特别强调快和准。原有EKG和直接动脉压监测者,在其发生的瞬时即可报警和确诊,否则只有凭以下征象在30秒内确定诊断:①原来清醒的病人神志突然丧失,呼之不应; ②摸不到大动脉(颈动脉或股动脉)搏动,测不到血压,心音消失; ③自主呼吸在挣扎一两次后随即停止; ④瞳孔散大,对光反射消失。在全身麻醉和肌松药作用下,以上①、③两点已失去意义,用过缩瞳药(如吗啡、氯丙嗪等)或扩瞳药(如东莨菪碱、阿托品)后,瞳孔征象也不可靠,故全麻病人中只得以②为主,一旦发生,应沉着处理,切忌慌乱地反复听血压或听心音、匆忙更换血压计或听诊器、临时请示上级医师或请会诊,或找来心电图仪等,这样势必浪费宝贵的时间,可能因此而丧失复苏的机会。

二、开放气道

在心肺复苏中呼吸道通畅十分重要,也是进行人工呼吸的先决条件。昏迷病人很容易因各种原因而发生呼吸道梗阻,其中最常见的是舌后坠呼吸道内的分泌物、呕吐物或其他异物。因此,在施行人工呼吸前必须清除呼吸道内的异物或分泌物,利用将下颌托起或(和)将头部后仰的方法消除由于舌后坠引起的呼吸道梗阻。有条件时(后期复苏)可借助器械保持呼吸道通畅,如口咽或鼻咽导气管,专为复苏用的食管堵塞导气管与面罩合用的方法或施行气管内插管等。

三、人工呼吸

口对口(鼻)人工呼吸是徒手进行人工呼吸最为简便有效的方法,适用于医院前和医院中未作气管插管的病人,与胸外心脏按压术组成可供普及的第一手急救措施。经验证明,对所有呼吸停止的昏迷病人毫不犹豫地进行口对口人工呼吸永远胜过浪费时间先去寻找机械通气设备和氧气。

1. 机制　正常人呼出气前段100ml来自气道死腔,是未经气体交换的空气,其PO_2为20kPa(150mmHg),在口对口人工呼吸时,这部分气体首先进入病人的肺泡,呼出气的平均氧浓度为16%~18%,CO_2浓度为2%~4%,以这种气体作人工呼吸,可使病人的PaO_2达10.0~11.3kPa(75~85mmHg),$PaCO_2$仅为4.0~5.3kPa(30~40mmHg)。有些手册提到操作者要大口吸气然后吹入,其实只有开始两次吹气量宜偏大,以吹张已萎陷的肺泡,随后吸气和吹气量只要略大于静息潮气量,见到病人胸廓抬起即已足够。因急性过度通气使自身$PaCO_2$降至4.0kPa(30mmHg)以下,将使脑血管收缩,脑血流量(CBF)减少而致头昏目眩和四肢麻木乏力,是不能持久作口对口人工呼吸的(常需达1/2小时以上)。

2. 操作要领

(1)将病人头部后仰,一手按压病人前额,另手托颈部;倘若病人口唇闭合,下颌松垂,可将托颈的手改托下颌使口轻度张开保持上呼吸道畅通。

(2)吸气后,以口唇包紧病人的口部(在儿童,则口、鼻都包在内),将呼出气吹入。在成人吹气用力宜稍大,儿童宜轻吹(在婴幼儿只需用面颊吹气)。

(3)为免吹入气经鼻腔逸出,可用按前额的手捏住病人鼻孔或吹气时用面颊紧贴病人鼻孔。

(4)能见到病人胸廓抬高说明吹气有效,即可停止吹气,放松口鼻,任胸廓自然回缩呼气。

(5)待病人呼气毕,即可按上述要求重复前述步骤,与ECC的配合已如前述(图4-2-1)。

若经口吹气受阻(如牙关关闭或抽搐时),可以托颈之手的大拇指按住病人口唇,经鼻吹气作口对鼻人工呼吸。

3. 并发症

(1)胃扩张:其发生与吹气量过大、气流率过快和咽部及气管承受的压力超过食管口开放压等原因有关,尤其在小儿和气道不畅或完全梗阻时更易发生。为降低其发生率,首要的是确保气道畅通,同时适度掌握吹气量和气流率。双人CPR时,可向颈椎方向压环状软骨以闭阻食管腔,防止气体入胃和胃内容物反流。胃一旦被吹张,若确定气道通畅和肺张缩无碍,不应急于试图压腹将胃排空,以免反流和误吸;若胃扩张影响通气,方有将胃排空的必要,可插入胃管放气减压并作好吸引清除咽喉部的一切准备。已经作气管插管或造口则病人在应用口吹法时,可避免胃扩张的发生。

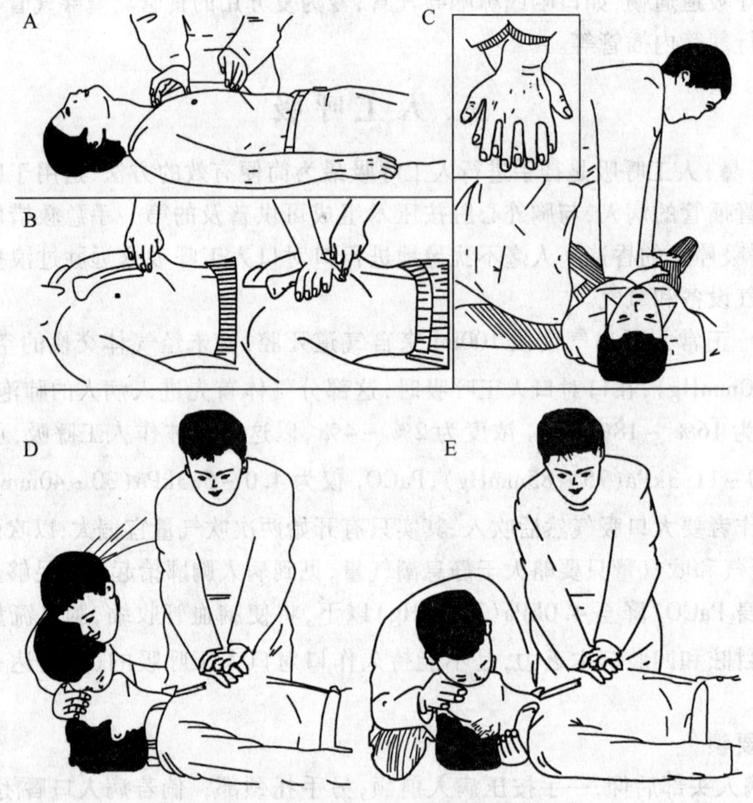

图 4-2-1 胸外心脏按压操作示意图

(2)交叉感染:这是对急救人员而言的并发症。因口唇和手指直接接触病人的呼出气、唾液、分泌物或血液,是否会感染到某些传染性疾病(如肝炎、艾滋病、肺结核或病毒性感冒等),常为人所顾虑。经调查,在从事急救专业的医务和围医人员中,与上述传染病的接触机会虽多,只要平时注意防护,如在口对口呼吸时在病人口鼻部垫一块纱布或手帕,常戴一次性手套,经常洗手,被感染的可能性并不比其他职业人员为高。当然避免交叉感染的方法还是以利用工具,避免直接接触最为有效。

4. 口吹法人工呼吸的用具　多年来人们创制了多种用于口吹法人工呼吸的用具,有些且已成为商品,其结构和原理早为麻醉者所熟悉,兹略举如下:

(1)S 型通气道:用两只口咽通气道反方向对接而成,经此作口吹法人工呼吸。

(2)单向活门面罩:口罩接一单向 T 形活门,病人呼出气从侧面排出,有的还可接入氧气,提高吹入气的氧浓度。

(3)食管阻塞气道(esophageal obturator airway,EOA):由面罩、盲端食管插管和阻塞气囊三部分组成,吹入气经食管插管近段位于口咽部腔部分的多个小孔进入气道,呼出气也经此逸出。其改良型是利用食管插管作为胃引流,在面罩加一开口作为吹气进口。EOA 的主要优点是可以防止胃扩张、胃反流和不需托下颌,但不能完善保证气道畅通。缺点是虽然能防止误吸，若面罩不够密合，则通气量不足，导致综合效果降低和 CO_2 蓄积。

(4)喉罩气道(laryngeal mask airway, LMA)：在本书前已提及，虽未见有大量用于 CPR 的经验报道，根据其原理，估计在困难气管插管病人中可用此应急，对气道的保护可能优于 EOA。

四、胸外心脏按压术

自 1957 年和 1960 年在国内外文献报道了胸外心脏按压术(external chest compression, ECC)用于临床心脏复苏后，即与口对口(鼻)人工呼吸合而成为"标准的"或"传统的"CPR。

1. 机制　传统概念认为，在 ECC 的按压其中，胸骨下陷，心脏的左、右心室首当其冲地被挤在胸骨与脊柱之间，心室内压增高，瓣膜关闭，左、右心室内的血液分别被驱入主动脉和肺动脉，并驱动原在其中的血量，犹如正常心搏的收缩期，形成体循环和肺循环；胸骨按压一旦放松，支撑胸骨的肋骨反弹，胸廓恢复原形，左、右心室内压降低并得到重新充盈(成为贮血库)，相当于正常心搏的舒张期。在这过程中，心脏犹如由人工操作的泵，在人工呼吸的配合下，供应心、脑及其他脏器以血流，此即所谓 ECC 的"心泵机制"(图 4-2-2)。

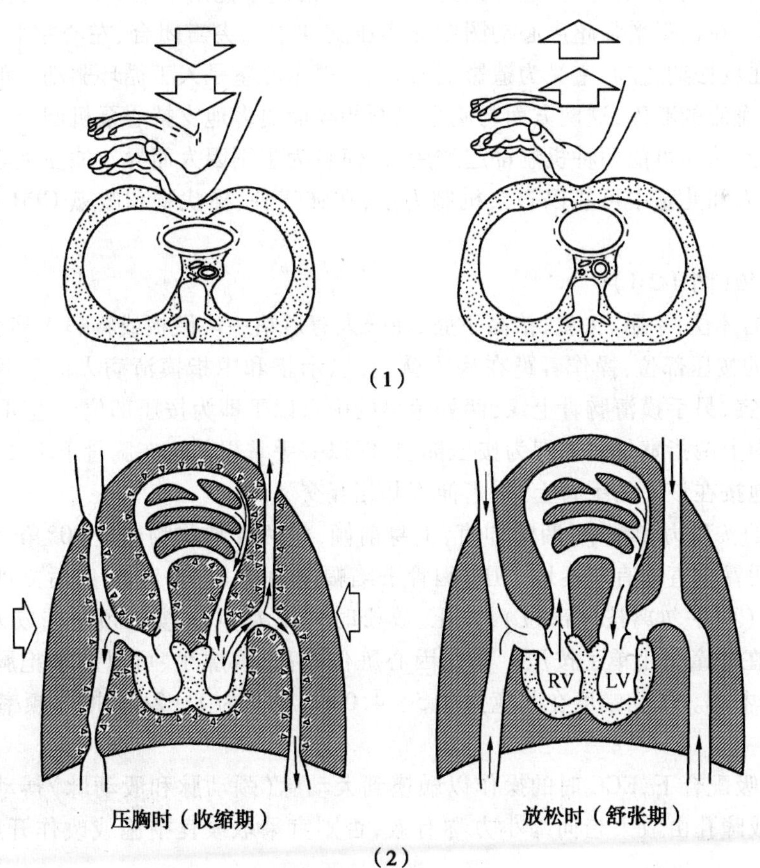

图 4-2-2　胸外心脏按压的心泵机制(1)和胸泵机制(2)示意图

在70年代末和80年代初,人们对ECC的机制重新研究中发现:①在压胸期间,各心腔、主动脉根部、颈动脉及腔静脉内压普遍升高,几乎不存在压力差;②凡能提高胸内压的措施(如正压通气)都能增高上述各处的压力和增多血流;③腔静脉在胸腔入口处有静脉瓣阻挡血液的反流和增高的压力传到外周静脉;④在ECC周期中,二尖瓣并不关闭,左心室仅是血从肺中挤出进入主动脉的“过道”;⑤心跳骤停病人若能用力咳嗽,有节奏地增高胸内压,收缩压可达100mmHg,能保持神志清醒24~39s,此即所谓“咳嗽CPE”。从而,认为ECC形成体循环和肺循环的动力来自胸腔内压均匀性间断升高,各心腔和血管普遍受压而使血压随之增高,与胸外动、静脉之间的压差增大,形成体循环收缩压和血流,这时肺内血量被动地挤至左心,经主动脉补充到体循环中;胸骨受压停止,胸廓回弹,胸内压降低,受压缩小的心腔和血管重新充盈,肺血管床成为贮血库,此即所谓ECC的“胸泵机制”(图4-2)。

胸泵机制虽有可观的实验资料,但临床证据尚有限,不足以取代传统的心泵机制。而且,在其他研究中发现,手法按压胸骨下部所形成的动量(momentum=挤压力·速度)和冲动(impulse)都是矢量(vector),直接位于按压路线上的心脏当然能最大程度地受到影响,尤以短、快的按压更具有冲动性,故提出宜用高冲动按压(high impulse compression)行ECC。在实现中观察到,左心室和主动脉压峰值可因此比胸内压的峰值高3~4倍,实际形成的压力变化也达相似倍数。这种压力差是胸泵机制不能解释的,而更支持是心脏直接受压的结果。在造影增强超声心动图中证实压胸期中二尖瓣闭合、左心室腔沿矢量轴线缩短变形,在放松期,左心室又为造影剂所充盈,提示心室是人工循环驱动力的来源,也是供应主动脉血流的贮库,这两方面与胸泵机制相异而更多地支持心泵机制。

折中的观点认为可能两种机制都起作用,以何者为主则因人而异。如在大心脏、胸廓顺应好的青年人和儿童中可能以心泵机制为主,在肺气肿、桶状胸和咳嗽CPR时则以胸泵机制为主。

2. 操作要领(图4-2-1)

(1)合适的体位:平卧、去枕、抬高下肢,在病人背后垫一块硬板或将病人移至地面。

(2)正确的按压部位:操作者跪在病人胸边,以示指和中指摸清病人的肋骨下缘,移向中线摸到剑突,另手摸清胸骨上缘,两处距离的中点以下即为按压部位。也可先摸到剑突尖端,在其向上两指宽处之上即为按压部位,即以一手掌根部按在胸骨下1/2的中轴线上,另手平行地按在该手的手背上,手指伸直并相互交叉。

(3)合适的按压力和频率:两臂伸直,上身前倾,使两臂与前胸壁呈90°角,利用上身的体重,通过两臂垂直地有节奏地下压,胸骨下陷幅度为3.8~5.0cm,然后立即放松,任胸廓自行回弹(两手勿离按压部位),按压、放松时间比为1:1,按压频率在成人为80~100次/min。在儿童可用单手按压。婴儿因心脏位置高、胸廓小、可以两手抱胸,以两拇指尖按压胸骨中部。压胸幅度在儿童为2.5~4.0cm,婴儿为1~2cm,推荐频率为100~120次/min。

在人工呼吸配合下,ECC时的操作以触摸到大动脉(颈动脉和股动脉)搏动、肤色由苍白转红润,或瞳孔由散大趋向缩小方称有效,否则宜采取改良措施或改作开胸心脏按压。

3. 与人工呼吸的配合

(1)单人 CPR:每按压 15 次,俯下作口对口(鼻)人工呼吸 2 次(15∶2)。如此每隔 2～3分钟对病人作一次判断,触摸动脉(不超过 5s)和观察有否自主呼吸动作(3～4s)。若心跳、呼吸均已恢复,则仍需严密观察和仔细处理,否则,继续行 CPR。

(2)双人 CPR:一人作 ECC,另一人在头侧既维持呼吸道畅通,作口对口(鼻)人工呼吸,又监测颈动脉搏动。每 5 次 ECC,停顿 1.0～1.5s 作人工呼吸 1 次(5∶1)。疲劳时两人可交换位置。如已作气管插管,因吹气流速加快和无胃内容物反流之虞,ECC 间断停顿时间可缩短或不停顿,保持人工呼吸频率 12～15 次/min。

4. 传统 ECC 的改良　传统 ECC 若操作得法,动脉压峰值即使可达 100mmHg,但舒张压一般不超过 10mmHg,而 CVP 和心房压明显升高,既不利于冠状动脉的灌注,也易使颅内压(ICP)升高。在实验动物中测定脑灌注(CPP = 平均动脉压 - CVP)仅 5～15mmHg,心肌血流(MBF)和脑血流(CBF)分别为正常的 3%～4% 和 0～30%,远不足以满足心、脑在常温下的代谢需要。为克服上述缺点,曾通过多种途径予以改良,至今已有初步结论的有以下几方面:

(1)增快 ECC 频率(即"高冲动 ECC"):机制已如前述,经实验和临床观察,若保持传统 ECC 的力度,将频率加快至 120 次/min,主动脉舒张压和冠状动脉血液流速可明显增高,可提供更多的 MBF 和 CBF,动物心脏复跳率和 24 小时成活率随之提高。因此主张对传统 ECC 作以下改良:①稍加大 ECC 的力度;②频率加快至 100～120 次/min;③每次压胸时间缩短至 200～250ms,占每次 ECC 周期的 40%～50%。

(2)"新法 CPR"等:以传统 ECC 为基础,适当改良 CPR 的组合,计有:①同步压胸-通气 CPR(SCV-CPR),即所谓"新法 CPR";②插入式压腹 CPR(IAC-CPR);③CPR 时加用军用抗休克裤(MAST)。经进一步评价,发现 SCV-CPR 时不可避免地因胸内压增高而使 CVP 和 ICP 随之增高,CPP 及矢状窦 PO_2 反而降低,与原设想不符。IAC-CPR 与体外反搏原理相同,MAST 可增高外周阻力,可以增多 MBF 和 CBF,不妨试用,但需增添设备或人力,心脏复苏率是否因此而提高亦需进一步验证。

(3)大剂量肾上腺素:心脏按压时常规用药肾上腺素,当前趋向主张首次即用大剂量(2～5mg),谓可明显提高平均动脉压(MAP)和舒张压,因而可增多 MBF 和 CBF,其原理与增强兴奋 α-受体有关。

五、体表电除颤

心室纤颤(VF 包括室性心动过速 VT)既可是原发的,也可在 CPR 中出现,可谓司空见惯。适当的药物可以预防 VF 或 VT(如利多卡因、溴苄胺、奎尼丁及 β-受体阻滞药),但一旦发生则单凭药物不可能使其终止,药量过大反可能使心脏转为难以驾驭的无搏动状态。故利多卡因等只能适量用于改变室颤阈,作为电除颤的辅助用药。

(一) 电除颤的原理及除颤器

电除颤的原理是选用一定量的电流通过心脏,使全部心肌在瞬间内同时去极化而处于不应期,抑制异位兴奋灶,为正常的起搏点重新传下冲动、恢复正常心律和有效搏动创造条件。50 年代时都用交流电除颤器,近 30 余年来已为直流电除颤器所代替。后者所释放的电能[J = 电压(V) × 电流(A) × 时间(S)]比交流电强,放电时间短,所耗总电能小,肌肉收缩较轻,身体产热量少,且所制成的除颤器便于携带,并可同时作 EKG 监测。此

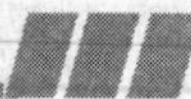

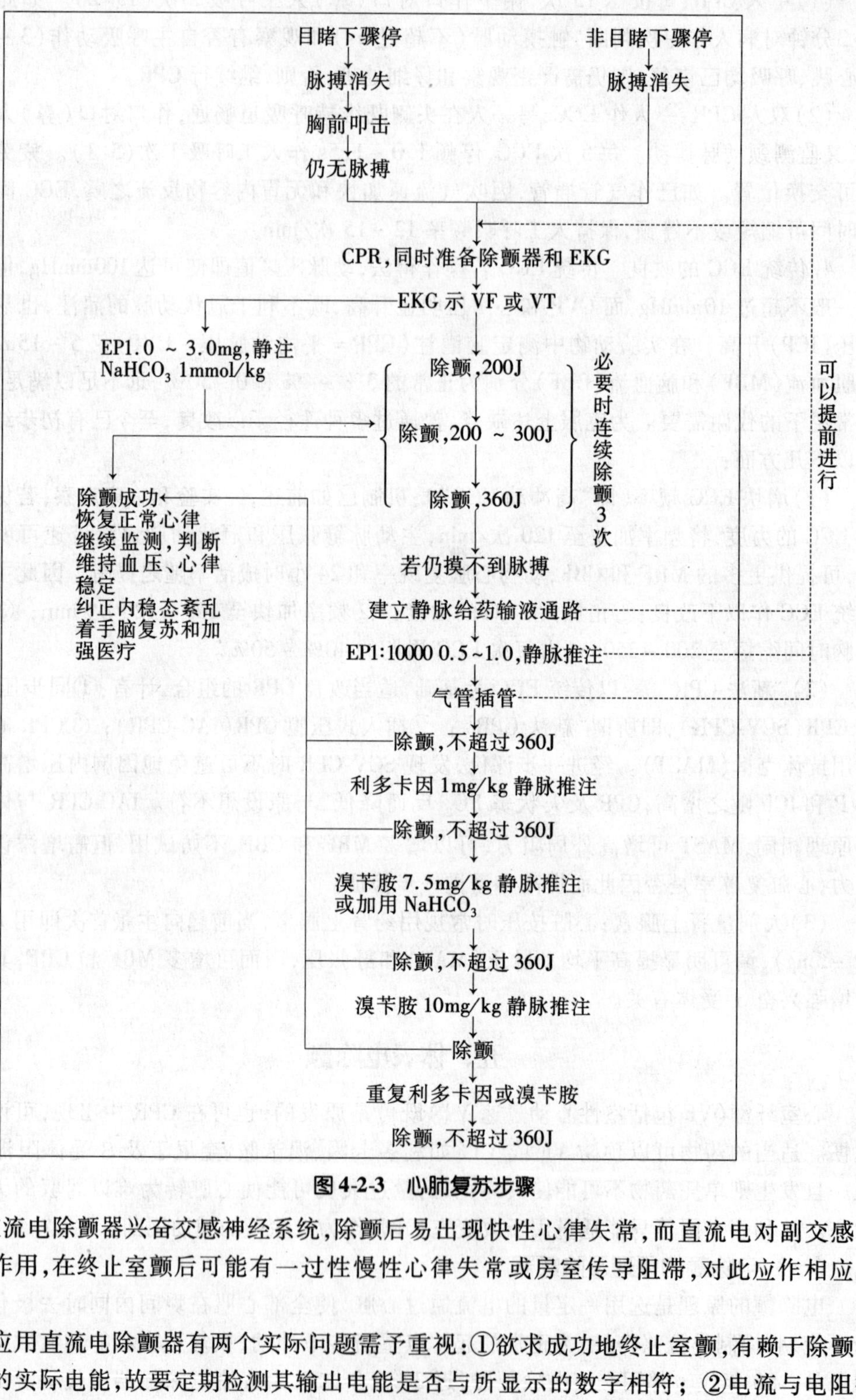

目睹下骤停 → 脉搏消失 → 胸前叩击 → 仍无脉搏
非目睹下骤停 → 脉搏消失
→ CPR,同时准备除颤器和 EKG
→ EKG 示 VF 或 VT
→ EP1.0 ~ 3.0mg,静注 $NaHCO_3$ 1mmol/kg
→ 除颤,200J / 除颤,200 ~ 300J / 除颤,360J（必要时连续除颤3次）
→ 除颤成功 恢复正常心律 继续监测,判断 维持血压、心律稳定 纠正内稳态紊乱 着手脑复苏和加强医疗
→ 若仍摸不到脉搏
→ 建立静脉给药输液通路
→ EP1:10000 0.5 ~1.0,静脉推注
→ 气管插管
→ 除颤,不超过 360J
→ 利多卡因 1mg/kg 静脉推注
→ 除颤,不超过 360J
→ 溴苄胺 7.5mg/kg 静脉推注 或加用 $NaHCO_3$
→ 除颤,不超过 360J
→ 溴苄胺 10mg/kg 静脉推注
→ 除颤
→ 重复利多卡因或溴苄胺
→ 除颤,不超过 360J
（可以提前进行）

图 4-2-3 心肺复苏步骤

外,交流电除颤器兴奋交感神经系统,除颤后易出现快性心律失常,而直流电对副交感有兴奋作用,在终止室颤后可能有一过性慢性心律失常或房室传导阻滞,对此应作相应处理。

应用直流电除颤器有两个实际问题需予重视:①欲求成功地终止室颤,有赖于除颤器释放的实际电能,故要定期检测其输出电能是否与所显示的数字相符; ②电流与电阻抗呈负相关,为防胸壁的电阻抗过大而阻碍足够的电能通过胸壁作用于心脏,在应用时要注意尽可能降低胸壁的电阻抗。为此,两个电极的位置要适当,双手所持电极要适当用力紧压胸壁(11kg/电极),须用性能优良的导电胶涂抹电极与胸壁的接触面,并在呼气期末放电除颤。

(二)电除颤的操作步骤

1. 胸外直流电除颤　原则上在EKG监测下突发的VF(或VT),应在30s内即行胸外除颤。否则,宜先行CPR的A(开放气道)、B(人工呼吸)、C(心脏按压)至少2分钟,可同时静注肾上腺素使细纤颤变为粗纤颤,并静注$NaHCO_3$1mmol/kg以调整pH值。

步骤为:①关闭除颤器的“同步”开关,打开电源开关;②充电至所需电能读数,一般为3J/kg;③接通电极板,其直径在成人为10cm,儿童为8cm,婴儿为4~5cm;④在电极板上涂满导电胶。右手持阴电极紧贴在右胸上部锁骨下胸壁,左手持阳电极紧压在左胸乳头下侧胸壁;⑤确定EKG诊断,清除病人四周,不与人或金属物体接触;⑥暂停ECC,在人工呼吸的呼气末按下放电钮除颤。在原位4按压电极5s,观察EKG,若5s内仍摸不到脉搏,继续行CPR的A、B、C;⑦1分钟后若VF持续存在,可将电能增至5J/kg,反复电除颤和用药(图4-2-3)。

六、开放心脏按压

60年代前开放心脏按压(open chest cardiac compression OCC)曾是循环支持的主要措施,后因ECC的普及而退居为第二手措施。近十余年来,因发现OCC可提供接近正常的MBF和CBF,故又重新受到重视,并被推荐作为医学教学的必修内容和医务人员必须熟练掌握的基本功。

1. 指征

(1)凡心跳骤停时间较长或ECC效果不佳(表现为摸不到大动脉搏动)持续10分钟以上。

(2)估计存在胸内情况,如胸内出血、胸部穿透伤、胸部挤压伤、连枷胸、张力性气胸、心包压塞和心脏外伤等。

(3)胸廓或脊柱畸形伴有心脏移位者。

(4)多次胸外除颤无效的顽固VF或VT,需针对原因进行处理者,例如肺动脉大块栓塞便于碎栓或取栓、意外低温便于直接心脏复温和除颤。

(5)在手术中发生的心跳停止,尤其是已经开胸者。若存在二尖瓣狭窄或梗阻(如粘液瘤脱落)只有在去除狭窄或梗阻后心脏方有复苏的可能。腹部大出血一时不易控制者,在膈肌上临时阻断主动脉行OCC是救急的有效措施。

2. 操作要点

(1)在ECC支持下,尽快行皮肤消毒(为争取时间可不必过分拘泥于严格无菌操作)。

(2)立即气管插管,切开左胸第4~5肋间隙,前起胸骨左缘旁开两指,后止于腋中线。

(3)以右手伸进胸腔,拇指及大鱼际在前,余4指在后,左心包外按压心脏左、右心室,也可伸入两手,一手在前,一手在后按压。

(4)伺机在膈神经前纵形切开心包作心脏按压,便于直接观察心肌色泽,感觉心肌张力和选取左心尖无血管区穿刺至心腔内注药。

(5)按压频率为80次/min。

(6)伺机进行电除颤。

(7)心跳恢复后可不必严密缝合心包,须仔细止血,待心律、血压稳定后关胸并作闭式胸腔引流。

第五章　手术基本操作训练

第一节　动物的捕捉与固定

一、狗的捕捉与固定

（一）狗的捕捉方法

1. 经驯服的狗，能服从简单命令，可从其侧面靠近并轻轻抚摩颈背部皮毛，用手将其抱住，由另一人用布带缚其嘴（如图 5-1-1），或用皮革、金属丝等制成的狗嘴网套（如图 5-1-2），套在狗的口部，并将附带结于耳后颈部，防止脱落。

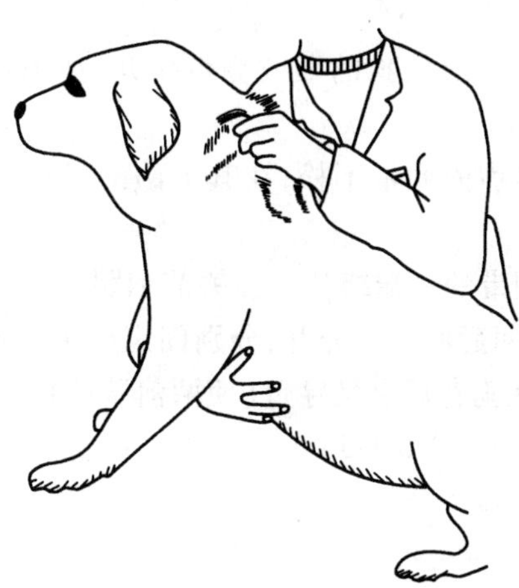

图 5-1-1　经驯服狗的抓取

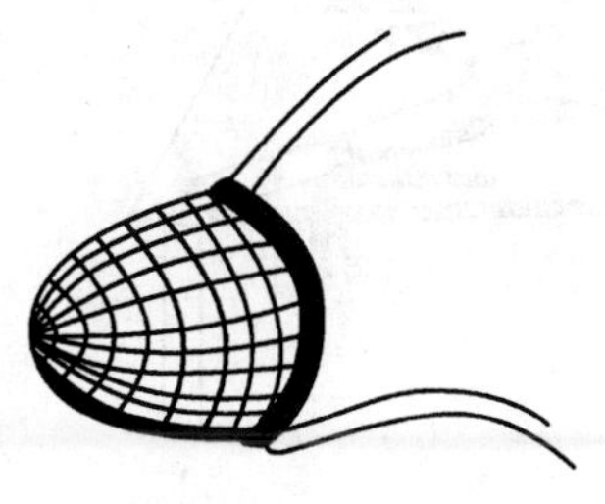

图 5-1-2　狗嘴网套

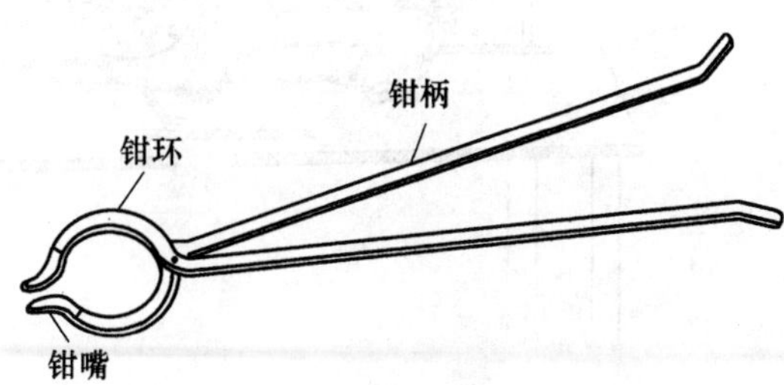

图 5-1-3　狗钳

2. 对未经驯服的狗，可用狗钳（图5-1-3，钳环直径大小不等，可供不同大小的狗使用）。狗钳只能钳套狗的颈部，钳套躯干则易致损伤，钳环大小以夹紧狗颈后能在环内伸入两个手指为宜。为防抓咬，在狗钳夹住狗颈后，将钳嘴紧抵地面，一人双手紧抓其双耳耳根，另两人分别抓住其前后肢并用绷带（搓成绳状）绑于肘、膝关节以上。捆绑狗嘴时，用1米左右的绷带（搓成绳状）兜住狗的下颌，绕到上颌打一个结，再绕回下颌打第二个结，然后将绷带绕至耳后颈项部打第三个结，并再系一个活结（如图5-1-4）。

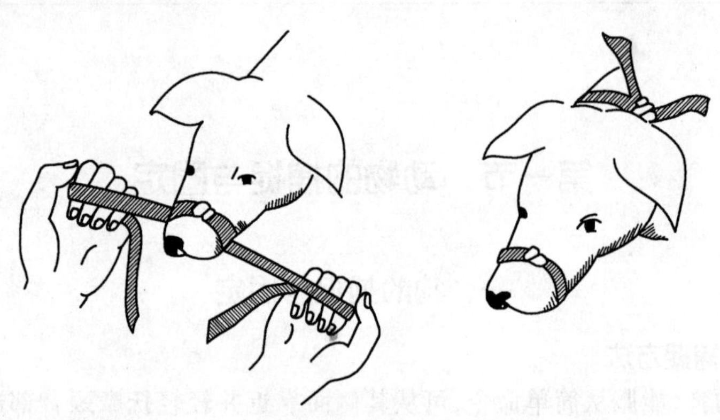

图5-1-4 捆扎狗嘴的方法

（二）狗的固定方法

将已麻醉（详见本章第二节）的狗的四肢绷带松开，把狗仰放在手术台上，先固定头部后固定四肢。

1. 头部的固定　绑缚狗嘴的绷带不松，在其下颌的绳结上穿过一根约40cm长的绷带并固定于头架上。

2. 四肢的固定　先用绷带的一端缚扎于腕关节和踝关节以上的部位（为便于实验结束后松解，可打二个活结），两后肢左右分开，分别固定于手术台两侧的固定钢柱上，两前肢的两条绷带（搓成绳状）从狗背后交叉穿过（使两前肢伸直并紧贴其身体两侧），分别固定于手术台两侧的固定钢柱上（图5-1-5）。

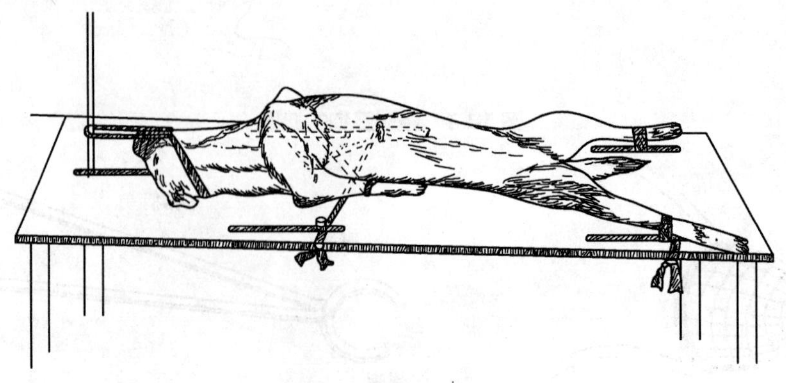

图5-1-5 狗的固定方法

二、兔的捕捉与固定

家兔性情温顺，容易捕捉，用手捕捉即可进行麻醉操作，但捕捉时应避免造成兔体损伤或被其抓伤。

（一）抓取方法

轻轻打开笼门，勿使受惊，右手伸入笼内，从兔头前部把两耳轻轻压于手掌内，待兔卧伏不动时，将其颈项部皮肤向上提起，另一手托其臀部，两手同时用力向上托起（图5-1-6）。注意不能只提兔耳以免损伤耳部血管。

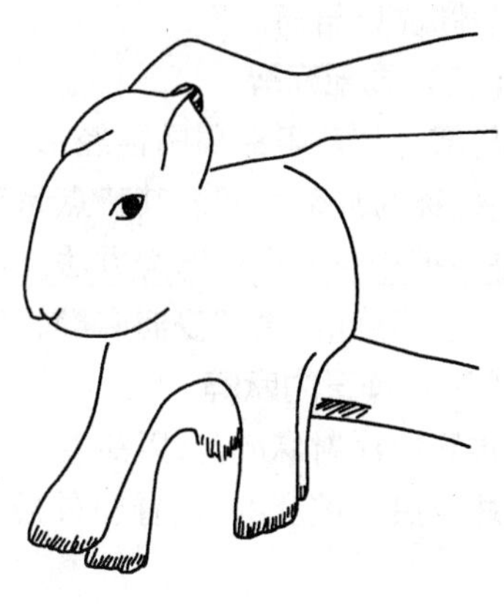

图 5-1-6　家兔的抓取

（二）固定方法

将家兔麻醉后仰放于手术台上，四肢用绷带活结绑住，拉直，固定于手术台四周的固定钢柱上，头部以一根粗棉线牵引兔门齿并系在头侧的长固定钢柱上（如图 5-1-7）。

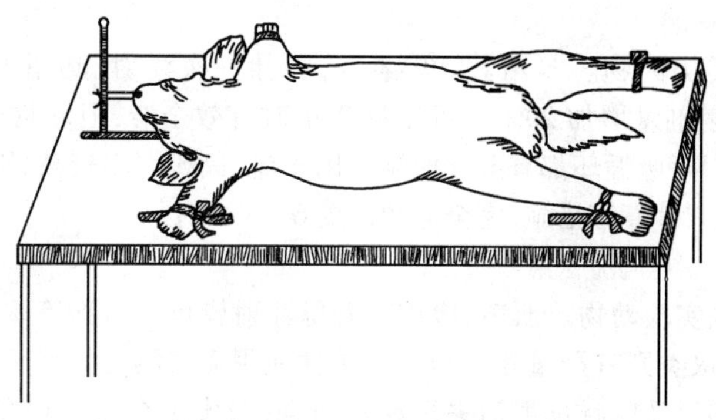

图 5-1-7　家兔的台式固定

第二节　动物麻醉

一、动物麻醉方法的选择

（一）全身麻醉

麻醉药经呼吸道吸入或静脉、腹腔、肌内注射，产生中枢神经系统抑制，表现为神志消失，痛觉消失，反射抑制和一定程度肌肉松弛，这种方法称全身麻醉。其特点为麻醉深浅与药物在血液内的浓度有关，当麻醉药从体内排出或在体内代谢后，动物逐渐清醒，不留后遗症。

1. 吸入麻醉法　是麻醉药经呼吸道吸入而产生全身麻醉的方法。常用药物为乙醚。其优点是易于调节麻醉的深度和较快的终止麻醉，缺点是中、小型动物较适用，对大型动物如狗的吸入麻醉操作复杂,通常不用。

2. 注射麻醉法　是麻醉药经静脉、腹腔、肌内注射,经血液循环作用于中枢神经系统而产生全身麻醉的方法。常用的麻醉药有戊巴比妥钠、氯胺酮、硫喷妥钠、氨基甲酸乙酯等。大、小鼠和豚鼠常采用腹腔注射法进行全身麻醉。狗、兔等动物既可腹腔注射给药,也可静脉注射给药。

(二) 局部麻醉

局部麻醉药阻滞周围神经末梢或神经干、神经节、神经丛的冲动传导,产生局部性的麻醉区,称为局部麻醉。其特点是动物保持清醒,对重要器官功能干扰轻微,麻醉并发症少,是一种比较安全的麻醉方法。适用于大中型动物各种短时间内的实验。局部麻醉方法分为表面麻醉、局部浸润麻醉、区域阻滞麻醉和神经干(丛)阻滞麻醉。

(三) 椎管内麻醉

椎管内注射麻醉药,阻滞脊神经的传导,使其支配的区域无疼痛,称椎管内麻醉。又分为蛛网膜下腔麻醉、硬脊膜外腔麻醉、骶管麻醉。常适用于大中型动物(猪、马、牛、羊等)。

二、几种注射用全麻药物

(一) 戊巴比妥钠

属短效巴比妥类药物。多用其3%溶液,静脉一次注射,狗用40mg/kg,兔、鼠用30mg/kg。腹腔注射剂量增加20%。可维持2小时有效全麻,但动物个体间差异颇大。在外科麻醉深度,对呼吸循环都有严重抑制。用于兔、鼠死亡率较高,用于狗等较大动物亦需要辅助呼吸及其他复苏措施,完全苏醒需要6~8小时。

(二) 氯胺酮

适用于大多数实验动物。肌肉、腹腔或静脉注射皆可。对狗等体形较大动物,呼吸抑制不明显,但对鼠类则有严重呼吸抑制。单独使用氯胺酮有骨骼肌紧张、唾液和气管支气管分泌物增多以及咽喉反射消失过晚等缺点,与安定合用可得以纠正。静脉诱导剂量为1%氯胺酮溶液2~5mg/kg,复合安定1~2mg/kg。维持剂量每次用诱导剂量的1/3~1/2。肌肉或腹腔注射氯胺酮用0.5%~1%溶液4~10mg/kg诱导。安定肌注及腹腔注射效果不佳。

(三) 硫喷妥钠

超短效巴比妥类全麻药。一次静脉注射25mg/kg仅能维持45分钟左右的有效麻醉。但其诱导平稳迅速,便于追加剂量,故可分次注射以满足较长时间手术需要。常用其2.5%溶液静脉注射,首次给药对狗、兔、鼠均为0.6ml/kg,追加量每次0.1~0.15ml/kg。推注速度以每秒0.2ml为宜。随追加次数增多,用量应适当递减,总量不应超过25mg/kg。由于此药对呼吸循环都有抑制,肌松不佳,故多用于全麻诱导或与其他药物复合使用。腹腔内注射,用静脉的加倍剂量虽可获得满意麻醉效果,但对腹膜刺激过大,不用为佳。

(四) 苯巴比妥钠

长效巴比妥类药物。用其5%溶液静脉注射,狗用90mg/kg,兔及大鼠用100mg/kg,小鼠用135mg/kg。腹腔注射剂量增加10%~15%。因其苏醒期太长,多用于不要求存活的实验手术。

（五）水合氯醛

用5%溶液，狗静脉注射100g/kg，腹腔注射150g/kg。兔和鼠类用后常有肌肉紧张，宜与乌拉坦合用。临用前将两药等量混合，用60℃生理盐水溶成5%～10%注射液，按1～2ml/kg静脉注射。麻醉有效时间长，深度较浅，苏醒期常有激惹现象。一般只用于不要求存活的刺激较轻的手术。

三、麻醉方法的具体操作

选用狗和兔作为外科学基本操作的实验用动物。狗术前要禁食8～12小时，兔及小型啮齿动物不容易发生呕吐，术前不用禁食。麻醉前应做好实施人工心肺复苏及气管切开等抢救准备。在动物被捕捉固定后注射给药。麻醉药用量从总量的2/3开始，密切观察。若是肌内注射，一般选用肌肉发达，无大血管经过的部位，多选臀部。注射时针头要垂直快速刺入肌肉，无回血即可注入。腹腔注射的部位选在左侧或右侧腹部，先将针头刺入皮下，沿皮下向前推进约0.5cm，再使针头与皮肤呈45°刺入腹腔，有落空感，回抽无肠液、尿液即可注入药液。狗的静脉注射多采用前肢背侧的皮下头静脉或后肢的小隐静脉。注射部位除毛后，在血管近心端用止血带，针头从静脉的远心端刺入，有回血即可松开止血带，将药液缓慢注入。兔的静脉注射一般采用外耳缘静脉。注射部位除毛，用75%酒精消毒，手指轻弹兔耳，使静脉充盈，左手示指和中指夹住静脉的近心端，拇指和环指捏住远端适当绷紧，针头尽量从静脉的远心端刺入。拔出针头后要压迫止血。

第三节　狗的气管切开术

【目的和要求】

1. 进一步练习手术基本操作技术。
2. 掌握气管切开术的操作方法。
3. 熟悉气管切开术的注意事项。

【器械】

手术刀、剪刀、甲状腺拉钩、血管钳、镊子、吸引器、气管套管（图5-3-1）等。

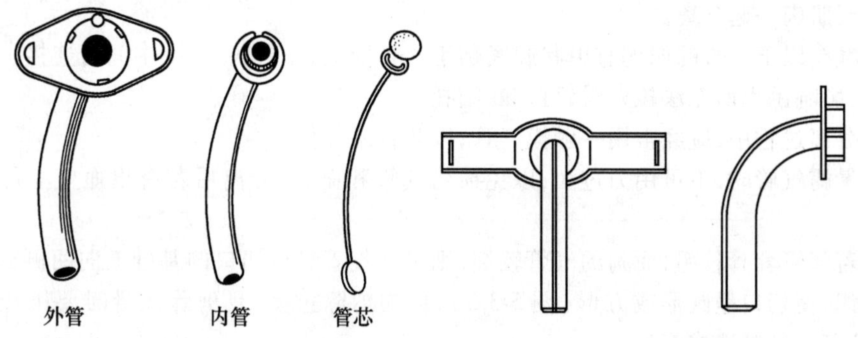

图5-3-1　气管套管

【实验步骤】

1. 狗常规麻醉并固定于手术台上（详见本章第一、二节）。

2. 颈前区去毛、消毒。

3. 用手术刀在颈部自甲状软骨下缘正中线向下作一长约5cm的纵行切口，用血管钳或刀柄向两侧分离胸骨舌骨肌及胸骨甲状肌（狗的颈部解剖见图5-3-2），暴露气管。

4. 用甲状腺拉钩将皮肤、皮下组织及肌肉向颈部两侧拉开，充分显露气管软骨环。

5. 在甲状软骨下2～4环间用血管钳夹起少许气管前壁组织，并用刀尖刺透环间组织，以尖刀纵行向上挑切二个气管环，切开气管环时勿伤及气管及食管后壁。

6. 若切口无出血，将气管套管由切口向胸端插入气管内，拔出管芯，并使套管两旁布带绕过颈部在一侧打结固定。

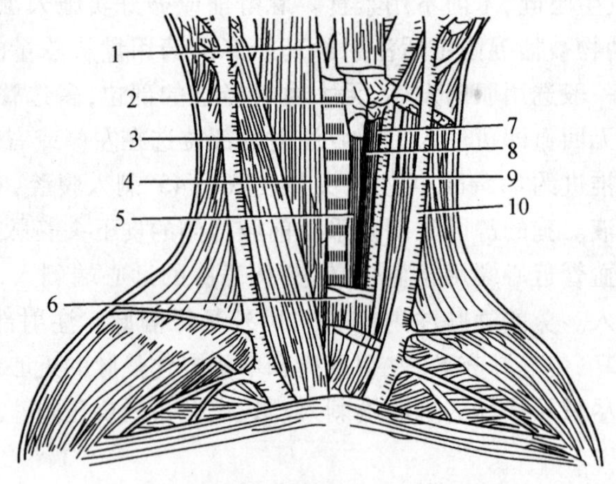

图5-3-2 狗的颈部解剖

(1)甲状软骨 (2)甲状腺 (3)气管 (4)胸头肌
(5)胸骨甲状肌 (6)胸骨舌骨肌 (7)颈总动脉
(8)颈内静脉 (9)迷走交感干 (10)颈外静脉

7. 逐层缝合切口上端，把一块纱布剪开，一边向上安置在气管托的下面以遮盖颈前切口，再用单层湿纱布覆盖于气管套管口上，使吸入的空气湿润。

【注意事项】

1. 分离狗的气管时，由于在胸骨舌骨肌的腹侧，有较大面积被胸头肌所覆盖，因此可连同两层肌肉一起分离。

2. 喉头以下气管的两侧有甲状腺紧贴于气管壁上，左右各一叶，中间若连接一个很窄的狭部，影响手术而无法拉开时，可切断结扎。

3. 分离过程中，应经常用手触摸气管，以防找错部位。

4. 暴露气管时，不可用力过大，以免损伤气管和血管，分离后若有出血应立即彻底止血。

5. 若气管套管较粗，而狗的气管较细，则可在气管纵行切口的基础上向两侧剪去部分软骨组织，使切口呈圆形或方形（图5-3-3），但勿剪除过多，且剪除软骨时要用止血钳钳夹，以防落入气管造成窒息。

6. 插管前若气管内有分泌物和血液，应用棉球擦净或用吸引器吸尽，以保证呼吸道通畅。

7. 为防皮下气肿或气胸等形成，皮下组织分离不宜过多，气管切口不宜过大，切口缝合不能过紧。

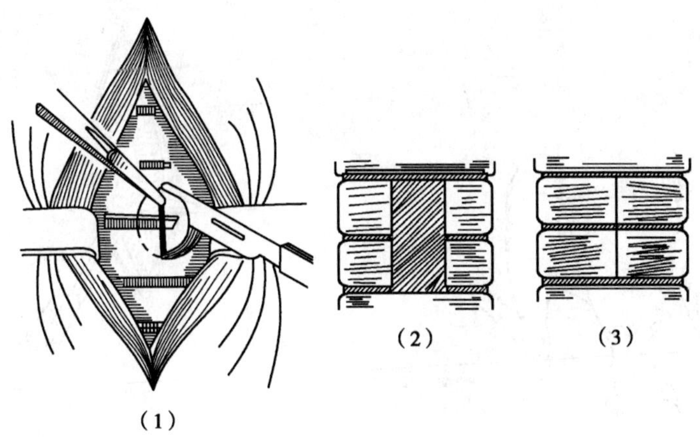

图 5-3-3　气管切口

(1)圆形切口　(2)方形切口　(3)纵形切口

【注意事项】

仰卧伸颈固定，术野保持中线，切口纵行喉下，分离严防过宽，时时触摸气管，善护组织器官，甲状腺峡牵上，直挑二个软环，撑开止血片刻，插入适当套管，布带松紧适度，切口只缝上端。

第四节　狗后肢静脉切开术

【目的和要求】

1. 熟悉静脉切开置管术的手术步骤。

2. 巩固练习无菌技术和手术基本操作。

3. 熟悉静脉输液装置的安置与使用。

【器械】

无菌孔巾 1 块、小纱布 5 块、绷带 1 卷、弯盘 1 个、注射器及注射针头 l 副、手术刀 l 把、眼科小剪刀 1 把、组织剪 1 把、有齿镊子 1 把、弯蚊式钳 2 把、持针器 l 把、三角针 1 个、4 号线、1 号线各 1 小轴、静脉切开硅胶管一根、输液装置。

【实验步骤】

1. 麻醉后，将狗固定于仰卧位，将后肢左右分开。在后肢的术野备皮剪毛行碘酒、酒精皮肤消毒后铺无菌小孔巾。选用狗的股前静脉进行静脉切开术。狗的股前静脉与股前动脉伴行，位于股四头肌内侧浅层。显露股前动脉与伴行的股前静脉时以耻骨肌为标志。

2. 沿大腿长轴，在耻骨肌的近端外侧约 1.0cm 处可触到明显的股前动脉搏动，在搏动处的稍内侧作长 3.0cm 纵向切口(图 5-4-1)，然后用弯血管钳经切口顺血管走行方向钝性分离皮下组织，可迅速显露股前静脉(图 5-4-2)。

3. 解剖游离长约 2cm 长的一段静脉，取一根长约 30cm 长的 4 号丝线，折成 2 等分，由血管钳夹住线之双折处，经静脉下方穿过，然后剪为两段，并分开拉向静脉两端，可先结扎静脉血管远心端，以免切开静脉时出血，线结暂不剪断留作牵引；另一段丝线于静脉近心端，作一很松的活结，暂不收紧，以待固定插入静脉的针头或硅胶管（图 5-4-3）。

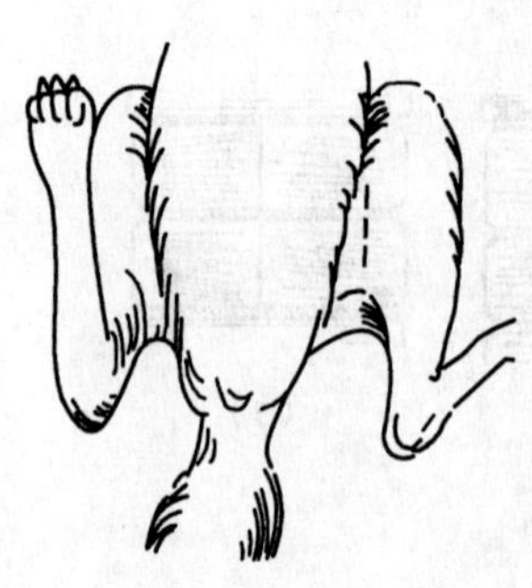

图 5-4-1　切口

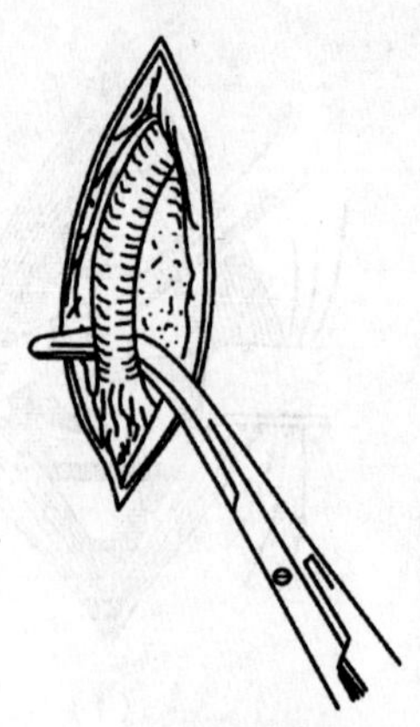

图 5-4-2　静脉带线

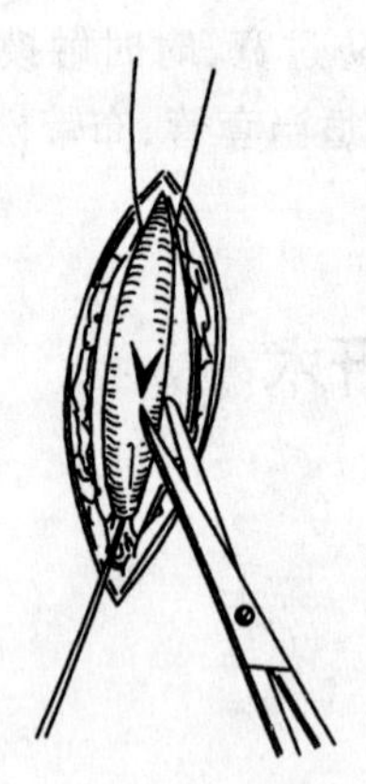

图 5-4-3　静脉剪开

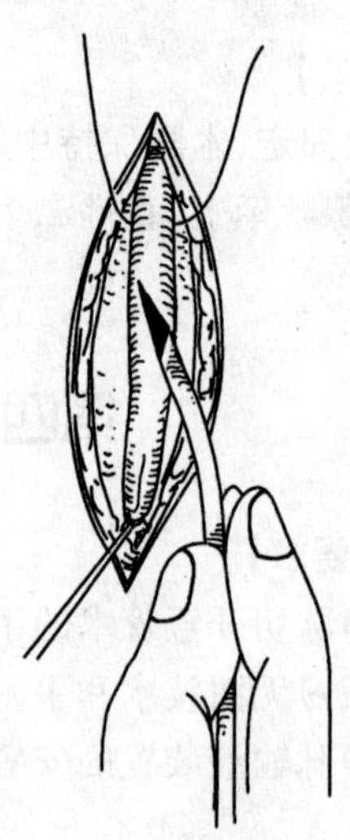

图 5-4-4　静脉置管

4. 准备好输液装置，检查静脉插管的硅胶管，头端剪成一钝头斜面。用注射液少许冲洗硅胶管，并将所输液体灌满管腔内。

5. 牵引远心端结扎线，提起静脉。用眼科小剪刀向近心端方向斜行剪一小口，以剪开静脉周径的 1/3 ~ 1/2 为宜，如脉管细小，慎勿剪断而作纵行切开。

6. 从静脉切口插入直径适当的钝头针或硅胶管，硅胶管一般插入深度 5 ~ 6cm 为宜，若见插入管腔内有回血，则证实在静脉腔内，随即接上已备好的输液器输液。用静脉近心端预置线结，将插入之硅胶管与静脉结扎固定在一起。观察注射液体流通无阻后，剪去上下之结扎线头（图 5-4-4）。

7. 用 1 号丝线缝合皮肤切口，并将硅胶管再行固定在皮肤的缝线上，以防滑脱，覆盖纱布固定。

【注意事项】

1. 导管的前端斜面不可太尖,以免穿破血管壁。导管切勿插入静脉壁的夹层中。

2. 导管插入静脉后应立即开放输液通道,以防血液倒流或血栓形成,堵塞输液导管。插入导管时一定要避免将空气带入血管内,以防空气栓塞。

3. 拔出导管时,先用酒精消毒,剪断固定导管的丝线,用纱布压紧皮肤切口,缓慢拔出导管,并压迫切口部位3~5分钟。

4. 导管留置时间一般不超过3天。保留导管有两种方法可以保持输液管道的畅通。一种方法是将全天的输液量统筹安排,维持24小时缓慢滴注;或是将大部分液体正常滴注,留少部分液体缓慢滴注,以维持管道通畅。二是在较长时间不输液的情况下,用低浓度的肝素盐水充满输液导管内,防止血液凝固,如无禁忌,可以不定期地向管道内注入少量肝素盐水,保持管道通畅。

5. 切口皮肤缝线一般术后7~10天拆除。

第五节　离体猪肠吻合术

【目的和要求】

1. 认识肠壁的解剖关系。

2. 进一步练习打结与组织缝合技术。

3. 熟悉肠道吻合的基本方法和操作步骤,为动物实验肠切除与肠吻合术作训练准备。

【器材】

猪肠、手套、组织剪、线剪、持针器、肠钳、血管钳、无齿镊、缝合针和线、弯盘。

【实验步骤】

1. 熟悉肠壁的组成:粘膜层、粘膜下层、平滑肌层、浆膜层;确认肠壁的系膜缘和对系膜缘。

2. 用两把肠钳同向夹持一段长15~20cm的离体肠管,两把肠钳间的距离为6~8cm,于肠钳之间的肠管中点用直组织剪剪断肠管,助手扶肠钳将分开的两段肠管原位靠拢对齐,即系膜缘对系膜缘,勿使肠管扭转。肠管的吻合有多种缝合方式,不同缝合方式的区别主要在于缝合层次的不同,但是缝合的共同要求是吻合处肠壁应保持内翻,浆膜与浆膜对合,防止肠壁粘膜外翻而影响吻合口的愈合。以下介绍常用的两层缝合法,全层间断内翻缝合加上浆肌层间断内翻缝合。

3. 缝合牵引线:分别在两段肠管的系膜缘和对系膜缘,距断端约0.5cm处,用1号丝线穿过两肠壁的浆肌层对合缝合一针支持线,打结固定两段肠管,作为定位和牵引用(图5-5-1)。

4. 后壁全层间断内翻缝合:由肠腔的一侧开始,用缝合针从一侧肠壁的粘膜层穿入,浆肌层穿出,再从对侧肠壁的浆肌层穿入,粘膜层穿出,结扎缝合线,线结打在肠腔内面,同样的方法缝完后壁,缝针的边距和针距以0.3cm为宜(图5-5-2)。后壁的缝合也可采用单纯连续全层缝合法,缝针先穿过两断端肠管的全层,结扎1次,然后连续缝完后壁,再结扎线尾,此法缝针的边距和针距均为0.2~0.3cm(图5-5-3);或者采用连续的锁边式缝合(图5-5-4),缝针开始与结束的方法与单纯连续缝合法相同,其余的每一针均从前一针的线袢内穿出。

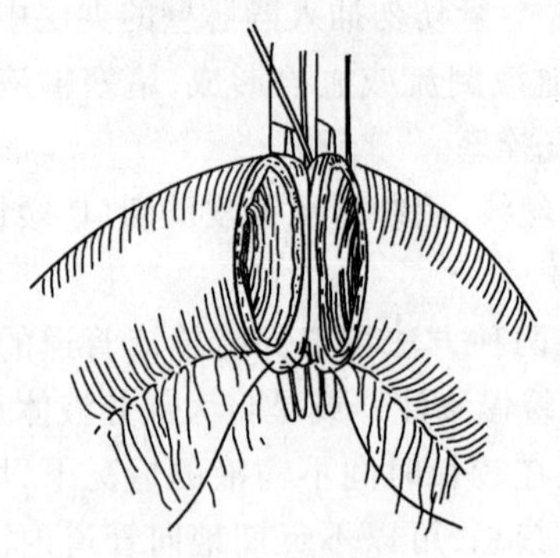

图 5-5-1 置牵引线

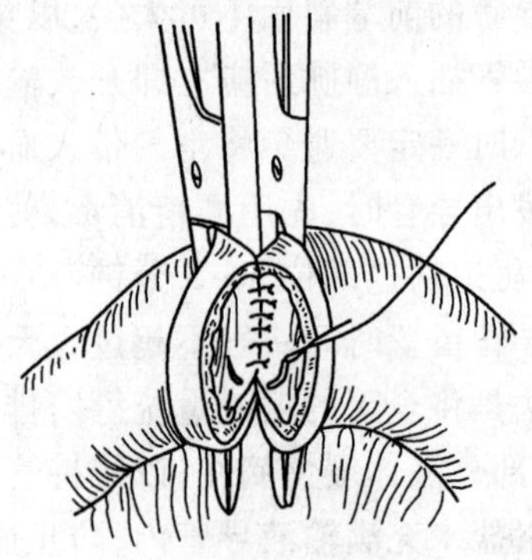

图 5-5-2 后壁全层间断内翻缝合

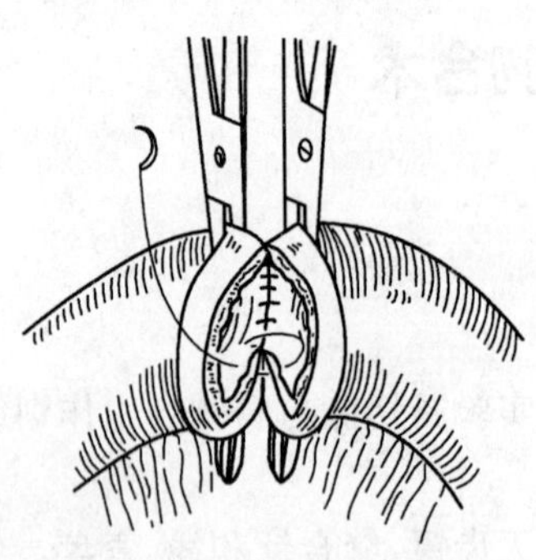

图 5-5-3 单纯连续全层缝合

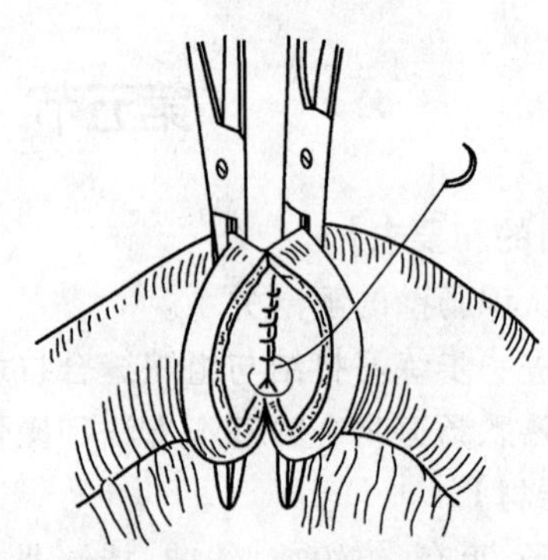

图 5-5-4 连续锁边缝合

5. 前壁全层间断内翻缝合：缝针由一侧肠壁的粘膜穿入，浆膜穿出，再从对侧肠壁的浆膜穿入，粘膜穿出，缝合线打结于肠腔内。浆膜进出针点距离肠管切缘约 0.3cm，粘膜面的进出针点应稍靠近切缘，使浆膜多缝，粘膜少缝，以便粘膜面对拢而浆膜面内翻，有利于吻合口的愈合。同样方法缝合第二针，针距以 0.3cm 为宜；结扎第二针缝线之前剪去上一针缝线。结扎时助手还要配合将肠壁的边缘内翻，使之翻入肠腔而达到肠壁边缘内翻的目的(图 5-5-5)。另外，也可采用全层连续缝合方法进行前壁缝合。

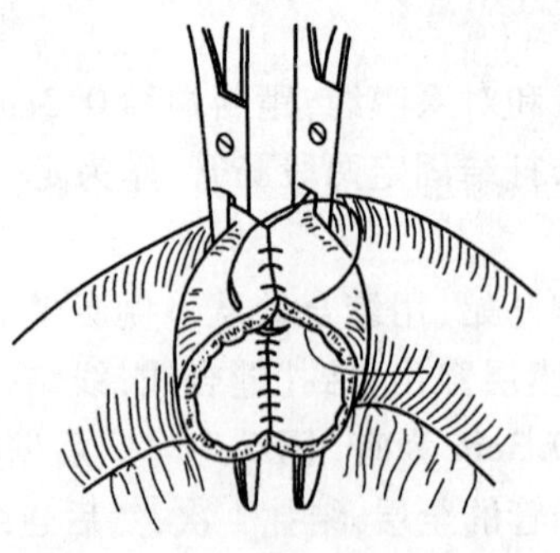

图 5-5-5 前壁全层间断内翻缝合

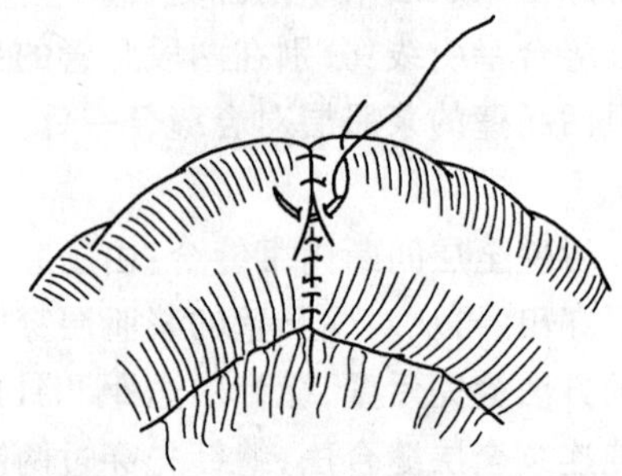

图 5-5-6 间断垂直褥式内翻缝合

6. 前、后壁浆肌层间断内翻缝合：完成前后壁全层缝合以后松开肠钳。作前壁浆肌层缝合，较常采用的是间断垂直褥式内翻缝合法（图 5-5-6）。缝针距第一层缝线外缘 0.5cm 处刺入，经粘膜下层潜行，距第一层缝线外缘约 0.2cm 处穿出，然后至对侧距第一层缝线外缘约 0.2cm 处刺入，经粘膜下层潜行，距第一层缝线外缘 0.5cm 处穿出，结扎缝线，肠壁浆肌层自然对合内翻。继续缝合下一针，针距 0.3～0.4cm。前壁缝合完毕后，将肠管翻面使后壁朝上，以同样方法缝合后壁（图 5-5-7）。浆肌层缝合还可以采用间断水平褥式内翻缝合。

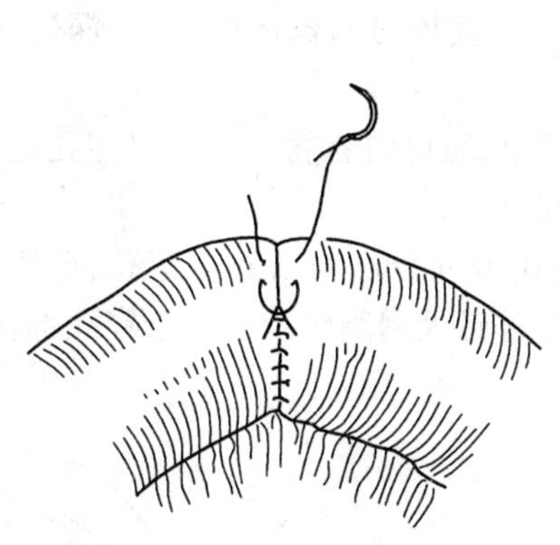

图 5-5-7　间断水平褥式内翻缝合

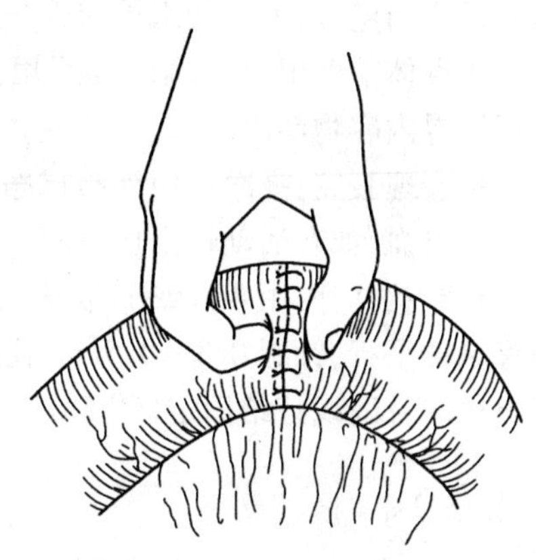

图 5-5-8　检查吻合口

另外，肠管的吻合也可先缝合吻合口后壁浆肌层，继而作后壁全层的内翻缝合，然后完成前壁全层的内翻缝合，最后作吻合口前壁的浆肌层缝合。

7. 检查吻合口：用手轻轻挤压两端肠管，观察吻合口有无渗漏，如有渗漏可加缝补针。用拇指和示指轻轻对指挤捏吻合口，检查吻合口是否畅通及其直径大小，以能够通过拇指末节为宜（图 5-5-8）。

【注意事项】

1. 肠吻合前要检查肠管的走向，防止肠管在扭曲的情况下作吻合。

2. 浆肌层缝合必须包含粘膜下层，因为大部分肠管张力位于此处，但进针不能过深，以免缝合针穿透肠壁。

3. 不同的肠吻合方法均要求做到吻合处肠壁内翻和浆膜对合。当内翻缝合拉紧缝合线时，应将粘膜准确翻入肠腔内，否则粘膜外翻将影响吻合口的愈合；要使浆膜面对合准确，吻合的肠壁间不应有脂肪或其他组织。

第六节　狗胃穿孔修补术

【目的和要求】

1. 熟悉狗胃穿孔动物模型的制作。

2. 掌握狗胃穿孔修补的步骤和注意事项。

【器材】

手套、手术衣、麻醉药、等渗盐水、敷料、无菌巾单、手术刀、手术剪、血管钳、肠钳、手术镊、持针钳、缝合针、缝合线、甲状腺拉钩等。

【实验步骤】

（动物可用家兔代替狗）

1. 钳夹、绑缚狗后一般采用腹腔麻醉。麻醉成功后将狗仰卧固定于手术台上。腹部脱毛、消毒、铺巾。

2. 开腹：取前腹正中切口，逐层切开皮肤、皮下组织、腹白线和腹膜。

3. 制作胃穿孔模型：用甲状腺拉钩向两侧牵开腹壁，显露狗的前腹腔器官，找到狗胃，提起胃体前壁，用等渗盐水纱布保护周围组织，以防切开胃壁时胃内容物流入腹腔造成污染。在胃体前壁中央"无血管区"用尖刀反挑式切开一直径约 1.0cm 的小口，深达胃腔，常可见胃内容物渗出。

4. 清理腹腔：吸净或用纱布拭净胃腔内及污染腹腔的胃内容物。检查胃穿孔处有无活动性出血，如有活动性出血可用 1 号丝线结扎或缝扎。

5. 穿孔修补：用 4 号或 1 号丝线距穿孔边缘约 0.5cm 全层间断缝合穿孔，缝线方向与胃纵轴平行，针距 0.3～0.5cm，轻柔结扎。也可取邻近大网膜组织覆盖于穿孔部位，再用上述修补缝线打结固定（图 5-6-1，图 5-6-2）。

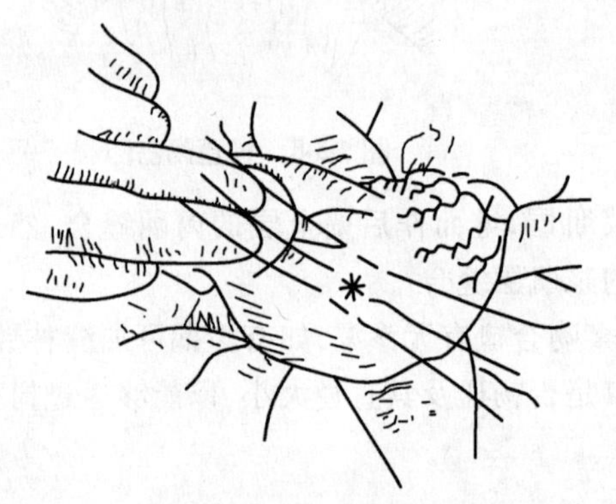

图 5-6-1 穿孔全层缝合

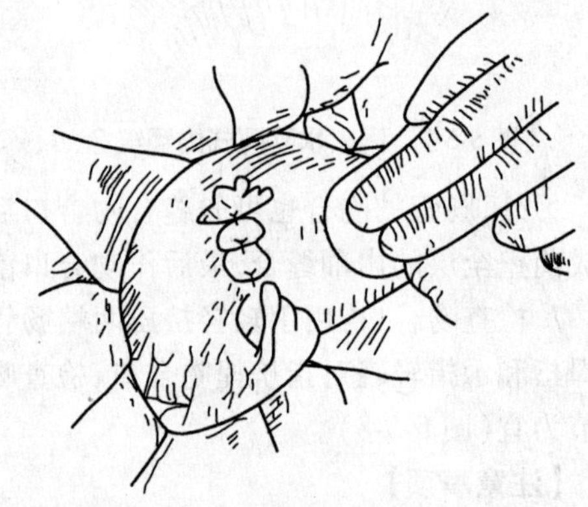

图 5-6-2 大网膜覆盖结扎缝合线

6. 将胃放回其原来的位置，检查清点器械、敷料无误，用 4 号丝线逐层缝合腹壁组织，关闭腹部切口。

【注意事项】

1. 缝线方向最好与胃纵轴方向平行，防止狭窄。

2. 缝合的伤口应无张力，创缘周围组织正常，血运良好。

3. 缝合胃壁时注意勿缝及穿孔对侧的胃壁，以免导致术后梗阻。

4. 穿孔修补使用大网膜覆盖穿孔时，不应影响大网膜血液循环，以免引起大网膜坏死。

第七节 狗小肠部分切除肠吻合术

【目的和要求】

1. 了解节段性小肠坏死模型的制作方法。

2. 掌握活体动物的肠管切除和端-端吻合的方法。

【器材】

手术刀、组织剪、线剪、血管钳、组织钳、有齿镊、无齿镊、持针钳、甲状腺拉钩、S拉钩、肠钳、有齿直血管钳(Kocher钳)、吸引器、缝合针和线、纱布、纱布垫、手术巾、手套、胶布、敷料等。

【实验步骤】

1. 麻醉成功后,将狗(可用家兔或小型猪代替)仰卧位固定于手术台上,脱毛、消毒、铺无菌巾。

2. 开腹,作右(或左)中腹部经腹直肌或正中切口。

3. 肠切除

(1)开腹后,观察腹内小肠,将一段小肠袢提出切口外,周围用盐水纱布垫将小肠袢与腹壁隔开。在近系膜缘外结扎4~5条肠系膜血管用以制作肠坏死模型。

(2)展开肠袢,观察病变范围及系膜血管分布情况,确定肠管的切除范围。在预定的切除部位,按血供方向,先将一面的系膜作"V"型切开,接着按同一切开面剪开另一面的系膜,此时应注意避免损伤血管(图5-7-1)。然后分离所遇的系膜血管,用两把弯血管钳夹住,在钳间剪断此血管,用4号丝线结扎血管两断端,再于近心端结扎线外侧用1号丝线作贯穿缝合结扎。最后切断小肠系膜(图5-7-2)。

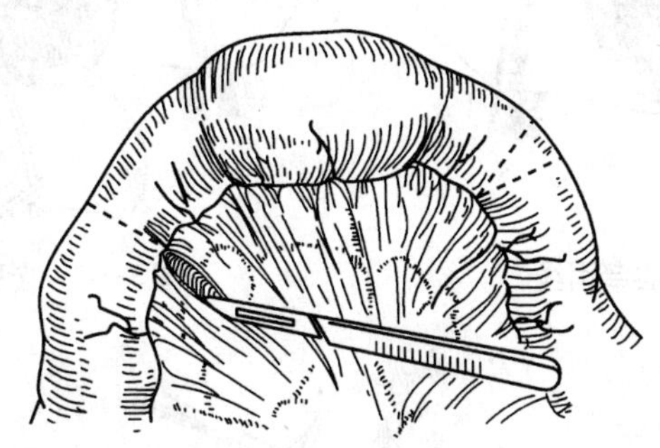

图5-7-1 切开肠系膜

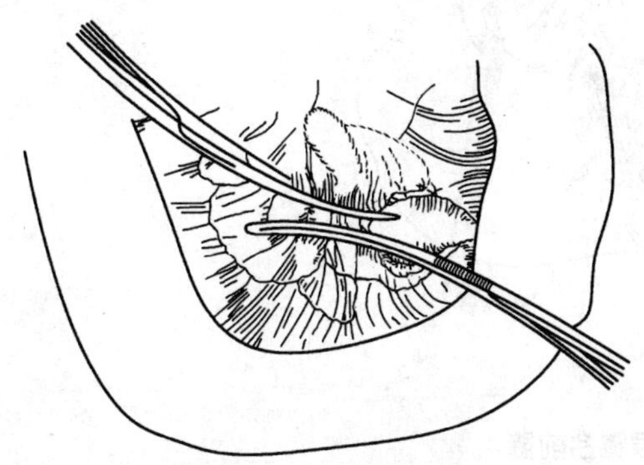

图5-7-2 结扎肠系膜血管

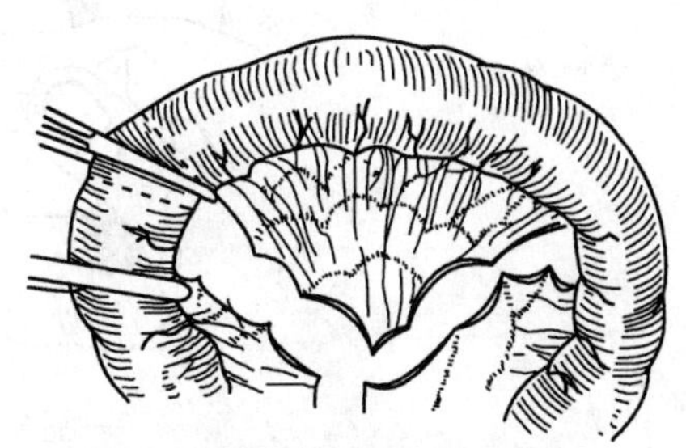

图5-7-3 切除肠管

(3)在拟切除肠管两端(离色泽变暗的肠管3~5cm处),各以一把Kocher钳自小肠对系膜缘斜行指向系膜缘,使钳与小肠的横轴约成30°角,且钳尾偏向保留段肠管(图5-7-3)。如此不仅可使吻合口径增大,更重要的是可以保证肠管断端的血液从应。再将两端紧贴保留段肠管的肠系膜各分离约0.5cm。然后在距Kocher钳3～5cm的健侧小肠处各用一把肠钳钳夹肠管。肠管不宜夹得太紧，以刚好阻止肠内容物通过和肠管切缘无出血为度。在肠钳与Kocher钳之间的肠管后方垫干纱布，紧贴两端的Kocher钳的健侧切断肠管，移除病变肠管及衬垫纱布。吸净断端肠管的内容物后，用0.5%碘伏棉球擦拭消毒肠管内腔。

4. 肠端-端吻合

（1）小肠两断端靠拢，注意使两肠腔对齐勿发生扭曲，周围以盐水纱布垫隔开。然后在距肠管断端约0.5cm处的系膜及对系膜缘，用1号丝线各作一针浆肌层缝合，用止血钳夹住这两针缝合作为定位和牵引用。从后壁一端开始，行全层连续锁边缝合，针距约0.3cm（图5-7-4、图5-7-5）。

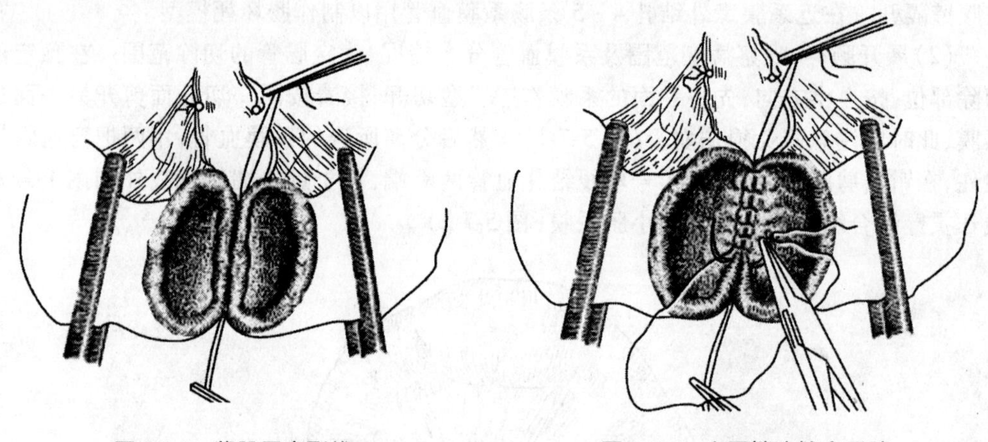

图5-7-4　浆肌层牵引线　　图5-7-5　全层锁边缝合后壁

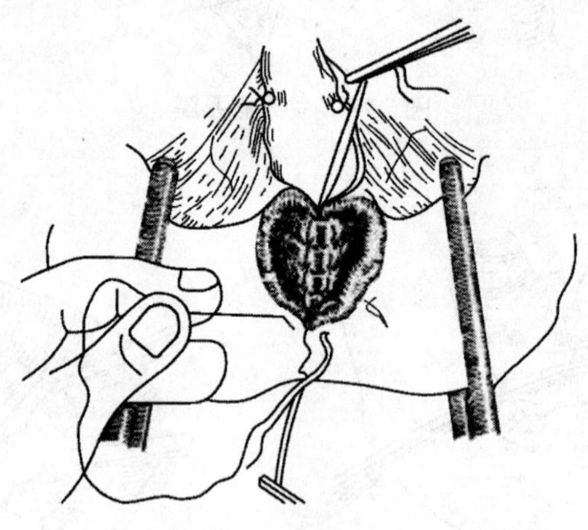

图5-7-6　全层缝合前壁

（2）当后壁缝线缝至另一端时，缝针由肠腔内穿出，行前壁全层连续水平褥式内翻缝合，最后一针自行结扎或缝线自肠腔内穿出与后壁第一针线头结扎，然后将线结送入肠腔内（图5-7-6）。

（3）肠管前后壁全部缝合之后，撤去肠钳，更换吻合时用过的纱布、器械，生理盐水冲洗手套,并用碘伏棉球擦干。然后在距离全层缝合线约 0.3cm 处,用 1 号丝线作间断垂直褥式内翻缝合法缝合前后壁的浆肌层。缝合结扎后应将全层缝合线完全覆盖。但不宜缝合过密以免影响血运。

(4)用 1 号丝线间断缝合肠系膜,关闭裂孔以防止形成内疝(图 5-7-7)。

(5)用手轻轻挤压两端肠管,观察吻合口有无渗漏,必要时可补针。然后用拇、示指尖对合检查吻合口是否通畅(图 5-7-8)。

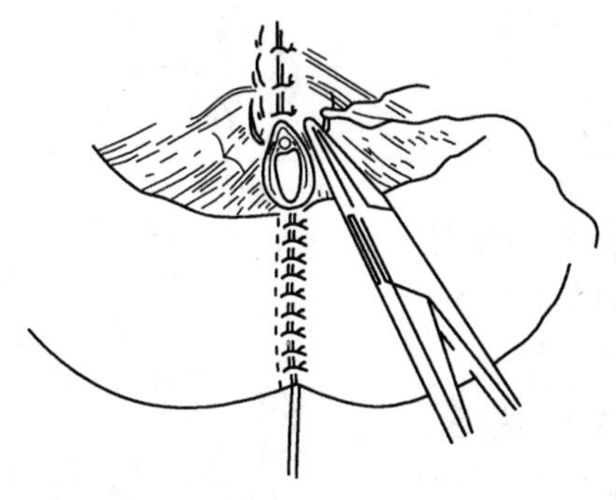

图 5-7-7 肠系膜缝合

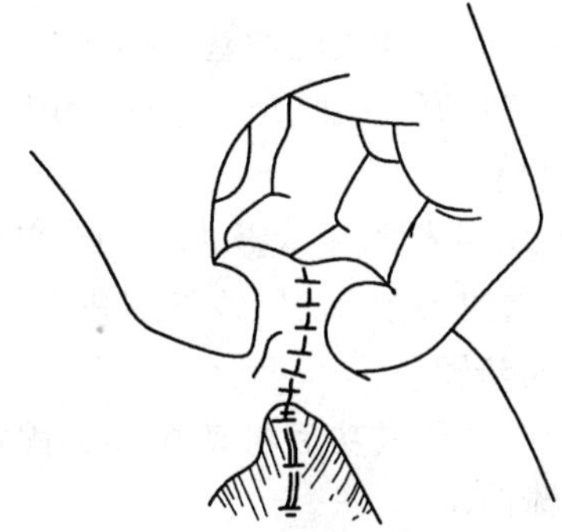

图 5-7-8 检查吻合口

5. 检查肠管及腹腔内无出血后,将肠袢按自然顺序还纳腹腔。

6. 清点手术器械无误后,逐层关闭手术切口,结束手术。

【注意事项】

1. 要保证吻合口处无张力,吻合肠段的肠袢应游离足够长度。

2. 要保证吻合口有良好的血液供给,应可清晰看到血管分支供应吻合口; 肠管在无肠钳夹闭的情况下,肠管断端切缘应有活动性出血; 手指应可扪及肠管断端系膜的动脉搏动; 肠管断端处的肠系膜不可分离过多,一般距断端 1.0cm 以内,否则易影响吻合口的血液供应。

3. 吻合口处的缝合针距过大或打结太松可直接导致吻合口漏的发生; 缝合针距太小太密或打结太紧,将影响吻合口的血液供应,导致吻合口不愈,也将导致吻合口瘘的发生。

4. 肠壁边缘内翻不宜过多,以防止造成吻合口狭窄。

5. 关闭肠系膜裂孔时,留孔不宜过大,否则容易发生内疝。缝针不易过深,以免结扎或刺破系膜血管形成血肿。

6. 术中应注意无菌操作,做好隔离:应用无菌巾及盐水纱布垫保护手术野; 切开肠管前要用干纱布保护; 切开肠管后及时用吸引器吸净肠内容物; 擦拭断端粘膜的棉球不得任意放置,以免污染或误遗腹腔; 肠吻合完毕后,应更换所用的器械和碘伏棉球擦洗手套后再进行其他操作。

7. 端端吻合法缝合亦可采取先缝合后壁再缝前壁的顺序,第一层为后壁浆肌层,第二层为后壁全层缝合,后壁缝完后再进行前壁两层吻合,先缝全层,此时可放开肠钳然后行前壁浆肌层缝合。

第八节 狗盲肠(兔蚓突)切除术

【目的和要求】

1. 通过动物盲肠部分切除了解人体阑尾切除术的手术步骤。

2. 强化训练无菌操作技术。

3. 学习开腹和关腹的基本操作。

4. 熟练切开、止血、结扎、缝合和学会荷包缝合。

【器材】

手术刀、手术剪、手术镊、拉钩、直、弯蚊式血管钳、直、弯中号血管钳、持针钳、缝针、丝线、纱布、护皮巾、组织钳、布巾钳、卵圆钳。

【实验步骤】

1. 腹腔麻醉成功后将动物仰卧固定于手术台上,脱毛、消毒、铺无菌巾。

2. 经腹直肌旁或腹直肌切口(图 5-8-1),切开皮肤、皮下组织 8～10cm,脐上和脐下各半,以直血管钳钳夹止血,1 号丝线结扎。护皮巾两块以丝线或布巾钳固定于切口两侧,助手牵开切口两侧皮肤和皮下组织,显露腹直肌前鞘。

用手术刀对腹直肌前鞘切开一纵向小口,用组织剪尖插入孔内,使前鞘和腹直肌分离,剪开前鞘,长度于皮肤切口长度等长。家兔开腹较为简单,可以用手术刀一直切开至腹膜层。

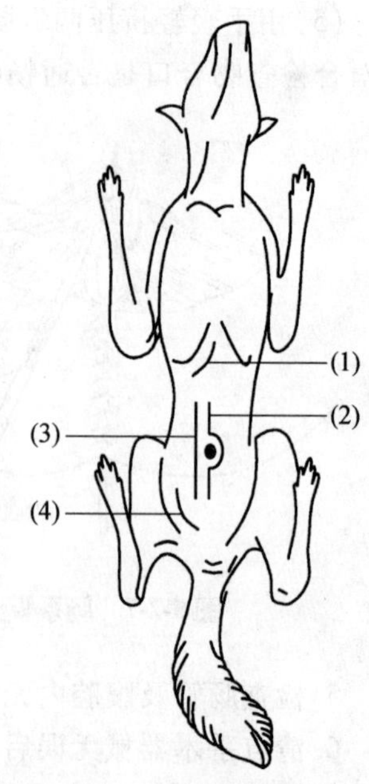

图 5-8-1 动物腹部切口

(1)肋缘下切口 (2)正中(白线)切口 (3)腹直肌切口 (4)麦氏切口

3. 用弯血管钳沿肌纤维方向钝性分离,腱划处可横断,4 号丝线结扎,推开腹直肌,暴露腹直肌后鞘和腹膜(图 5-8-2)。

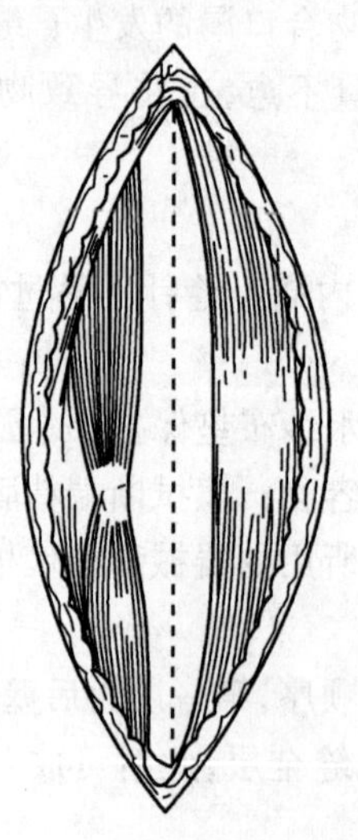

图 5-8-2 腹膜的暴露

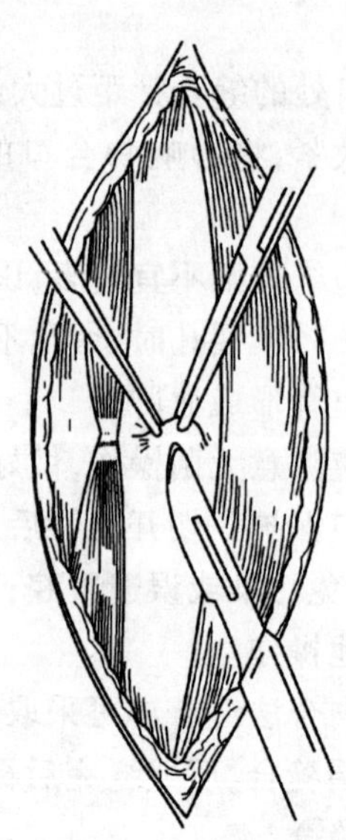

图 5-8-3 钳夹切开腹膜

4. 因狗的腹膜和腹直肌后鞘比较接近，常将两者一起切开。用两把血管钳沿横轴对向交替钳夹提起后鞘和腹膜，检查确定没有内脏被钳夹时，用手术刀切开一小口（图5-8-3）。提起血管钳，用组织剪纵向剪开腹膜，剪开腹膜时，可用长镊子或左手食指和中指插入腹腔，沿切口反向将内脏向深面推挤，以免剪开腹膜时损伤内脏（图5-8-4）。

5. 护皮：术者左手托着护皮巾使其边缘靠近对侧边缘，伸入腹腔压下内脏，右手用有齿镊提起腹膜和后鞘，助手左手以有齿镊夹持护皮巾边缘使之靠近腹膜和后鞘，右手用组织钳将护皮巾边缘固定于腹膜和后鞘上，助手和术者更换相同动作完成另一侧护皮，以免腹腔内液体污染皮下组织导致切口感染。

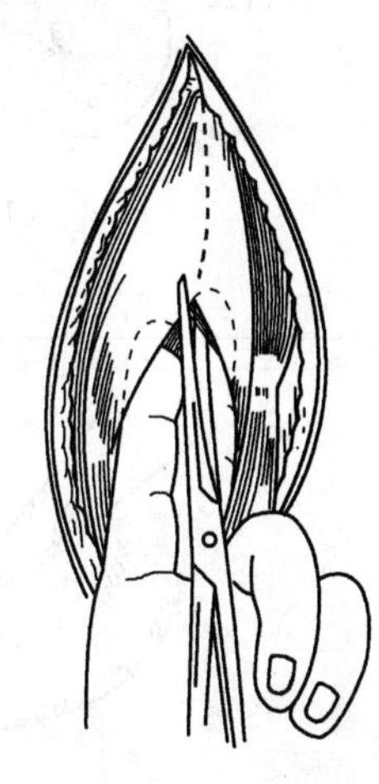

图5-8-4 剪开腹膜

6. 显露盲肠：开腹后，先将前面的大网膜和小肠推向左侧。在脐部与右侧腹壁之间可以找到回肠、盲肠和结肠形成的分叉肠管。犬的大肠没有结肠带和袋形，仅较回肠发白，肠壁稍厚，盲肠成为大肠起始的标志。盲肠长约5～10cm，弯曲，肠系膜较短，盲肠基部宽如结肠，逐渐变细至盲端。找到后用血管钳或阑尾钳或组织钳夹住系膜边缘[图5-8-5(1)]。

7. 分离盲肠：①提起盲肠，用纱布遮盖外周肠管；②在系膜的无血管点，用蚊式钳穿孔，继用两把血管钳平行夹住含血管的系膜，在两钳之间切断，分别以细丝线结扎止血[图5-8-5(2)]。按系膜血管的具体分布，分次切断结扎，使盲肠基本缺血且可伸直。分离系膜应靠近盲肠，防止损伤回肠和结肠。

8. 切除盲肠：①在盲肠近根部（约1cm），先用血管钳压榨肠壁，再用4号丝线扎紧压榨处肠管，线结处暂用蚊式钳夹住后，剪去余线[图5-8-5(3)]；②在肠管结扎处约0.8cm处，作一浆肌层的荷包缝合[图5-8-5(4)]。针距适当，约5针，以免影响收紧结扎；③在盲肠结扎处远侧约0.6cm处夹两把血管钳，切断盲肠[图5-8-5(5)]。切下的盲肠连同刀、钳，一并放入弯盘内，与其他器械分开；④盲肠残端用石炭酸（或碘酊）、酒精、盐水的棉签消毒。术者提起荷包缝合线，逐渐收紧；同时，助手以血管钳将残端送入肠腔内，直至荷包缝合完成[5-8-5(6)]。残端包埋不满意时，可外加8字缝合。

9. 关闭腹腔：①检查手术野有无出血；②清点纱布和器械；③确认腹内手术完善，无活动性出血点，整复网膜、肠管等位置；④逐层缝合腹壁切口。

【注意事项】

1. 狗的“阑尾”系膜很短，术中处理“阑尾”系膜是应紧靠“阑尾”壁，以防回肠壁撕裂。

2. 荷包缝合的大小以刚好包埋盲肠残端为宜。

3. 用4号丝线做荷包缝合，收紧缝合线时两食指要水平用力，以防荷包缝线扯断，包埋时术者和助手要密切配合，在术者将盲肠残端塞入内翻的同时，由助手逐渐收紧荷包缝线打结。

4. 寻找“阑尾”困难时，可将动物胃和十二指肠提起，“阑尾”即位于十二指肠环内。

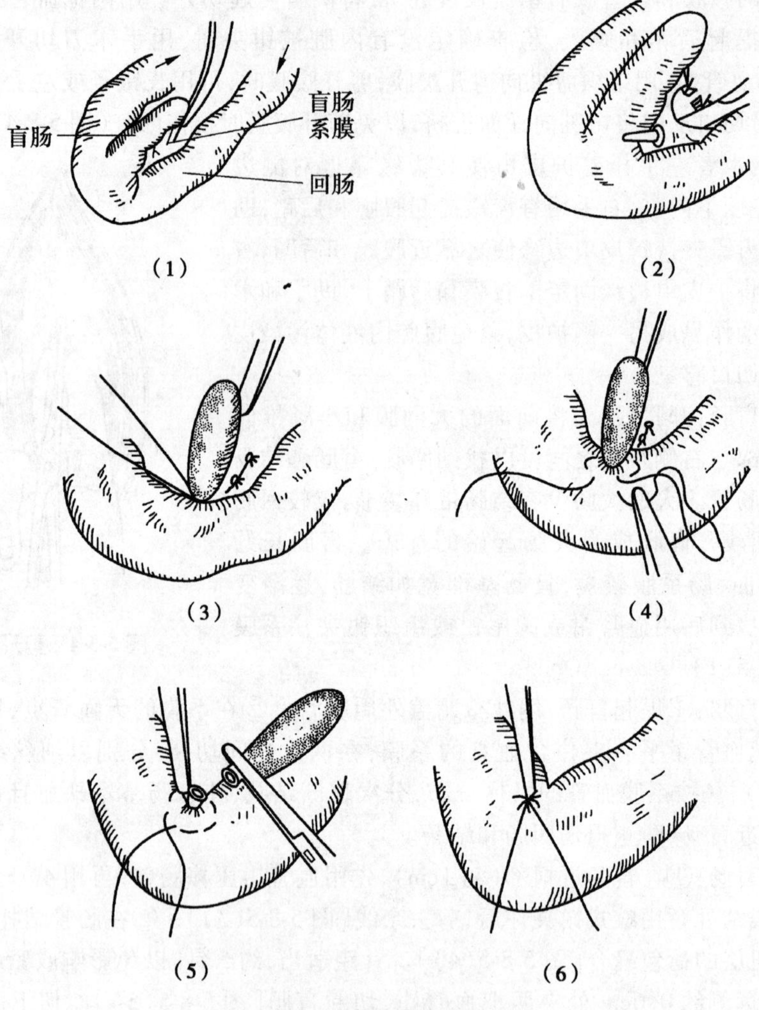

图 5-8-5　犬盲肠切除术的步骤

(1)显露盲肠　(2)分离结扎盲肠系膜　(3)结扎盲肠根部　(4)在盲肠根部外做荷包缝合　(5)切除盲肠　(6)包埋盲肠残端

第九节　狗脾切除术

【目的和要求】

1. 强化训练无菌技术操作。
2. 强化训练手术基本操作。
3. 练习开腹和关腹的常规步骤。
4. 练习处理大血管的操作技术。
5. 练习实质性脏器切除的方法。

【器械】

手术刀、手术剪、手术镊、拉钩、中号血管钳、蚊式血管钳、铺巾钳、组织钳、缝针、缝线、纱布、手术巾等。

【实验步骤】

1. 麻醉成功后，将动物仰卧，固定在手术台上，脱毛、消毒、铺无菌巾。

2. 取左上腹经腹直肌切口，长约 8 ~ 10cm。切开皮肤、皮下组织及腹直肌前鞘，分离腹直肌，切开腹直肌后鞘及腹膜，详细结扎止血。

3. 暴露腹腔后，找到脾脏，见脾呈暗红色，长而狭窄、形似镰刀状，活动性大。术者轻柔地将脾脏提出切口外，垫以湿盐水纱布，剪开脾周围无血管的韧带，可见脾蒂很宽，由两层腹膜包绕，近脾门脾动、静脉分成许多血管进入脾实质。

4. 先分离脾胃韧带，有血管的地方用血管钳钳夹后切断并结扎。先预扎脾动脉：在脾动脉主干部位解剖游离脾动脉约 1cm，用血管钳带 4 号线结扎，暂不切断（图 5-9-1）。脾脏动脉供血阻断，而静脉回流通畅，形成血液“自体回输”，脾脏变小、变软。

5. 用弯血管钳将脾蒂血管（包括动脉、静脉）与周围组织分离约 3cm 长一段，然后在游离段近端夹两把弯血管钳，远端夹一把弯血管钳。在远端弯血管钳的近端剪断血管，近侧断端先用 4 号线三叠节结扎一道，结扎时放开最近端的一把弯钳，在剩下的另一把弯钳近端与结扎线之间用 4 号线贯穿缝合结扎；远侧端则结扎一道即可（5-9-2）。

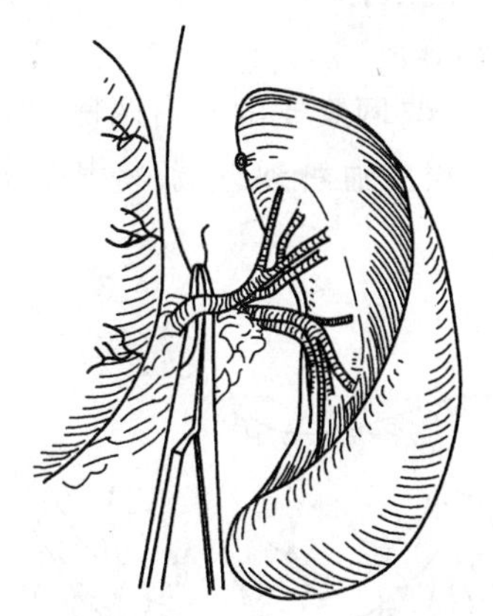

图 5-9-1　预扎脾动脉

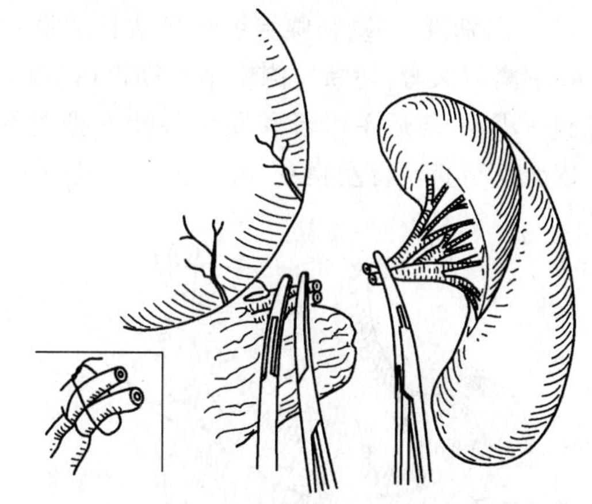

图 5-9-2　处理脾蒂

6. 检查脾蒂部无活动性出血，清点纱布、器械无误，常规逐层关腹。

【注意事项】

1. 狗脾脏不在左膈下而在左肋部，其背端位于第一根肋骨和第一腰椎横突的腹面。切勿把肝脏的左外侧叶当作脾脏切除。

2. 狗脾活动性好，一般容易提到切口外，提脾时手法要轻柔，以免撕破脾脏及脾蒂。

3. 游离脾蒂时，注意不要损伤胰腺。

4. 结扎血管时，要向学生强调结扎线要拉多次才能真正拉紧。

第十节 狗胃大部分切除术

【学习目的和要求】

1. 综合学习外科基本操作。

2. 掌握狗胃大部分切除的操作步骤。

【器材】

胃大部分切除手术的常规器械,通常打包在一起为胃手术包,其他器械如腹部牵开器等。

【实验步骤】

1. 麻醉成功后,将动物仰卧,固定在手术台上,脱毛、消毒、铺无菌巾。

2. 剑突与脐之间的上腹部切口,依次切开皮肤、皮下组织、腹白线、腹膜前脂肪和腹膜。腹腔探查:观察胃及其相邻器官解剖。狗的胃底和胃体较大,几乎呈圆形;幽门部较小,呈圆管状。胃大弯比胃小弯约长4倍。十二指肠位于肝下。胃和十二指肠血供与人相似。

3. 切开胃结肠韧带:在胃结肠韧带左侧、胃网膜动脉之下,无血管处剪开一个洞(图5-10-1)。识别胃后壁、胰腺组织和横结肠系膜中的结肠动脉。

4. 游离胃大弯:切断左侧胃结肠韧带后,在胃网膜血管与网膜支的左右两侧,用血管钳各戳一小洞,然后手术者和助手各持一把血管钳,分别钳夹血管远近端,将其切断、结扎。依次左行直至胃网膜左、右血管交汇处(图5-10-2)。

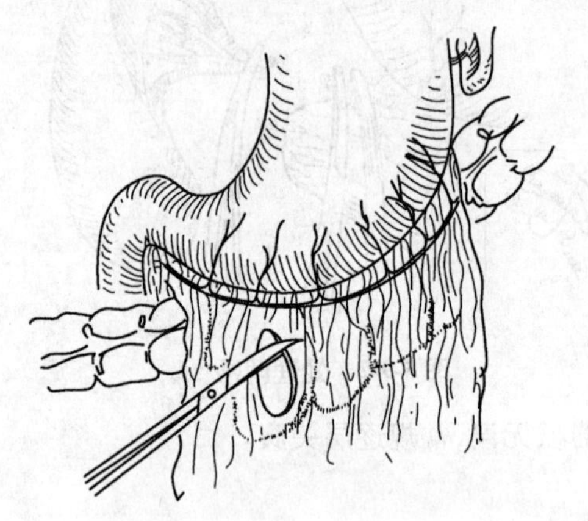

图5-10-1 切开胃结肠韧带

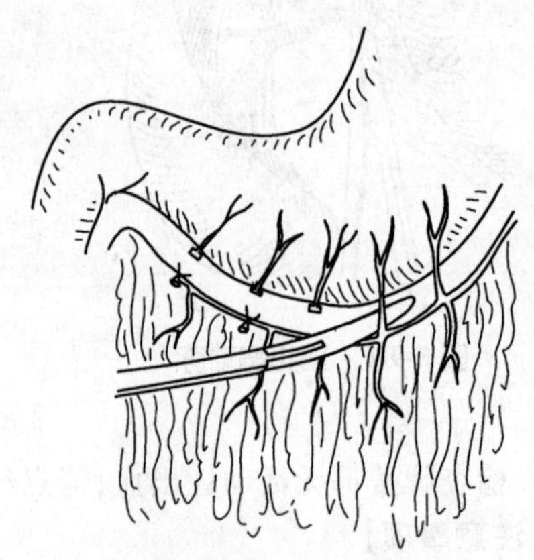

图5-10-2 血管弓内操作,切断胃结肠韧带

5. 切断胃网膜右血管:同上步操作,依次向右、分段切断右侧胃结肠韧带,直至幽门右侧。于幽门下方将胃网膜右血管分离出来,并在其根部切断、结扎(图5-10-3)。此操作要注意切勿损伤横结肠系膜中的结肠中动脉。

6. 切断胃右动脉:在幽门右侧十二指肠上缘,插入一血管钳,从肝胃韧带的孔洞穿出。胃右动脉即在此二孔间的肝胃韧带内。可在二把止血钳之间予以切断、结扎(图5-10-4)。

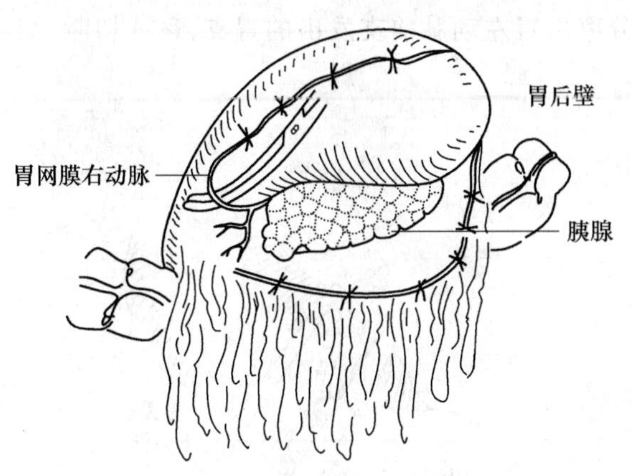

图 5-10-3 切断结扎胃网膜右动脉

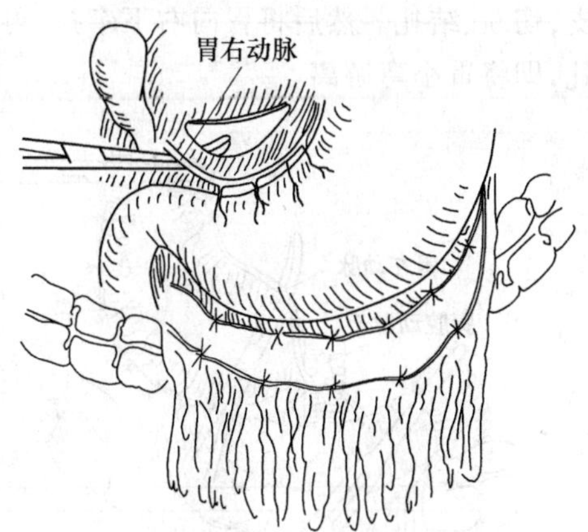

图 5-10-4 切断胃右动脉

7. 游离并切断十二指肠：游离十二指肠 2.0～3.0cm。在预定十二指肠切断线两侧，各夹一把 kocher 钳，钳尖一致指向小弯侧，两钳一般至少相距 0.5cm。准备好吸引器，手术刀紧贴胃侧 kocher 钳切断十二指肠，两断端分别用 0.1% 碘伏消毒。用纱布垫将胃侧断端包裹，置于一旁。将十二指肠断端牵向右前方，进一步分离十二指肠上、下缘及后壁与周围组织的粘连，结扎进入十二指肠的小血管，游离有足够长的十二指肠断端，保证胃和十二指肠缝合时无张力（图 5-10-5）。

8. 切断胃网膜左血管：将胃向左上牵拉，在胃网膜左、右血管交汇处向左，于胃网膜左动脉第一个胃支的左侧，切断胃网膜左血管（图 5-10-6）。由此处向胃小弯做一垂直线，即为胃的预定切除线。将切除线大弯侧残余的胃结肠韧带组织自胃体上分离干净，使浆膜面光滑。

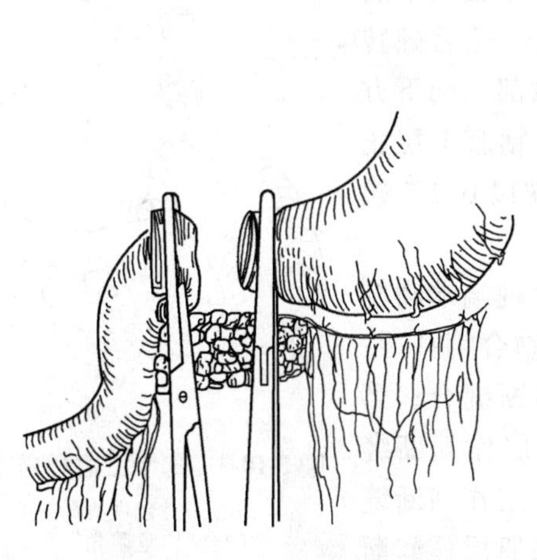

图 5-10-5 切断十二指肠

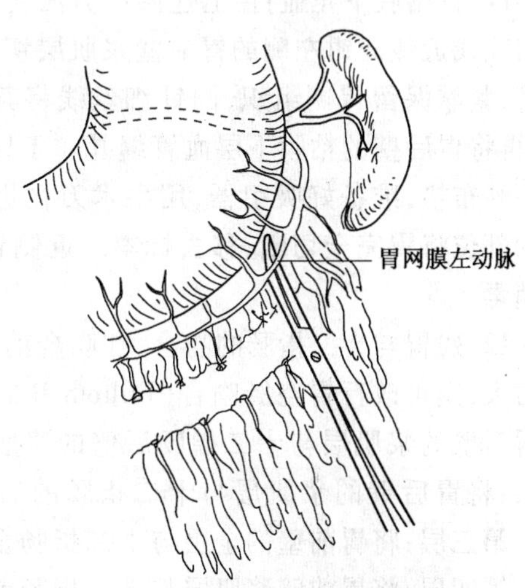

图 5-10-6 切断结扎胃网膜左动脉

9. 切断胃左血管分支和游离胃小弯：将胃向上翻转、提起、分离胃后壁，可见胃左血管（图 5-10-7）。靠近胃小弯，将肝胃韧带的后层腹膜剪开，分离出胃左动脉后支发出的胃支,切断、结扎。然后将胃向右下牵拉,再分离出胃左动脉前支发出的胃支,逐一切断、结扎,即将胃小弯游离。

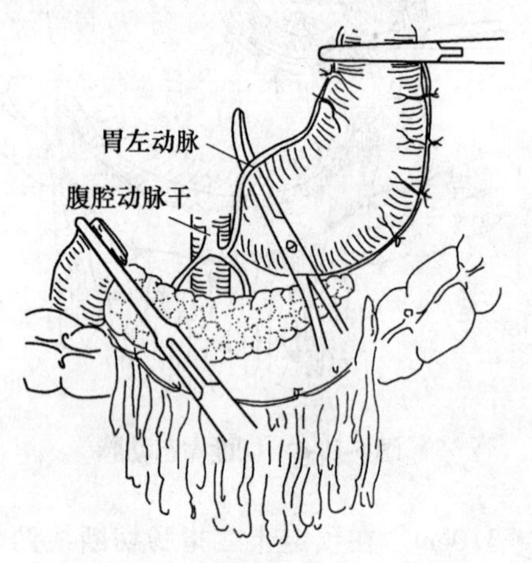

图 5-10-7 切断结扎胃左动脉

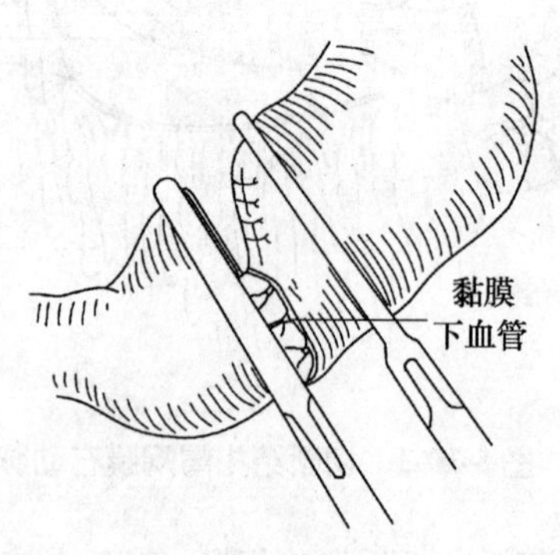

图 5-10-8 胃切断、小弯侧残胃已缝合

10. 切除胃:切除胃之前,试将预定的切除部位拉至十二指肠残端处,应无任何张力。由于残胃是与十二指肠端端吻合(Billroth I 式),所以,残胃开口直径应与十二指肠腔径相近。在胃预定切除线的两侧各夹一把肠钳,钳尖一致指向小弯侧。准备好吸引器、手术刀贴近切除线远端肠钳。自小弯向大弯侧切开,每切开 1cm,即用 4 号线将切开处保留胃侧的前后壁作全层缝合关闭,边切边缝,直到自大弯侧起,残胃开口与十二指肠的腔径相近。再在全层间断缝合过的部位,加一层浆肌层间断缝合(图 5-10-8),小弯侧残胃角以半荷包包埋。

11. 胃粘膜下止血:用上述两种方法之一处理胃残端后,将切除线近侧肠钳左侧的胃前壁浆肌层切开,显露粘膜下层血管,紧靠保留胃侧组织,圆针细丝线将其缝扎。然后翻转胃,再将胃后壁的粘膜下层血管缝扎。于胃切除部位的下方垫一纱布垫,准备好吸引器,用手术刀在进行了粘膜下层止血的部位将胃完全切断,移去标本。近侧胃残端以 0.1% 碘伏消毒。

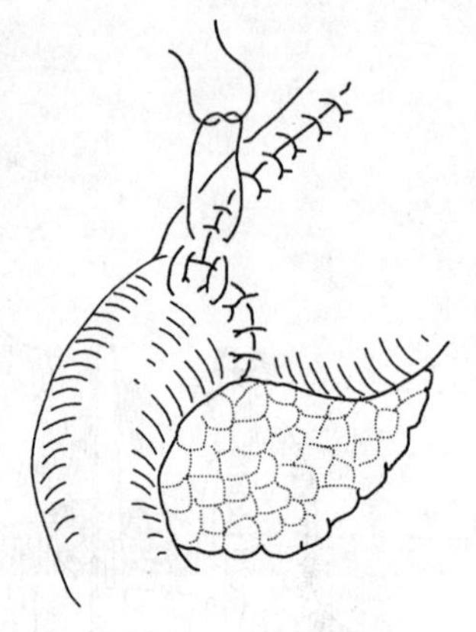

图 5-10-9 胃十二指肠吻合

最后一针包埋胃肠吻合口“危险角”

12. 残胃与十二指肠的吻合:在吻合前,若发现端端吻合张力大,则可改行胃空肠吻合(Billroth II 式)。吻合第一层:将胃后壁的浆肌层与十二指肠后壁的浆肌层间断缝合; 第二层:将胃后壁的浆肌层与十二指肠的后壁全层作间断缝合; 第三层:将胃前壁的全层与十二指肠全壁全层作间断缝合; 第四层:将胃前壁浆肌层与十二指肠前壁浆肌层作间断缝合。各层间断缝合时,最好等份分段进行,即吻合口牵引线缝合后的第一针缝在吻合口中点,然后再缝一边的中点,依次类推,使之吻合整齐、可靠。最后荷包缝合,包埋残胃与十二指肠吻合口小弯侧的“危险角”(图 5-10-9)。吻合完毕后,术者用拇指、食指对捏吻合口,检查是否通畅。

13. 关腹:清点器械、敷料数目,正确后依次关腹。

第十一节 狗原位植皮术

【目的和要求】

1. 学习手术刀切取皮片的操作方法。
2. 熟悉全层皮片(或中厚)植皮的操作步骤。
3. 强化无菌操作技术,熟练切开、止血、结扎和缝合。

【器械】

手术刀、组织剪、线剪、手术镊、直、弯蚊式和中号血管钳、持针钳、缝针、丝线、纱布、油纱布、网眼纱、木板、布巾钳、组织钳。

【实验步骤】

1. 取腹腔注射麻醉,成功后,动物仰卧固定于手术台上,刮去腹部的毛发,以75%的酒精消毒腹部。取皮部位于腹中线左侧(或右侧),常规铺巾,铺巾后所显露的术野应大于取皮范围。

2. 在铺巾后显露的术野中取3cm×3cm大小区域,以75%酒精涂擦两遍,术者用手术刀沿选取正方形皮肤区域边缘切开,层次可达真皮层,皮肤及皮片层次如图5-11-1,手术刀切下时刀锋与皮肤成30°角(图5-11-2)。

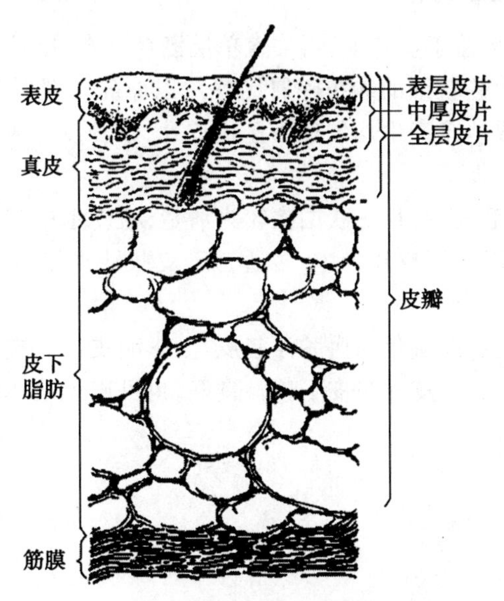

图5-11-1 皮肤和皮片层次

3. 助手用木板在切开线上下两端压下皮肤并向相反方向牵拉,绷紧皮肤,术者用有齿镊提起以切开正方形皮肤的一角,刀锋与皮肤呈15°~20°角,在真皮层(取中厚皮片)或其下(全层皮片)拉锯样切开皮肤,直至完整切下3cm×3cm皮片。

4. 取下皮片置于0.9%生理盐水中浸泡,如为全层皮片,术者可用剪刀修剪皮下组织,使皮片尽量变薄。修整供皮区皮下组织。

5. 供皮区内止血　皮片切取、皮下组织修整后，供皮区应严格止血，可用盐水纱布压迫数分钟，或血管钳钳夹止血，尽量避免丝线结扎，以减少创口内异物。

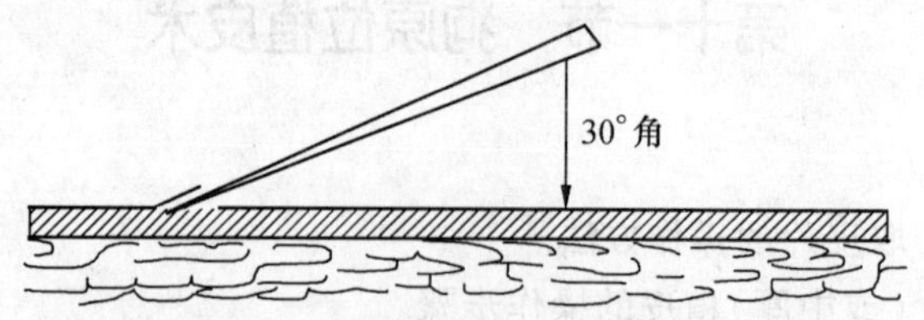

图 5-11-2　切开皮肤时手术刀与皮肤的角度

6. 从盐水中取出皮片，展开后原位覆盖于供皮区，术者和助手以镊子铺平皮片，用三角针、一号丝线缝合皮缘(图 5-11-3)，针距适度，打结后剪去短线，留下长线。

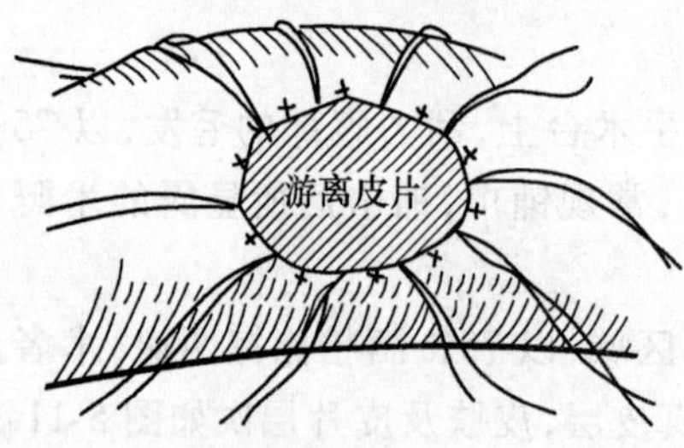

图 5-11-3　缝合皮片

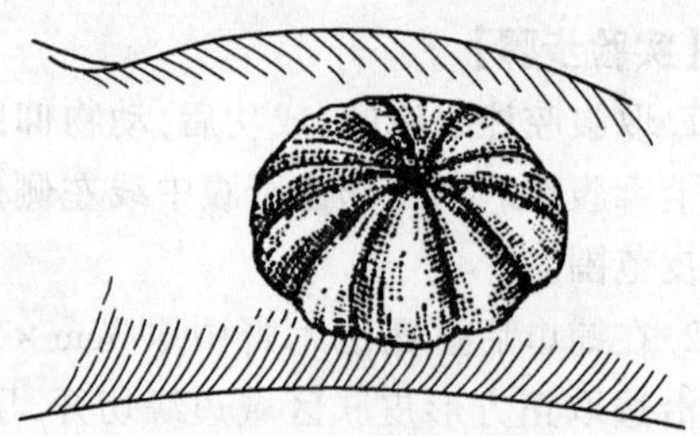

图 5-11-4　加压包扎

7. 一层油纱布平铺覆盖于皮片上，再加盖单层酒精纱布，以较多网眼纱布成团置于酒精纱布上(或一层纱布包裹较细的纱布碎屑代替)，以原先留置的长线在网眼纱布上打结固定(图 5-11-4)，使网眼纱布产生均匀压力压迫皮片，以利皮片成活。

【注意事项】

1. 狗腹部中线两侧毛发少，且皮肤层次较为清楚，植皮术中可选择腹中线两侧。

2. 手术刀切取皮片以全层皮片为主，多适合于皮肤缺损较小的新鲜创面。表层皮片多用取皮刀切取。

3. 供皮区应彻底止血，以避免因血肿浮起皮片，影响皮片的成活。

4. 皮片缝合后宜加压，使皮片与皮下接触良好，也可避免肢体或躯干活动而引起皮片松动。

第六章　常见外科手术

第一节　清　创　术

清创术是对新鲜开放性污染伤口进行清洗去污、清除血块和异物、切除失去生机的组织、缝合伤口，使之尽量减少污染，甚至变成清洁伤口，达到一期愈合，有利受伤部位的功能和形态的恢复。

【适应证】

体表软组织创伤，无深部神经血管损伤，只清创缝合，不需植皮等处理。

【禁忌证】

相对禁忌证，即创伤深，合并有大的神经和血管损伤。

【术前准备】

1. 清创前须对伤员进行全面体检，如有休克，应先抢救，待休克好转后争取时间进行清创。

2. 如颅脑、胸、腹部有严重损伤，应先予处理。如四肢有开放性损伤，应注意是否同时合并骨折，摄X线片协助诊断。

3. 应用止痛和术前镇痛药物。

4. 如伤口较大，污染严重，应预防性应用抗生素，在术前1小时、手术中和手术后分别用一定量的抗生素。

5. 注射破伤风抗毒素，轻者用1500U，重者用3000U，用前需皮试。

【麻醉】

上肢清创可用臂丛神经或腕部神经阻滞麻醉，下肢可用硬膜外麻醉，较小较浅的伤口可使用局麻，较大复杂严重的则可选用全麻。

【手术步骤】

1. 清洗去污　分清洗皮肤和清洗伤口两步。

(1)清洗皮肤：用无菌纱布覆盖伤口，再用汽油或乙醚擦去伤口周围皮肤的油污。术者按常规方法洗手、戴手套，更换覆盖伤口的纱布，用软毛刷蘸消毒皂水刷洗皮肤，并用生理盐水冲净，然后换另一只毛刷再刷洗一遍，用消毒纱布擦干皮肤。两遍刷洗共约10分钟。

(2)清洗伤口：去掉覆盖伤口的纱布，以生理盐水冲洗伤口，用消毒镊子或小纱布球轻轻除去伤口内的污物、血凝块和异物。

2. 清理伤口　施行麻醉，擦干皮肤，用碘酒、酒精消毒皮肤，面部及会阴部可用苯扎溴铵（新洁尔灭）溶液或碘伏消毒，铺盖消毒手术巾准备手术。术者重新用酒精或新洁尔灭液泡手，穿手术衣，戴手套后即可清理伤口。

对浅层伤口，可将伤口周围不整皮肤缘切除0.2～0.5cm，切面止血，消除血凝块和异物，切除失活组织和明显挫伤的创缘组织（包括皮肤和皮下组织等），并随时用无菌盐水冲洗。

对深层伤口，应彻底切除失活的筋膜和肌肉（肌肉切面不出血，或用镊子夹镊不收缩者，表示已坏死），但不应将有活力的肌肉切除，以免切除过多影响功能。为了处理较深部伤口，有时可适当扩大伤口和切开筋膜，清理伤口，直至比较清洁和显露血循环较好的组织。

如同时有粉碎性骨折，应尽量保留骨折片；已与骨膜游离的小骨片则应予清除。

浅部贯通伤的出入口较接近者，可将伤道间的组织桥切开，变两个伤口为一个。如伤道过深，不应从入口处清理深部，而应从侧面切开清理伤道。

伤口如有活动性出血，在清创前可先用止血钳钳夹，或临时结扎止血。待清理伤口时重新结扎，除去污染线头。渗血可用温盐水纱布压迫止血，或用凝血酶等局部止血剂止血。

3. 修复伤口　清创后再次用生理盐水清洗伤口。再根据污染程度、伤口大小和深度等具体情况，决定伤口是开放还是缝合，是一期还是延期缝合。未超过12小时的清洁伤口可一期缝合；大而深的伤口，在一期缝合时应放置引流条；污染重的或特殊部位不能彻底清创的伤口，应延期缝合，即在清创后先于伤口内放置凡士林纱布条引流，待4～7日后，如伤口组织红润，无感染或水肿时，再作缝合。

头、面部血运丰富，愈合力强，损伤时间虽长，只要无明显感染，仍应争取一期缝合。

缝合伤口时，不应留有死腔，张力不能太大。对重要的血管损伤应修补或吻合；对断裂的肌腱和神经干应修整缝合。显露的神经和肌腱应以皮肤覆盖；开放性关节腔损伤应彻底清洗后缝合；胸腹腔的开放性损伤应彻底清创后，放置引流管或引流条。

【术中注意事项】

1. 伤口清洗是清创术的重要步骤，必须反复用大量生理盐水冲洗，务必使伤口清洁后再作清创术。选用局麻者，只能在清洗伤口后麻醉。

2. 清创时既要彻底切除已失去活力的组织，又要尽量爱护和保留存活的组织，这样才能避免伤口感染，促进愈合，保存功能。

3. 组织缝合必须避免张力太大，以免造成缺血或坏死。

4. 伤口内应放置引流物。

第二节　气管切开术

【适应证】

1. 危重昏迷患者呼吸道分泌过多，咳痰困难，分泌物不能排出，随时有呼吸道梗阻危险；

2. 喉部炎症、外伤引起呼吸道梗阻；

3. 颈部烧伤和其他伤影响呼吸道通畅者；

4. 颈部手术，如甲状腺切除，颈部大肿瘤切除，包块长期压迫气管发现气管软化，术后有呼吸道梗阻和窒息危险；

5. 呼吸道异物，无法经口取出者；

6. 危重患者肺部疾患，全身衰竭气道分泌物无力咳出者。

【禁忌证】

一般无特殊禁忌证，但患者已处于危重状态，因其他疾病，无抢救意义，家属又不同意行气管切开时，可不施行此手术。

【术前准备】

1. 征得家属同意，说明手术必要性及可能发生的意外；

2. 准备好手术照明灯，吸引器，直接喉镜和气管插管；

3. 选择适合患者气管粗细的气管套管，包括外套管、内套管和套管芯。

【麻醉】

一般应用1%普鲁卡因局麻。显露气管后作气管穿刺时，可向内滴入1% ~2%地卡因0.2 ~0.3ml，进行气管粘膜的麻醉。情况紧急或病人已处于昏迷状态时，可不用麻醉。

【手术步骤】

1. 体位　取仰卧位，颈下垫枕，头部枕一垫圈，使颈部呈过伸位，病情不许可时可采用半坐位。

2. 切口　颈中线切口，上起甲状软骨下缘，下至胸骨上切迹以上一横指(图6-2-1)。

3. 切开皮下组织　将皮下组织颈浅筋膜和颈阔肌切开，直至颈前肌。用小拉钩将切口向两侧对称拉开，一一结扎、切断皮下组织内的较大浅静脉，显露颈前肌后，纵行切开白线(图6-2-2)。

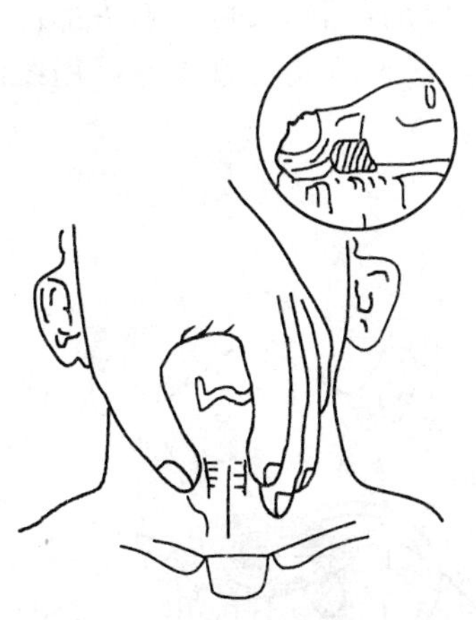

图6-2-1　皮肤切口

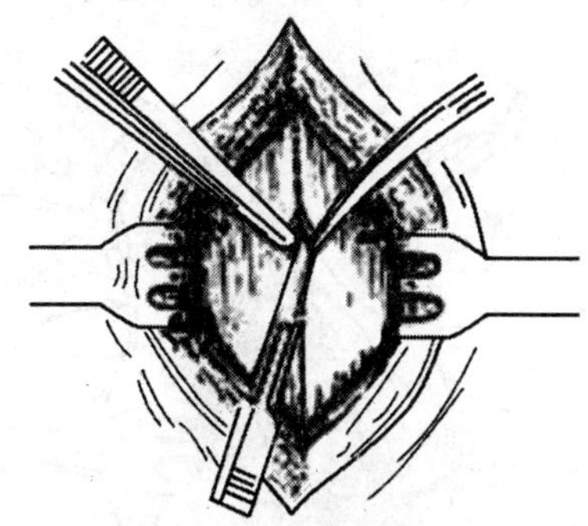

图6-2-2　切开颈深筋膜

4. 拉开甲状腺峡部　用手指探摸气管并向下分离，向上可见淡红色、质软的甲状腺峡部，用弯止血钳在峡部和气管间进行分离后，用小钩将峡部向上拉开。峡部较大者，可用两把弯止血钳钳夹后切断，即可看到气管环。气管前筋膜、胸骨上窝及气管旁组织不需过多分离，以免发生纵隔气肿或气胸，如气管前有小血管妨碍气管切开时，可用止血钳夹小纱布球轻轻将小血管推向一侧，使其离开气管前方；如有出血点，应予结扎止血（图 6-2-3）。

5. 切开气管环　用尖刀在气管前正中线切开气管的第 3 ~ 4（或 4 ~ 5）软骨环，切开时刀刃应朝上，自下向上挑开，刀尖不可刺入太深，以 2 ~ 3mm 为宜。当咳嗽时，食管前壁连同气管后壁可挤向气管腔内，因此，应趁咳嗽声刚停止的吸气过程中迅速切开（图 6-2-4）。

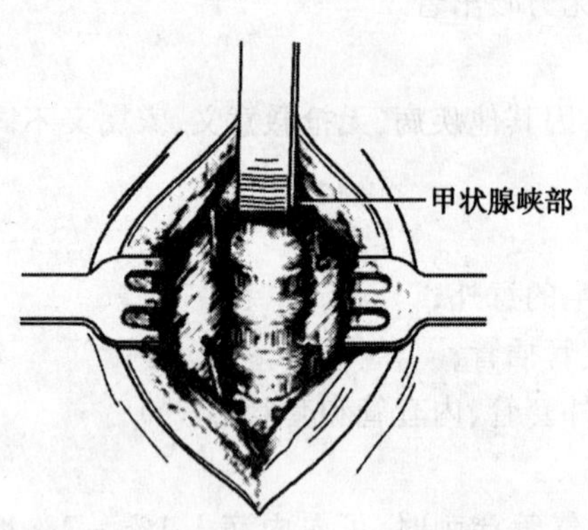

图 6-2-3　向上拉甲状腺峡部，显露气管

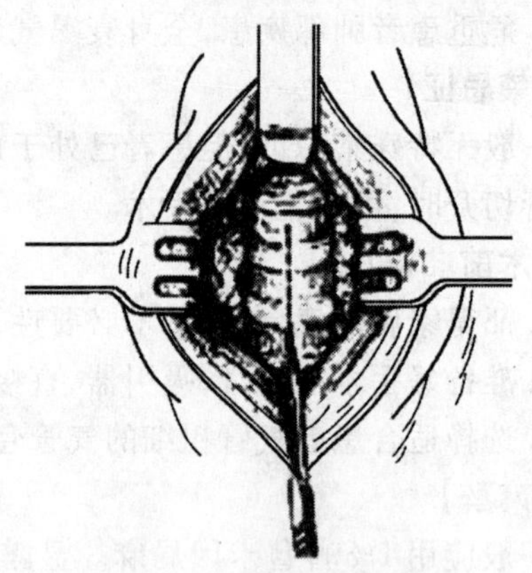

图 6-2-4　自下向上挑开气管第 3 ~ 4 软骨环

6. 插入气管套管　切开气管前壁软骨环后，即用弯止血钳或气管插管扩张器扩开气管切口，随即插入带芯气管套管。如病人有强烈咳嗽，应立即拔出管芯，并用吸引器吸尽气管内分泌物及血性液体，再放入内套管，证实套管已插入气管内后，方可将两侧拉钩取出；如无气体进出，应拔出气管套管，重新放置（图 6-2-5）。

7. 处理切口　切口一般不需缝合。如切口过长，可在上、下两端各缝合 1 ~ 2 针，但不能太紧，以免发生皮下或纵隔气肿。切口周围用油纱带覆盖，在切口与套管间垫一剪了小口的小纱布（3 ~ 4 层即可），最后将固定带绕过颈后，在颈部侧面打结。带结要打得松紧适宜，太松时套管容易滑脱，造成窒息，太紧时如果术后局部肿胀，可影响头部静脉回流。如应用带气囊的套管时，则从注气管注入 3ml 左右空气，再将注气管折叠后用线结扎，以保证人工呼吸时不会漏气（图 6-2-6）。

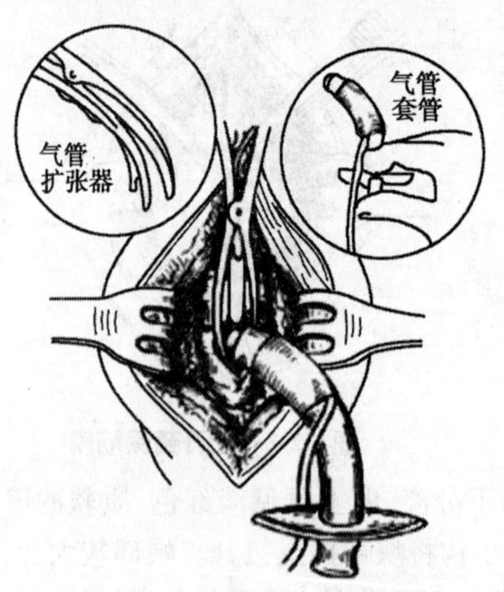

图 6-2-5　扩开气管切口，插入气管套管

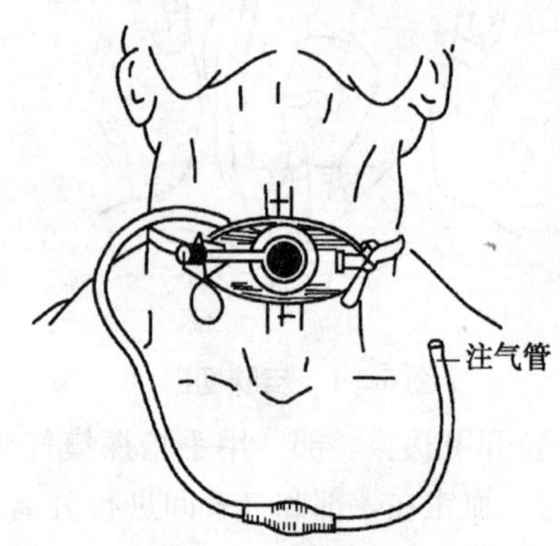

图 6-2-6　固定套管，缝合

【术中注意事项】

1. 因病情严重,不允许拖延时间,而又无气管切开器械时,可不经消毒及麻醉,用日常生理用的小刀切开气管前皮肤、皮下组织和颈白线,用手指探摸到气管环,并以手指作向导切开气管环,然后将刀柄插入气管,转一角度撑开气管切口,随即插入普通的胶皮导管,其外端剪成两瓣,瓣端剪孔,安固定带,向两侧分开,以代替气管套管。伤口周围用油纱布及小纱布垫好后,将固定带绕颈固定。

2. 手术时,患者头部位置要保持正中后仰位,保持切口在颈中线进行,术中随时探摸气管位置,指导分离的方向和深度。

3. 在分离至深部时,每剖入一层,两侧拉钩也随之同时挪动拉深一层,两侧拉力要均匀,以免拉力不均,将气管拉向一侧,当分离至气管前壁时,拉钩要向外、向前拉,不要向后压,以免压迫气管。当气管软骨环已切开,气管套管尚未插入时,应特别留意勿脱钩,以免增加插管的困难。

4. 气管前筋膜不宜分离,可与气管前壁同时切开。气管侧壁不要分离,否则易伤及胸膜顶或纵隔,也能致气管切口偏向一侧,造成拔管困难。

5. 气管切开位置宜在第3~4两个软骨环,如太高,易伤及第1软骨环,会引起喉咽部狭窄; 如太低,易使套管脱出或顶住隆凸,致粘膜损伤出血,或造成纵隔气肿,甚至伤及胸内大血管。小儿右侧胸膜顶较高,注意防止损伤。

6. 术中止血要完善,皮肤不能缝合过紧,以防止发生血肿或气肿。

7. 气管套管要固定好,一定要注意避免滑脱,套管系带在颈部缚牢,缚成“死结”,但颈部松紧要适当。

8. 呼吸和气体交换量得到解决后应及早拔管。拔管前注意:

(1)先用软木塞或胶布堵塞管口1/2,如无呼吸困难,可进一步堵塞2/3,直至全部堵塞,1~2日而无呼吸困难,即可拔管。软木塞或胶布必须用线固定在气管套管的固定带上,以防被吸入气管。

(2)如用带气囊的气管套管,应先排空气囊,再堵塞套管。

(3)拔管前准备一套气管切开器械,以备万一拔管后出现呼吸困难时重新插管。拔管前先吸尽气管内分泌物,然后松开固定带,顺套管弯度慢慢拔出。如出现呼吸困难,应立即用另一消毒套管由原切口插入。拔管后不需缝合伤口,可用油纱布包扎,或用蝶形胶布拉拢伤口。

第三节 腹股沟斜疝修补术

【适应证】

腹股沟疝的早期手术效果好、复发率低,对一般病员,均应争取及早手术,以免历时过久腹壁结构改变太多,手术后容易复发。但在老年、婴儿或有严重内脏疾病的病员,手术指征应从全面考虑。下列情况可暂行非手术治疗:

1. 1岁6个月以内的婴儿,若疝较小、无嵌顿或绞窄者(因较小的疝有时能自愈)。

2. 老年病员若有前列腺增生、明显尿潴留者,先应解决尿潴留问题。

3. 老年、直疝较小者。

4. 有恶性肿瘤、晚期肝硬化或大量腹水者。

5. 有慢性支气管炎者，一般虽不是手术禁忌证，但术前应对气管炎加以适当的治疗。

【麻醉】

局部浸润麻醉或椎管内麻醉。

【手术步骤】

1. 切开　自腹股沟韧带中点上方2cm处至耻骨结节，作一与腹沟韧带相平行的长约7cm的切口（图6-3-1）。切开皮肤、皮下组织及其筋膜后，即可显露腹外斜肌腱膜及外环。用钝性分离将皮下脂肪组织及筋膜等从腹外斜肌腱膜上推开，内达腹直股前鞘，外至腹股沟韧带。剥离皮下脂肪组织的目的，在于使腹外斜肌腱膜在缝合后，愈合较为牢固，同时也利于进一步解剖和疝修补（图6-3-2）。

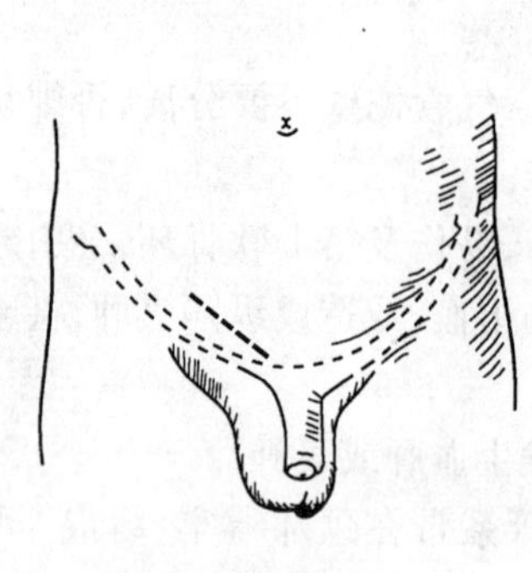

图6-3-1　切口

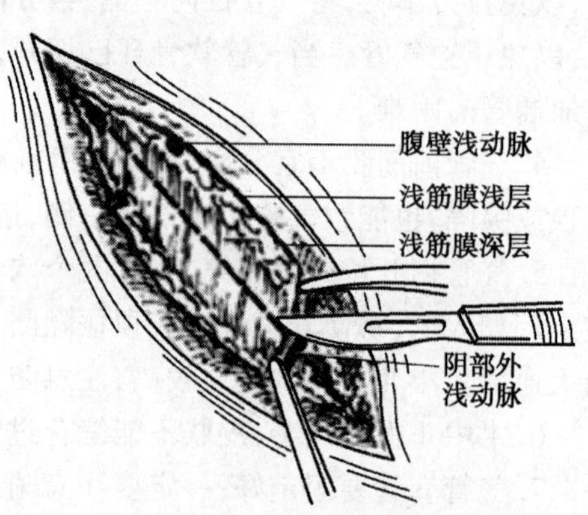

图6-3-2　切开浅筋膜浅层和深层

在外环的外上方切开腹外斜肌腱膜，以钝头剪刀在腱膜下潜行分离，然后顺肌纤维方向剪开，注意保护行走于腹外斜肌深面的神经（图6-3-3）。显露和分离髂腹股沟神经和髂腹下神经，提起腹外斜肌腱膜，在腱膜的深面进行分离，内达腹内斜肌与联合肌腱，外至腹股沟韧带，显露腹股沟韧带的返折部分（图6-3-4）。

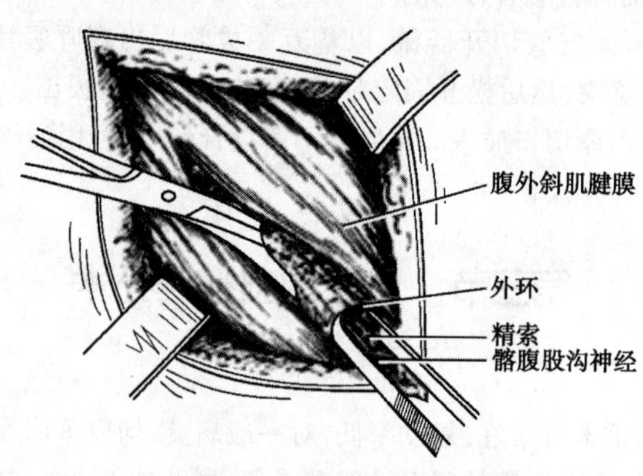

图6-3-3　切开腹外斜肌腱膜

2. 游离疝囊　依肌纤维的方向切开睾提肌，切开前应认清髂腹股沟神经的位置以免发生损伤，必要时亦可以小心地游离髂腹下神经及髂腹股沟神经，分别用两把组织钳夹住并翻于腹外斜肌腱膜切口的两缘之外。

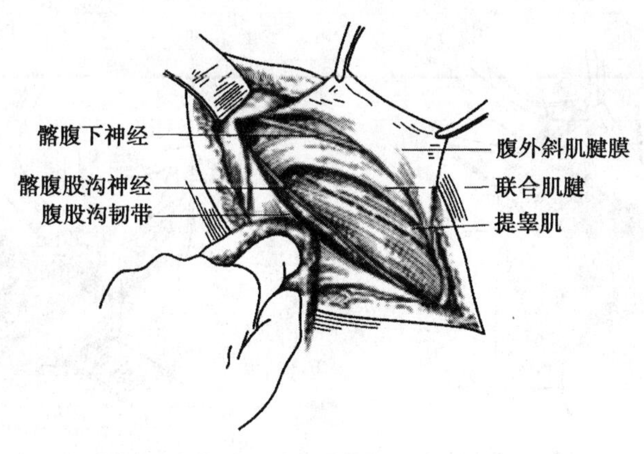

图 6-3-4 向两侧分离

切开提睾肌后即可显露精索及疝囊(图 6-3-5)。疝囊一般位于精囊的内前方、色灰白,较易识别。如疝囊过小或寻找困难时,可让病员咳嗽或腹部用力,疝囊因此而出现冲动或膨大,有助于识别。以血管钳提起疝囊,示指包纱布,将疝囊与输精管、精索血管及周围组织分开(图 6-3-6)。

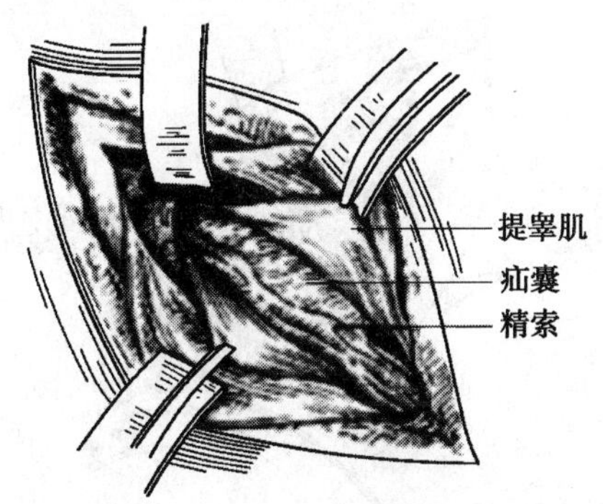

图 6-3-5 拉开腹内斜肌、腹横肌切开提睾肌

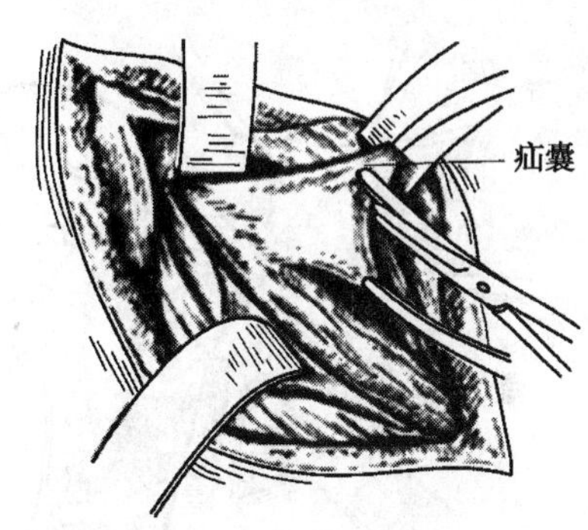

图 6-3-6 寻找并切开疝囊

3. 处理疝囊 用两把血管钳提起疝囊壁,在两钳之间切开疝囊,注意勿伤及疝的内容物,继以剪刀扩大其切口,检查疝的内容物(肠管或其他),若属正常,将其送回腹腔,然后以示指伸入疝囊内,了解疝囊颈与内环的大小、腹壁下动脉的位置。再将手指经疝孔伸入腹腔内,检查赫氏三角、股环及其附近是否还有疝孔,接着以纱布包裹右手示指,继续剥离疝囊至颈部。当分离至疝囊颈部时,可见腹外脂肪组织。剥离疝囊时应注意保护精索血管及输精管。输精管为一较坚韧的索状物,一般容易辨认,但谨防将其误当作纤维束带而切断(图 6-3-7)。

较大的疝囊,不需全部切除,以减少组织创伤及术后血肿的发生。可在疝囊的中部游离、切断,其远端经彻底止血后留置于原位,近端则按上述方法继续进行分离。将腹内斜肌向上方拉开,在疝囊颈部以 4 号丝线作高位的荷包缝合结扎。为了避免损伤肠管,荷包缝线应在疝囊内进针,最后缝线结扎在疝囊外,再利用原线绕疝囊颈部结扎一次,距结扎线约 1cm 处剪除多余的疝囊(图 6-3-8、6-3-9)。

4. 修补内环 仔细止血后,将精索向外上方牵开,钩起腹内斜肌,在精索内筋膜与腹横 筋膜的连接处,稍加分离,便可显露腹横筋膜上的内环裂孔,以4号丝线缝合腹横筋膜

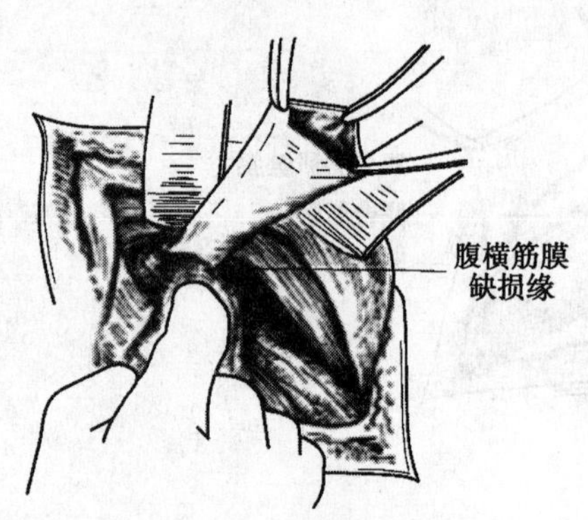

图 6-3-7　分离疝囊至内环

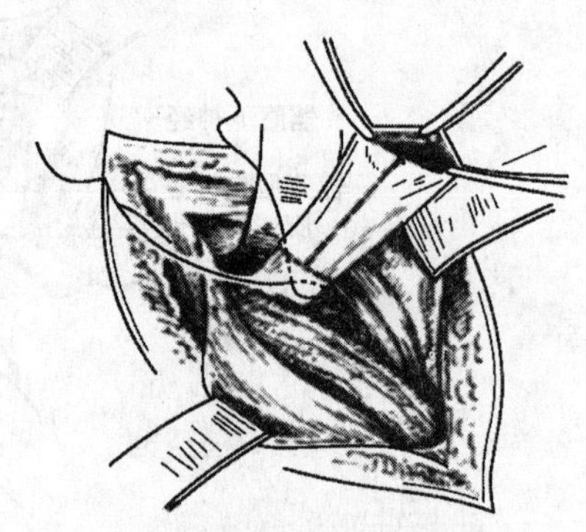
图 6-3-8　疝囊小的可高位缝扎

1～2针，缩小扩大的内环，所余部分以能容纳示指尖为度。内环的修复可以减少手术后复发的机会，但缝合不宜过紧，以免压迫精索影响其血循环，造成手术后睾丸肿胀或萎缩。在修补时，应注意防止损伤腹壁下动脉和股静脉。在女性病员可将圆韧带切除，以利缝闭内环（图 6-3-10）。

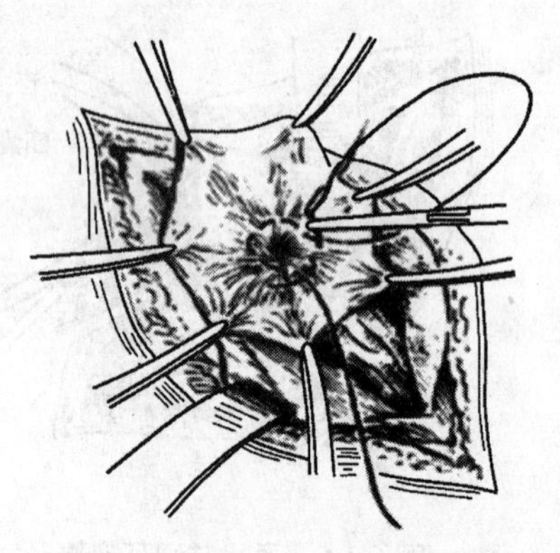
图 6-3-9　疝囊大的可高位荷包缝合

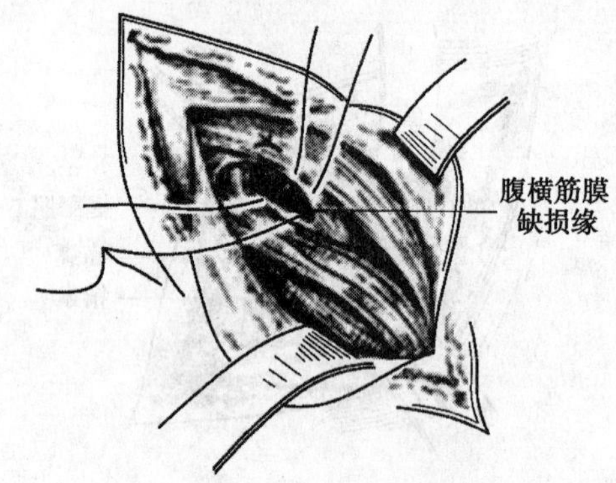

图 6-3-10　修复内环、腹横筋膜

如系婴儿，不进行疝修补时，即可将提睾肌及精索用细丝缝合，然后分层缝合腹外斜肌腱膜、皮下组织及皮肤。

5. 修补腹股沟管　一般分为精索原位修补法和精索移位修补法，前者多用于儿童及少年，后者多用于成人。

（1）精索原位疝修补法（Ferguson 法）：主要是加强腹股沟管的前壁，精索留于原位。将提睾肌及精索内筋膜用细丝线缝合，然后以 4 号丝线将联合肌腱缝于腹股沟韧带上（图 6-3-11），每针相距约 1cm，腹股沟韧带上的缝线勿缝于同一纤维间隙上，以防撕裂，同时进针不宜过深，以免损伤股血管。缝合后的外环以能容纳示指尖为度。另法是将腹外斜肌腱膜内叶与联合肌腱缝合于腹股沟韧带上（图 6-3-12）。

（2）精索移位修补法：目前最常用者是巴氏（Bassini）法，是加强腹股沟管后壁修补法（图 6-3-13、6-3-14）。将原先切开的提睾肌及精索内筋膜在精索后用细丝线间断缝合，然后牵开精索，在精索的深面将联合腱与腹股沟韧带间断缝合，最低一针应同时缝在耻骨结节处的韧带上，以免在下角处遗留空隙，待全部缝好后，再将其逐一结扎。

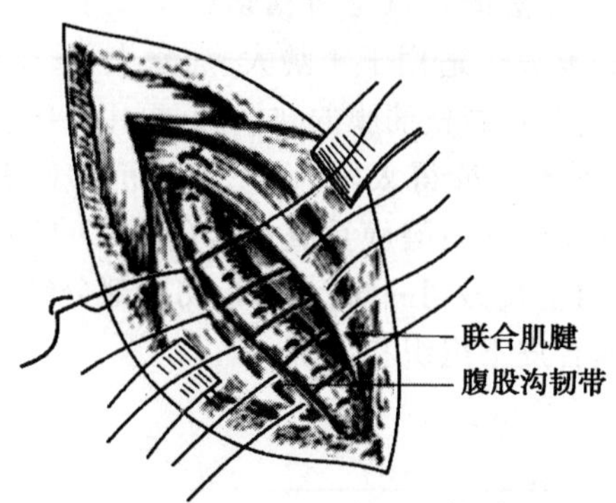

图 6-3-11　将联合肌腱缝于腹股沟韧带上

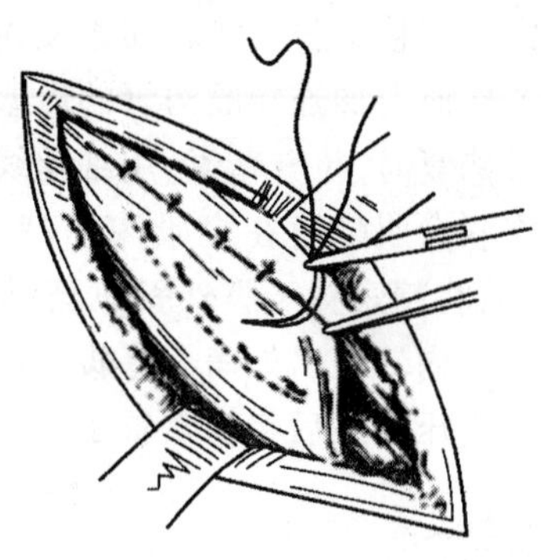

图 6-3-12　将腹外斜肌腱膜重叠 Ferguson 法

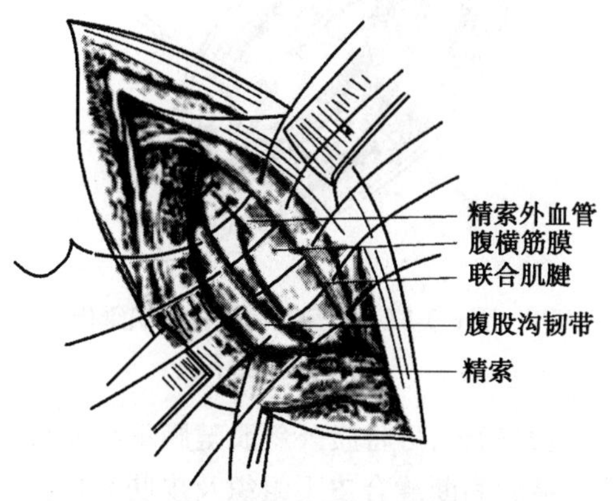

图 6-3-13　缝合内环处腹横筋膜缺损后，将联合肌腱缝于腹股沟韧带上

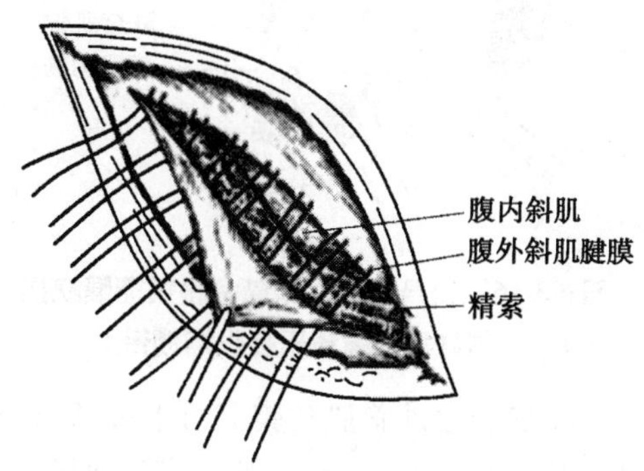

图 6-3-14　精索移位至腹内斜肌外面，重叠缝合腹外斜肌腱膜 Bassini 法

改良精索腱膜下移位腹股沟斜疝修复术——耻骨韧带修复术(McVay)：在修复时，先拉开精索，将内环处的腹横筋膜缺损间断缝合。然后在腹直肌前鞘纵行切开，减少缝合的张力。用左手示指触及股静脉加以保护，再用 4 号或 7 号丝线间断缝合联合肌腱和耻骨韧带 3～4 针(图 6-3-15)。将精索置于腹内斜肌外面，重叠缝合腹外斜肌腱膜后，依次缝合皮下组织和皮肤。

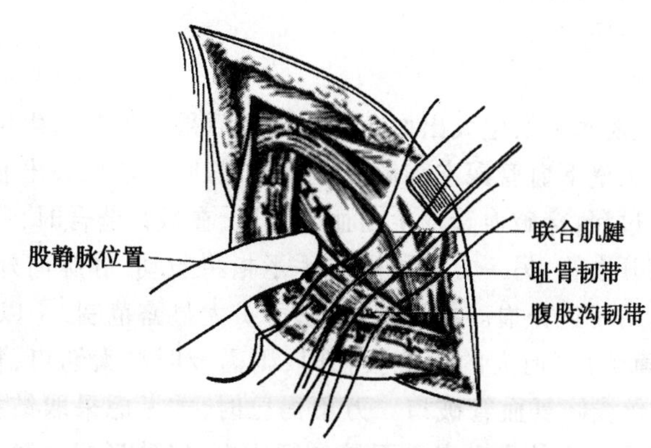

图 6-3-15　将联合肌腱缝于耻骨韧带上

精索皮下移位腹股沟斜疝修复术(Halsted):此法的特点是将精索移至皮下,可利用腹部的各层肌肉加强腹股沟管的后壁,减少疝的复发。适用于年龄大、疝囊大、腹壁薄弱的病人。修复时,拉开精索,用细丝线间断缝合内环处腹横筋膜的缺损后,再用4-0或7-0号丝线将联合肌腱缝在腹股沟韧带上,最上一针不能缝得太紧,以免压迫精索(图6-3-16)。然后将精索置于腹外斜肌腱膜外面,再将腹外斜肌腱膜重叠缝合(图6-3-17)。有时在精索自内环通出处尚需将腹外斜肌腱膜切口上端另切一横行小口,切断部分纤维,使精索不致受压。最后将精索置于皮下层,间断缝合皮下组织和皮肤。

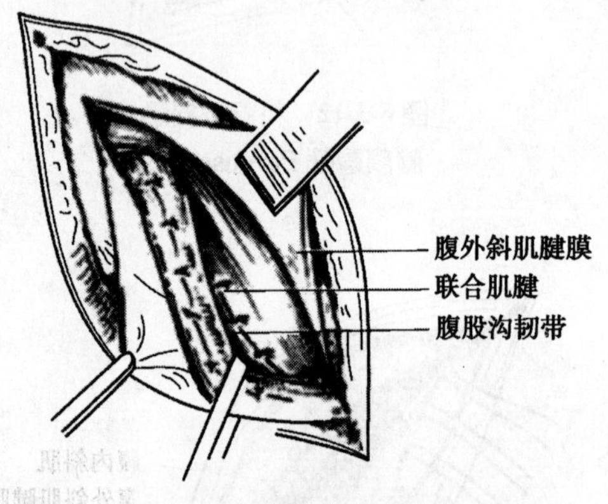

图6-3-16 拉开精索间断缝合腹横筋膜缺损后,将联合肌腱缝于腹股沟韧带上

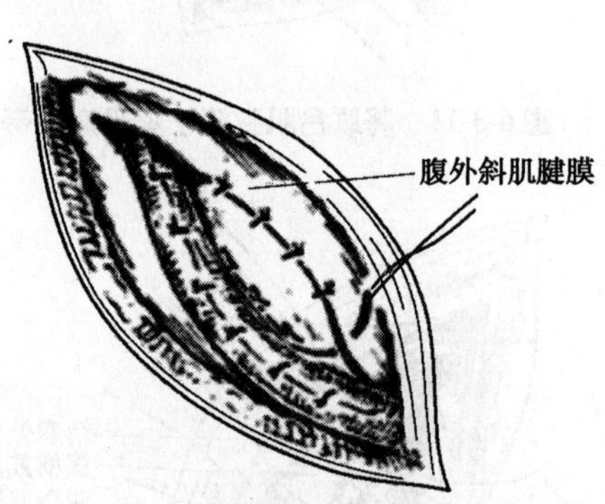

图6-3-17 重叠缝合腹外斜肌腱膜,精索置于皮下层

6.缝合腹外斜肌腱膜 对下腹部肌肉较松弛的病员,可将腹外斜肌腱膜重叠缝合,重建外环。外环的大小,一般以能容纳指尖为准。最后间断缝合皮下组织及皮肤切口。

当前对无合并症的腹股沟斜疝的初次修补术多采用Shouldice修补法,在局部麻醉下施行。Shouldice手术亦称多层加强疝修补术或加拿大疝修补术,用于治疗一般的腹股沟斜疝时,复发率较低。手术方法是在切开腹外肌及游离精索后,切断提睾肌,切开腹横筋膜,将腹横筋膜两瓣中的下瓣连续缝于腹直肌外侧缘的深面,修复内环,再将腹横筋膜的上瓣连续缝于腹股沟韧带的返折部;最后,在耻骨结节处与第1层的缝线会合打结。这层折叠缝合腹横筋膜对加强腹股沟管后壁起到关键作用。之后,从内环开始,将联合腱缝于腹股沟韧带的深部,至内侧端返转,再将联合腱缝于腹股沟韧带以加强。腹外斜肌腱膜在精索前缝合,重建外环。

【术中注意事项】

1.大出血 疝修复术中发生大出血会造成严重后果。最常发生出血的3条血管是闭孔动脉异常起源支、腹壁下血管深支和髂外或股动、静脉。造成大出血的主要原因是缝合腹股沟韧带时,缝针过深,穿破血管发生出血。所以,在进行缝合时,一方面应将被缝的韧带尽量提起,使之离开血管,另一方面可用左手示指将股动、静脉向外推开。万一发生出血,小的血管损伤可用压迫止血。如压迫无效,可扩大显露范围,予以结扎(固有交通支,不会发生组织血运障碍)。但大的血管损伤时,则需及时扩大切口,暂时压迫出血的上、下血管,然后用3-0丝线修复血管破口。万不得已时,才考虑采取结扎方法。此外,由于阴囊组织疏松,即使是细小的出血点也不易自行止血,以致形成血肿。因此,操作中无论大小出血点均应仔细结扎。

2. 下腹壁神经损伤　下腹壁神经分布较密，切开腹壁各层时应避免损伤。一旦切断，宜将断端结扎，以防营养血管渗血。

3. 输精管损伤　对年轻男子，可考虑术中即行输精管吻合术。

4. 睾丸血运损伤　睾丸的供应血管较多，主支是来自腹主动脉的精索内动脉（即睾丸动脉）。此外，尚有精索外动脉、输精管动脉、膀胱下动脉、前列腺动脉和阴部动脉。这些动脉互有交通支相连，故一般不易发生睾丸缺血和坏死。即使如此，在疝修复术中，如精索与疝囊有紧密粘连，分离过程中仍应避免损伤精索的小血管。此外，尚应注意在缝合精索通过的内、外环时，不要缝得过小，以免造成精索绞窄。

5. 腹腔脏器损伤　疝的修复手术过程中，最易损伤的腹腔脏器是肠管。可能在切开疝囊时切破肠管，或在结扎疝囊时将肠管扎住，所以在进行这两个步骤前要认真检查，采用预防措施，避免损伤。膀胱也易损伤，特别是儿童的膀胱位置较高，疝囊距膀胱较近，分离疝囊或缝扎囊颈时更易受损伤，必须注意避免。如不能确定疝囊或膀胱时，可先试作穿刺；如还不能确定，即应改经腹腔途径辨别。术中一旦发生内脏损伤，均应及时修复处理。

6. 腹横筋膜双对抗缝合应在交叉不整齐的平面和深度上进行，最后形成一锯齿状缝线，以增加强度，避免撕裂。

第四节　阑尾切除术

【适应证】

1. 单纯性急性阑尾炎，症状及体征明显者，或经非手术治疗后，症状及体征加重者。
2. 急性化脓性或坏疽性阑尾炎，或急性阑尾炎穿孔伴有弥漫性腹膜炎者。
3. 老年人，小儿及妊娠期阑尾炎，症状较明显者。
4. 慢性复发性阑尾炎。
5. 阑尾脓肿经治疗后好转，但仍有慢性阑尾炎症状者。
6. 阑尾蛔虫症。
7. 阑尾粘液囊肿。
8. 少见的阑尾类癌及阑尾腺癌，应同时作有半结肠切除。
9. 阑尾残株炎。

【禁忌证】

1. 急性阑尾炎发病已超过72小时，或已有包块形成，阑尾的局部炎症水肿明显，此时期不适合手术治疗。
2. 伴有烈性传染病者暂不手术，待病情控制后可考虑手术治疗。

【术前准备】

1. 一般病员，手术前不需特殊准备。
2. 急性阑尾炎穿孔并发急性弥漫性腹膜炎病情较重者，应注意纠正脱水、电解质紊乱与酸中毒。
3. 有腹膜炎及肠麻痹者，手术前放置胃肠减压管。
4. 对妊娠期阑尾炎适当使用镇静剂和黄体酮等安胎药物。

5. 阑尾炎并发穿孔者，术前不能灌肠。

【麻醉】

一般采用硬脊膜外麻醉，对年老、病情危重，估计手术困难不大者，亦可用局部润麻醉。为使局部浸润麻醉获得较好的效果，应注意以下三点：①将腹壁肌层内的肋间神经、髂腹下神经、髂腹股沟神经进行阻滞；②切开腹膜前、后应将切口两旁的腹膜浸润；③进入腹腔后，封闭阑尾系膜。有时由于阑尾系膜过短并有高度炎症水肿，不便封闭时，可作回盲部系膜封闭以增强麻醉效果。小儿病员，多用全身麻醉。

【手术步骤】

当急性阑尾炎的症状比较典型时，最常用的是右下腹阑尾切口（McBurney）切口，可根据阑尾的压痛点的高低而稍加修改。一般能直接显露阑尾根部，此切口是按腹壁肌肉纤维的走向，因此愈合较牢固，较美观，亦较少发生腹壁切口疝。当手术中遇有困难时，可将切口向上、下或内侧方向延长。对术前诊断尚不明确或有弥漫性腹膜炎时，应采用剖腹探查切口。如果经 McBurney 切口开腹后发现腹腔内病变不能通过此切口处理时（例如溃疡病穿孔、急性胆囊炎、肠梗阻、升结肠癌等），可将此切口缝合，另作开腹探查切口。

1. 切口在髂前上棘与脐连线中、外 1/3 交界处（一般距髂前上棘约 4cm 左右），与此线垂直，作长约 5～7cm 的切口。注意切开时，不可用力过大，特别对腹壁薄的病员，以免损伤肠壁或髂血管（图 6-4-1）。

2. 腹壁切开皮肤及皮下组织后，顺纤维走向切开腹外斜肌腱膜，用钝头剪刀在腱膜的深面向内、外侧分离，牵开腹外斜肌腱膜，显露腹内斜肌，依肌纤维方向切开腹内斜肌肌膜。用血管钳，由手术者和助手交替分开腹内斜肌与腹横肌，直达腹膜，再用拉钩将肌肉向两旁拉开，以扩大切口。牵拉时，不可用力过大，操作要轻柔（图 6-4-2）。

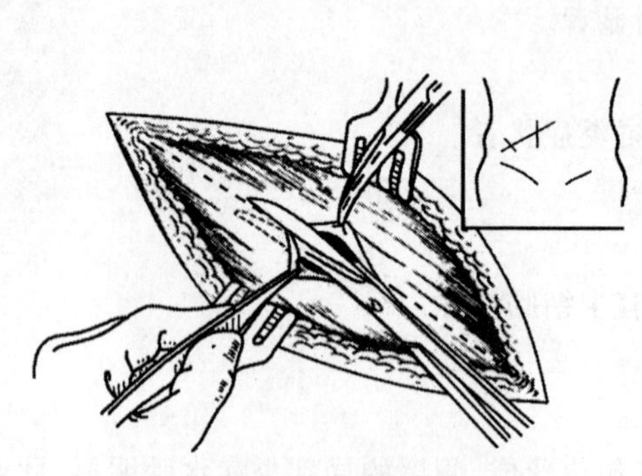

图 6-4-1　切口

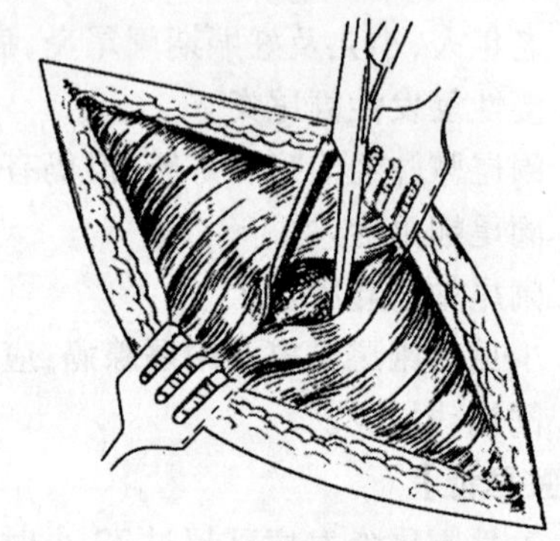

图 6-4-2　交替分开腹内斜肌与腹横肌

由手术者及助手反复交替用血管钳提起腹膜，避免将肠壁连同腹膜一并提起。以手指捏摸，肯定被提起的腹膜下没有肠壁后，在两钳之间将腹膜切开一小口，以弯血管钳提起切口的两缘，再剪开腹膜。因腹膜的伸缩性大，腹膜上的切口应比腹壁切口略小些，以利于以后切口的缝合。切开腹膜前，应以纱布保护切口，切开后，若有渗出物或脓液溢出时，需立即吸除。

3. 游离阑尾　切开腹膜后，用拉钩将切口向两侧牵开，一般即可见到盲肠。盲肠前面有结肠带，两侧有脂肪垂，可与小肠相鉴别。有时乙状结肠较长，移位于右侧，可能被误认为盲肠,应予注意。若找寻盲肠有困难时,可用一薄层盐水纱布将小肠向内侧隔开,沿外侧腹膜至髂窝,再至结肠旁沟寻找,便可找到部分固定于腹膜后的升结肠及盲肠。若仍未找到,则盲肠可能位于髂窝以上,即高位的游离的盲肠,宜继续向上方寻找,需要时向上延长切口。盲肠位于左侧腹腔的机会极少,但应注意。

若阑尾周围无粘连,以阑尾钳或一般的组织钳夹住阑尾系膜。此时病员由于系膜的牵引,常感上腹不适、恶心、呕吐,可在阑尾系膜上用1%普鲁卡因封闭。若急性阑尾炎病程较长,局部已形成炎性肿块或局限性阑尾周围脓肿,分离阑尾常甚困难,须密切注意避免损伤周围肠管。

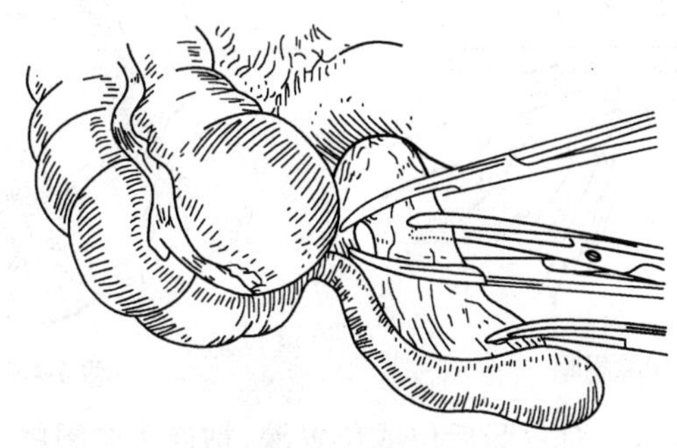

图6-4-3 处理系膜

4. 处理系膜 将盲肠提至切口处,周围垫以盐水纱布,在腹腔外进行阑尾切除。若切口较小或盲肠比较固定,则在阑尾尖端系膜上夹一血管钳,只将阑尾提出,周围以纱布隔开(图6-4-3)。

若阑尾系膜较薄而柔软、炎症水肿较轻,可在其根部以血管钳穿一小孔,用两弯血管钳通过小孔夹住系膜及阑尾血管,在两钳之间切断阑尾系膜,分别用丝线结扎,近端系膜结扎两次(或结扎一道,再贯穿缝合结扎一次)。结扎时须将阑尾系膜放松,切断前近端先夹一血管钳,才能做到贯穿缝合结扎后不致出血。若未能掌握要领,有时在切断系膜后阑尾动脉回缩至系膜根部,手术后发生肠系膜内及腹膜后巨大血肿。此种并发症并非太少见,手术时应加以注意。

若阑尾系膜的急性炎症较重,呈明显缩短或水肿者,宜采用分次钳夹、切断法,以弯血管钳逐步钳夹切断阑尾系膜直达阑尾的根部,然后用1号丝线贯穿缝合结扎系膜。约半数的病员,在阑尾根部系膜有一条来自盲肠后动脉的阑尾副动脉,应注意予以结扎。

5. 切除阑尾 围绕阑尾根部在盲肠壁上以1号丝线作一荷包缝合,暂不收紧,若阑尾根部肿大、炎症重,则缝线不宜过于靠近阑尾,否则,不易将其残端埋入盲肠壁内(图6-4-4)。

紧靠阑尾根部以直血管钳轻轻压榨,然后将血管钳向阑尾尖端方向移动约0.5cm后夹住,以1号肠线或不吸收线结扎阑尾。阑尾周围用盐水纱布垫妥为保护,在血管钳与结扎线间切断阑尾。残端以石炭酸、酒精、盐水涂擦。移除阑尾残端周围的盐水纱布垫。在拉紧结扎荷包缝线的同时,将阑尾残端埋于盲肠内。必要时,再作浆肌层间断或"8"字缝合,也可将阑尾系膜或脂肪垂缝合覆盖以加强。若残端包埋有困难,可间断缝合盲肠壁浆肌层,将残端覆盖;有时也可以丝线双重结扎阑尾根部,残端以阑尾系膜或脂肪垂覆盖,不作包埋。最后将盲肠放回腹腔内,检查无出血后,以0号肠线连续缝合或用丝线间断褥式外翻缝合腹膜，再以盐水清洗伤口，分层缝合切口（图6-4-5）。

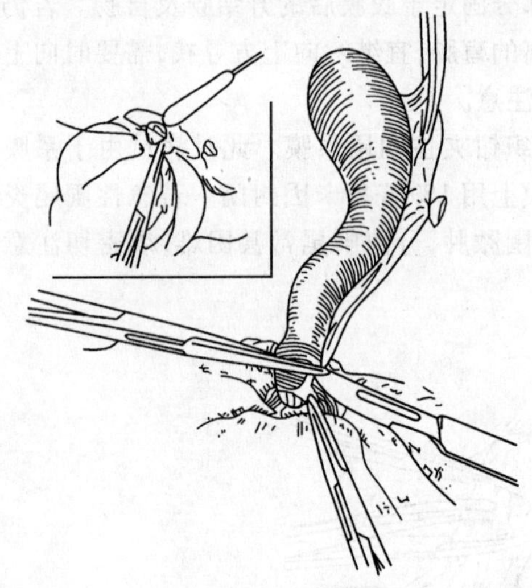

图6-4-4 切除阑尾

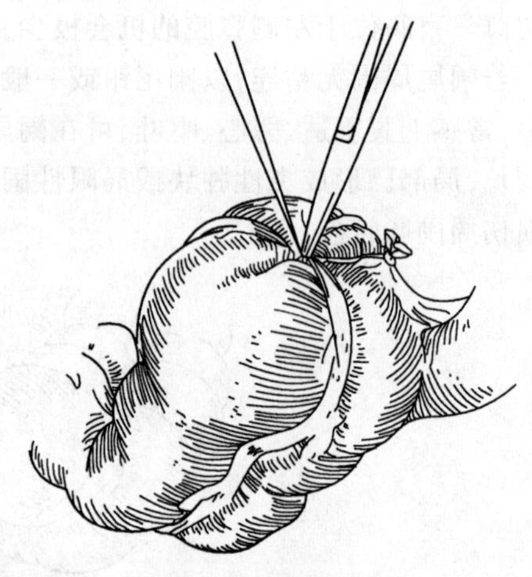

图6-4-5 荷包包埋

6. 逆行法阑尾切除术　对盲肠后位或位置深、粘连多的阑尾，可将其逆行切除。首先分离阑尾基底部，以上述方法切断阑尾及处理其残端，再逐步向阑尾尖端以弯血管钳钳夹、剪断阑尾系膜，直至移除阑尾。然后将系膜以丝线分别贯穿缝合结扎止血。

位于盲肠后的腹膜后阑尾，可将盲肠外侧腹膜剪开，游离并翻起盲肠，以显露阑尾。若系膜较短，阑尾游离有困难时，亦可用逆行法切除阑尾。

【术中注意事项】

1. 阑尾切除术的关键技术在于阑尾的寻找及阑尾的鉴别，遇到寻找困难时切勿急躁，应该冷静地从解剖学角度耐心解剖，牢记在盲肠根部搜索的原则。找到阑尾时还应注意鉴别是不是阑尾、阑尾有无病变、阑尾病变与临床症状是否一致，不能误切阑尾以外的任何其他组织和器官。术中如发现阑尾病变与体征不符时，应仔细检查盲肠、回肠、输卵管、卵巢、回肠系膜淋巴结及腹腔液体，必要时扩大切口，以求确诊后正确处理。

2. 处理系膜时要仔细结扎，防止术后出血。

3. 若炎症范围涉及阑尾根部及盲肠，致阑尾残端不能埋入盲肠壁内，宜行全阑尾切除，再缝合修补盲肠上的切口，并放置引流。

4. 不能遗留阑尾残株及其他相关疾病。

5. 阑尾根部结扎线不宜扎得过松或过紧，过松容易滑脱，过紧则可将阑尾扎断，此两种情况均可引起遗留阑尾动脉支出血。

6. 荷包缝合与阑尾根部距离不宜过远或过近，过近不易埋入残端，过远可形成较大死腔，易发生残端感染或脓肿。

7. 对阑尾蛔虫症，应在阑尾切开前刺激阑尾壁，使蛔虫退出阑尾。如不成功，应在切开阑尾后将蛔虫推入盲肠内，再扎紧结扎线，处理残端。一般忌将蛔虫经阑尾断端取出，以免污染腹腔，更不应将蛔虫与阑尾一并结扎。

第五节　胃、十二指肠溃疡穿孔缝合术

急性穿孔是溃疡病最严重的并发症之一,应行紧急处理。治疗方法可分为:中西医结合的非手术疗法、胃大部切除术及穿孔缝合术三种。本节介绍穿孔缝合术。

【适应证】

1. 年轻病员、病史短、症状轻、无梗阻及出血等并发症者。

2. 穿孔较小、边缘柔软及瘢痕不多者。此多属急性溃疡穿孔,缝合修补后,再经药物治疗,可望获痊愈。

3. 穿孔时间较长,腹腔污染严重或全身情况差,不能耐受胃大部切除术者。

【术前准备】

放置胃管,抽净胃内容物,但切勿洗胃;抗休克;纠正水与电解质紊乱及给予抗菌药物等。

【麻醉】

一般采用硬脊膜外腔阻滞麻醉或全身麻醉。病情危重或未完全脱离休克状态者,可采用局部浸润麻醉。

【手术步骤】

上腹正中切口或右上腹旁正中或腹直肌切口。切开腹膜后,吸除腹腔内积液及食物残渣。穿孔多发生十二指肠球部或胃的前壁或小弯侧。一般将胃向左下方轻轻牵拉,便可发现穿孔部位,多有食物残渣和胃肠液从穿孔处溢出(图6-5-1)。有时由于纤维蛋白的形成和邻近组织的粘连致穿孔处被堵塞,此时常需分开网膜、肠曲、胆囊或肝叶后,方能找到穿孔部位。若在前壁未发现穿孔,则应考虑胃后壁穿孔的可能,须切开胃结肠韧带,将胃向上翻转,检查胃后壁。发现穿孔后,如系胃溃疡疑有恶性变时,应先作活组织检查。

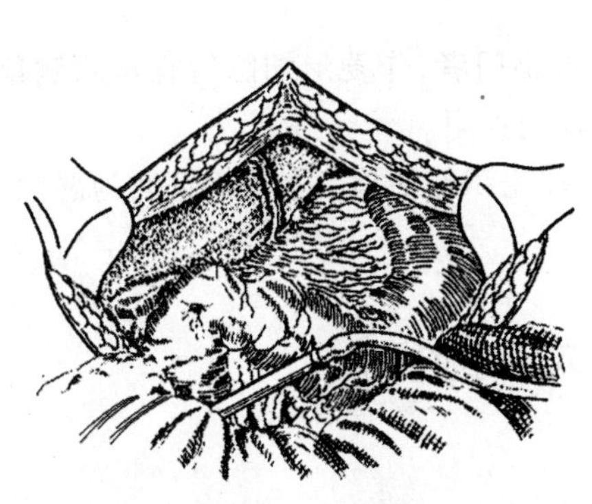

图6-5-1　穿孔部位

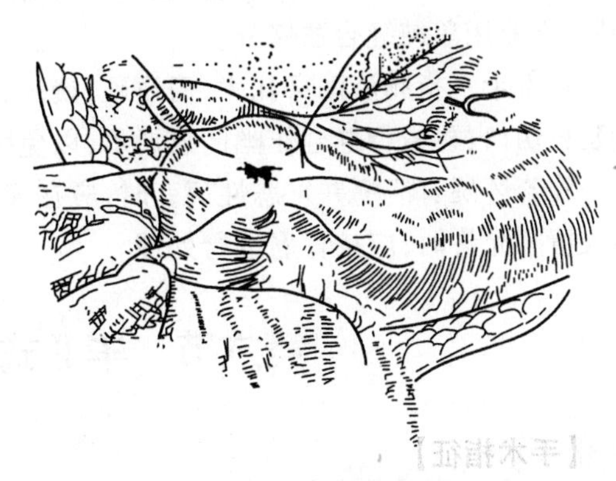

图6-5-2　缝合穿孔

沿胃或十二指肠的纵轴,距穿孔边缘约0.5cm用细丝线作全层间断缝合。一般在穿孔处上、中、下各缝一针即可。若穿孔边缘有瘢痕时,可选较柔软处作浆肌层间断缝合。结扎时须轻柔,以免割裂胃或十二指肠壁(图6-5-2)。取附近网膜覆盖穿孔处,用修补缝线扎住(图6-5-3)。若结扎有困难,也可先将附近的大网膜覆盖于穿孔处,然后再结扎缝线。必要时,再缝合数针加强。若穿孔较大,缝合困难时,可先用大网膜堵塞穿孔,再用丝线将

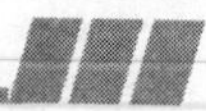

大网膜缝在穿孔周围的胃或十二指肠壁。结扎缝线时不宜过紧，以免阻断大网膜血循环而发生坏死(图6-5-4)。

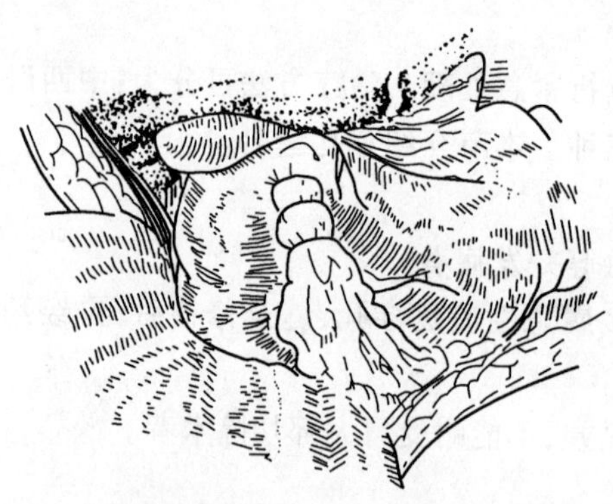

图6-5-3 大网膜覆盖

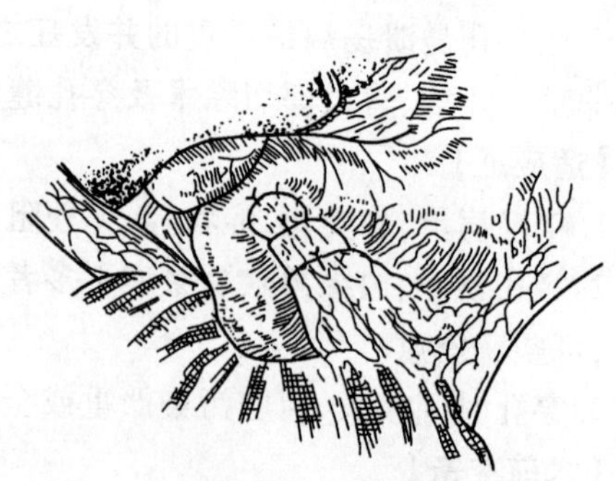

图6-5-4 结扎缝线

吸净腹腔内积液，尤应注意吸净膈下、膀胱直肠(子宫)陷凹、髂窝处的积液。腹腔一般不进行冲洗，若腹腔污染严重，可用数升至十升温生理盐水冲洗，吸净后缝合腹膜，清洗切口，逐层缝合腹壁切口。腹腔内一般亦不放引流，但若穿孔时间较长，腹腔污染严重，修补不满意时，可放置引流。

【术中注意事项】

1. 穿孔附近组织一般都有炎性水肿，较硬而脆，故缝合时应在穿孔周围较正常的胃壁组织上进针。进针要宽而深，结扎时要在放松胃的牵拉下慢慢进行，但又不能扎得过紧，以免缝线割裂组织。

2. 对穿孔较大，穿孔部组织脆弱，单纯缝合有困难或单纯缝合会发生梗阻者，可先穿缝线，暂不结扎，将一块带蒂或游离的大网膜覆盖穿孔处，然后结扎闭合。

3. 若胃溃疡穿孔大，瘢痕硬，应先将溃疡处胃壁作菱形切除，然后横行缝合，并覆盖大网膜，不能用单纯缝合法修补。

4. 若十二指肠溃疡穿孔大，瘢痕硬，溃疡又靠近幽门者，作菱形切除后宜自两侧角纵行延长切口，再横行缝合作幽门成形术，以免引起幽门梗阻。

5. 若怀疑有溃疡并发恶性病变时，应在穿孔处取组织作活检。如病理证实为恶性，在病人情况允许时，应按胃癌进行处理。

第六节 毕Ⅱ式胃大部切除术

【手术指征】

1. 胃大部切除术(胃次全切除术)包括切除幽门窦全部在内的胃组织的3/5～4/5，主要用于治疗胃、十二肠溃疡。它的疗效比较肯定，这是由于：①切除了大部分分泌胃酸和胃蛋白酶的粘膜及分泌促胃液素的幽门窦部；②切除了溃疡和容易发生溃疡的部位；③通过胃肠吻合，碱性肠液可返流入胃以中和胃酸；④解除了慢性溃疡所引起的瘢痕性幽门梗阻。

胃、十二指肠溃疡有以下情况时适于手术治疗：

(1)慢性胃溃疡经严格的内科治疗效果不佳者。因胃溃疡约有5%发生癌变,尤以位于胃窦、大弯或直径较大的溃疡为常见。

(2)并发大出血,尤其是45岁以上的病员,血管多有硬化,出血不易停止;或经适量(800~1000ml)输血而血压仍不平稳;或有反复大出血病史者。

(3)急性穿孔:穿孔时间12小时以内,腹腔无严重污染,一般情况良好者;已有幽门梗阻或穿孔修补后可能引起梗阻者;伴有出血史以及疑有癌变者。

(4)瘢痕性幽门梗阻。

(5)手术治疗后的复发性溃疡。

(6)慢性十二指肠溃疡,经较长期严格内科治疗无效;穿透性或胼胝性溃疡,症状严重者。

2. 其他少见病　如胃多发性息肉、胃粘膜脱垂并大出血、胃结核等。

【术前准备】

1. 注意营养的调整,纠正贫血。

2. 手术前1日改流质饮食,晚间用肥皂水灌肠。手术日晨禁食。放置胃管,抽空胃内容物。

3. 幽门梗阻较严重的病员,均有不同程度的胃扩张、胃潴留、胃壁广泛炎症及水肿等改变,手术前3日每晚应以温热等渗盐水洗胃,以减轻胃壁炎症、水肿。并应特别注意纠正贫血、低蛋白血症、失水与电解质紊乱等现象。此外,手术前尚应作血钾、钠、氯、非蛋白氮、二氧化碳结合力及血浆蛋白测定等。幽门梗阻的病员常见的电解质紊乱是低钾、低氯、碱中毒,应予以相应治疗。血浆蛋白过低不但易引起组织水肿,妨碍吻合口正常愈合过程,而且影响胃的排空和胃肠道功能的恢复。因此术前应酌情输以全血、血浆和白蛋白等。

【麻醉】

一般采用连续硬脊膜外腔阻滞麻醉。在急性大出血或穿孔的病员,可用气管内插全身麻醉。

【手术类型】

胃大部切除、胃空肠吻合术(Ⅱ式)胃大部切除后,残留胃与空肠吻合。其特点是食物由胃直接进入空肠上段而不经过十二指肠,改变了食物运行的生理途径。吻合的方法很多。常用的有以下几种:

(1)结肠后或结肠前全口胃空肠吻合术:在结肠后或结肠前将整个残留的断端与空肠作端侧吻合。操作比较简单,但吻合口大,手术后较易发生“倾倒”综合征。

(2)结肠后或结肠前半口胃空肠吻合术:将残留胃的断端的小弯侧缝合,在结肠前或结肠后用大弯侧与空肠作端侧吻合。操作方法虽然复杂,但吻合口较小,延长食物在胃内停留的时间,减少手术后“倾倒”综合征发生的机会,也有人认为胃空肠吻合术后食物进入空肠真正的出口是远端的空肠,大的胃空肠吻合口本身并不影响胃的排空。然而在临床实践中,半口吻合法手术后并发“倾倒”综合征较全口吻合者少见。此外用缝合残留胃断端小弯侧的方法,可增加小弯处胃组织的切除量。例如胃小弯处溃疡,切除小弯后,将残留胃断端的小弯侧缝合,用胃大弯侧与空肠吻合,仍可保留足够的胃组织,对其功能的影响较小。

【手术步骤】

胃大部切除术的主要步骤包括游离、切胃和重建三个部分。

1. 切口　多选用上腹正中切口或左上腹旁正中切口。

2. 探查　进入腹腔后首先探查肝、胆、胰等脏器有无病变，有无肝硬化、胆囊结石等。特别注意溃疡部位的瘢痕粘连程度，充分估计溃疡能否切除。根据探查结果，决定手术方式。如十二指肠溃疡切除有困难时，最好事先确定作溃疡旷置术，注意保留幽门部的血循环，不要在游离中途改变手术计划。

3. 游离

(1)游离胃大弯：将胃提起，在大弯稍左处选一无血管区剪开胃结肠韧带，在血管弓内逐一钳夹、切断、结扎胃网膜血管通向胃壁的各分支。也有人认为此种作法较费时，不必保留胃网膜血管弓，在大网膜脂肪较少的情况下结扎网膜动脉，并不致引起网膜的坏死。但在网膜肥厚的病员，保存网膜的血循环，可避免大网膜发生缺血、坏死、粘连。施行结肠前胃空肠吻合时，肥厚的大网膜可能压迫输入及输出段的空肠或发生粘连，影响手术的效果，故最好将相应部位的部分大网膜切除。一般先沿大弯向左游离至胃网膜左血管临近无血管区的最后一个或二个分支。然后再向右切断并结扎胃网膜右血管的各支，直至幽门部。分离时将手指放在胃结肠韧带的深面牵引网膜，有助于展示及分离胃网膜血管通向胃的分支。在右侧，胃后壁与横结肠系膜，胰腺之间，或胃结肠韧带与横结肠系膜之间常有粘连，可用手指紧贴胃壁将粘连轻轻向右后推开，或用剪刀剪开。在操作过程中应随时注意检查结肠中动脉以免损伤。将胃向上翻开，切断并结扎走向胃幽门部的血管各分支。胃网膜右动脉主干在幽门的下方紧贴胃大弯缘，若不注意容易误伤(图6-6-1、6-6-2)。

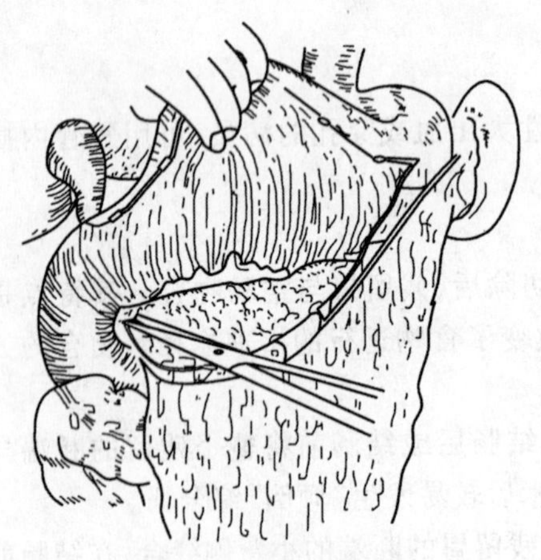

图6-6-1　游离胃大弯(一)

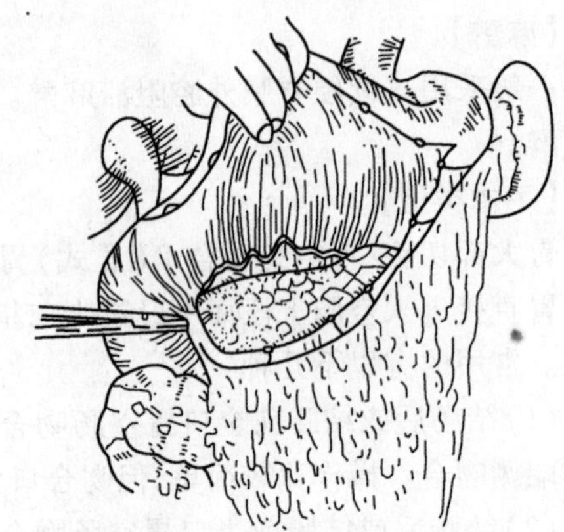

图6-6-2　游离胃大弯(二)

(2)游离胃小弯：在离小弯上缘约2cm的无血管处，剪开肝胃韧带。先向右侧游离，将至幽门时，辨清胃右动脉，可用左手拇指(在胃前壁)、示指(伸入胃后壁)在幽门部上方触摸其位置，以此作为向右分离胃小弯部血管的界限，并注意保护肝动脉、胃十二指肠动脉及胆总管等，勿使损伤。靠胃上缘钳夹、切断并结扎胃右动脉，近端再结扎一次。有时，可按溃疡的部位决定分离的先后顺序。若为胃溃疡，可先游离、切断及处理十二指肠，然后将胃翻向左侧，再向左游离胃小弯及胃与胰腺之间的粘连。若为十二指肠溃疡，则先向左游离和切断胃，将胃翻向右侧，再游离与处理十二指肠（图6-6-3）。下面以胃溃疡为例。

（3）游离与切断十二指肠：将胃牵向左上方，分离十二指肠球部长约2cm。幽门管和十二指肠球部的后壁与胰腺之间有较多的来自胃十二指肠动脉的小分支，需用蚊式血管钳夹住切断，并以0号丝线结扎。该处若有粘连，则分离更加困难，须注意防止损伤胃十二指肠动脉，并以此动脉为标志，不再向右侧游离，以防损伤胆总管和胰腺管。用两把有齿直血管钳在近幽门处夹住十二指肠，并在两钳之间将其切断。用0.05%洗必泰棉球消毒断端，远端用干纱布包裹。缝合十二指肠残端，然后将胃向下方牵引，继续向左切断肝胃韧带。紧靠胃小弯分别从肝胃韧带的前后层腹膜中，逐个切断与结扎至胃壁的胃左动、静脉分支。注意避免损伤迷走神经的肝支。在降胃支第1分支的远侧结扎、切断胃左动脉。清除胃小弯部的脂肪组织约2cm，以利缝合（图6-6-4）。

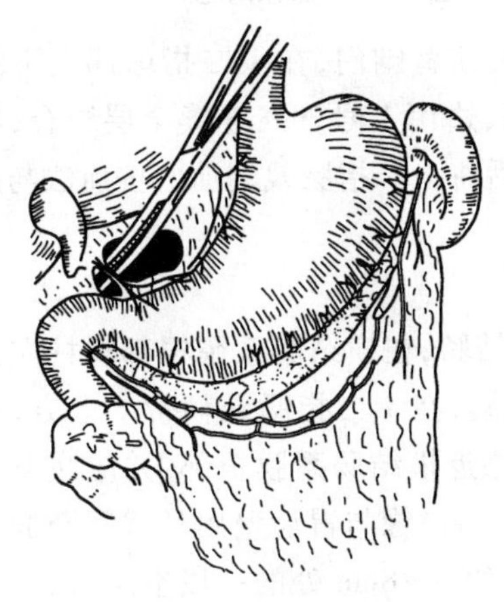

图6-6-3　游离胃小弯

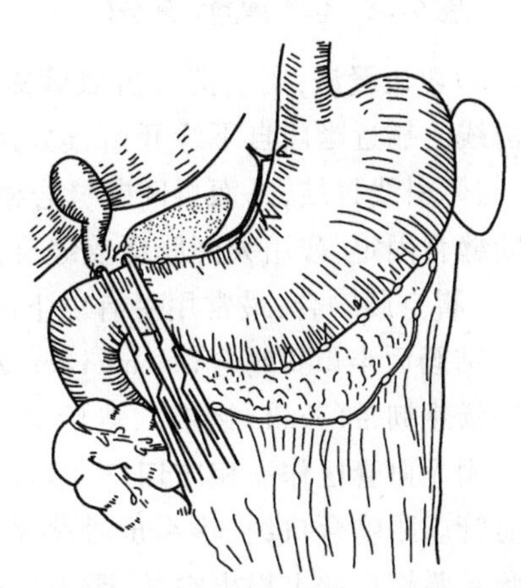

图6-6-4　游离与切断十二指肠

4. 切胃与缝合断端小弯侧　在预定切除部位的胃大弯侧夹一把小胃钳或有齿直血管钳，紧靠该钳的右侧夹一把大胃钳，在两钳间切断胃大弯侧至小胃钳尖端为止。继用一把弯形有齿弯血管钳夹住胃小弯侧，然后将胃切除。一般是从大弯侧胃网膜左动脉最后一分支与胃左动脉第2分支连线的左侧将胃切断，大约切除胃的60%～70%；若大弯侧平脾脏下极切断，则大约为80%。切线的方向和吻合的大小应根据手术方式而定。一般大弯侧切线方向与腹正中线呈60°～70°角。行Ⅱ式吻合时，大弯侧断端的宽度约为5～6cm。沿有齿弯血管钳的深面切除小弯侧钳的胃组织，边切边缝。小弯侧残端封闭的方法很多，常用者以直针1号丝线作间断全层交错褥式缝合或作全层毯边缝合，再用1号丝线间断缝合浆肌层（图6-6-5、6-6-6）。

5. 胃肠道重建法

（1）封闭十二指肠残端：封闭十二肠残端的方法很多，常用者有以下两种：

1）钳夹缝合法：用1号丝线在有齿血管钳的深面自小弯侧开始缝合1针结扎，再绕血管钳作很松的连续缝合。在撤除血管钳的同时，逐步拉紧缝线并在大弯侧结扎。缝线两端用1号丝线作浆肌层半荷包缝合。结扎后暂不剪断，留作牵引线，间断缝合浆肌层。最后将残端前壁与胰腺被膜间断缝合固定，或用附近大网膜覆盖十二指肠残端并缝合固定。

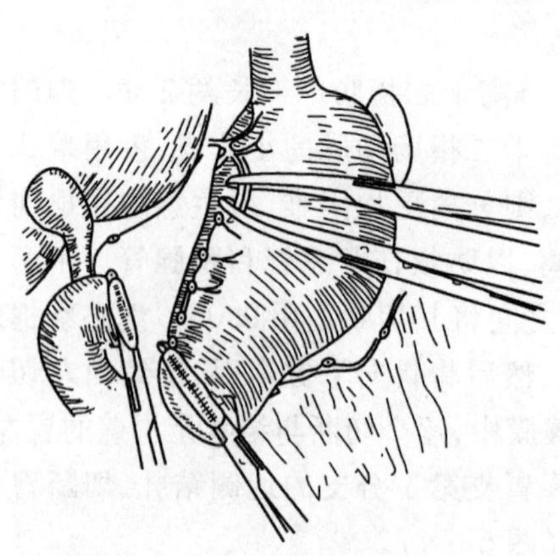

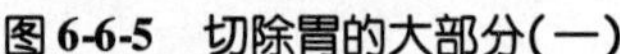

图 6-6-5 切除胃的大部分(一)

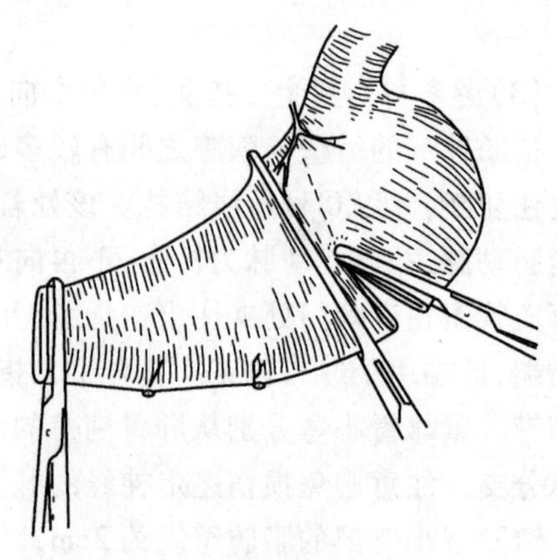

图 6-6-6 切除胃的大部分(二)

2)边切边缝法:用一把有齿血管钳或小胃钳夹住胃幽门,在十二指球部上下缘各缝一针引线。靠近幽门自下缘开始,边切断十二指肠,边用 1 号丝线连续全层缝合,缝至上缘时,与牵引线打结,外面再间断缝合浆肌层。最后将十二指肠残端前壁按前法与胰腺被膜间断缝合固定,或用大网膜覆盖缝合固定。

(2)胃空肠吻合:最常用者有以下两种方法:

1)结肠后半口胃吻合(Hofmeister 法):提起横结肠,在横结肠系膜根部脊柱左侧找到十二指肠悬韧带(Treitz 韧带),然后展开横结肠系膜,在十二指肠悬韧带的上方,中结肠动脉左侧无血管区作一相应切口。切口不要过于靠近横结肠系膜根部,并应注意勿损伤系膜血管。距吻合口约 3 ~4cm 处将系膜切口的左(后)缘与胃后壁用丝线间断缝合。经横结肠系膜切口向上提出空肠,距十二指肠悬韧带约 6 ~8cm 处的一段空肠,以近端对胃小弯侧的方式进行吻合。先在预计空肠切口的远、近端各缝一线作标记并牵引,以利操作。要注意空肠吻合口的位置与宽度。如空肠输入段过短,则可牵拉成角;过长则可发生粘连、扭曲,均可造成梗阻。输入段的长度,以吻合后不留多余的肠曲为宜。吻合口的宽度以吻合完毕能通过 3 横指左右为准。用 1 号丝线将胃后壁(距胃钳约 1cm)与空肠(距系膜缘约 1cm)作浆肌层间断缝合,距缝线约0.5cm,分别切开胃及空肠的浆肌层,将粘膜下血管用 0 号丝线逐一缝扎。按胃大弯侧残端大小(一般约 5 ~6cm),切开空肠粘膜及切除被胃钳压榨的胃残端边缘。吸除胃及空肠内容物,并检查缝合的胃小弯侧有无出血。用 3-0 肠线作后壁全层锁边缝合。将胃管末端放入空肠输入段,但在胃内的一段保留 1 ~2 个侧孔。缝合至前壁时,改为全层连续内翻缝合。再用 1 号丝线间断缝合前壁浆肌层,并将吻合的上下两角作半荷包加强缝合。继将横结肠系膜切口的右(前)缘与胃前壁作间断缝合。最后用丝线缝闭后腹膜与远近段肠袢系膜间的空隙。

吻合口前后壁外层的浆肌层,也可用 1 号丝线连续或间断缝合。为了减少因组织内翻过多引起吻合口狭窄,也可将前后壁全层缝合改为粘膜层连续或间断缝合(图 6-6-7、6-6-8、6-6-9)。

2)结肠前半口胃空肠吻合法:结肠前胃空肠吻合法与上述方法基本相同。所不同者系经结肠前将空肠与胃吻合。吻合时应注意空肠输入段既不要过长以防扭曲或发生内疝等并发症，也不要太短，以防与横结肠之间互相形成压迫，一般以距十二指肠悬韧带 12～20cm 长为宜。吻合后用数针细丝线将空肠系膜缝在横结肠的系膜及脂肪垂上，以封闭两者之间所形成的空隙（图 6-6-10～6-6-12）。

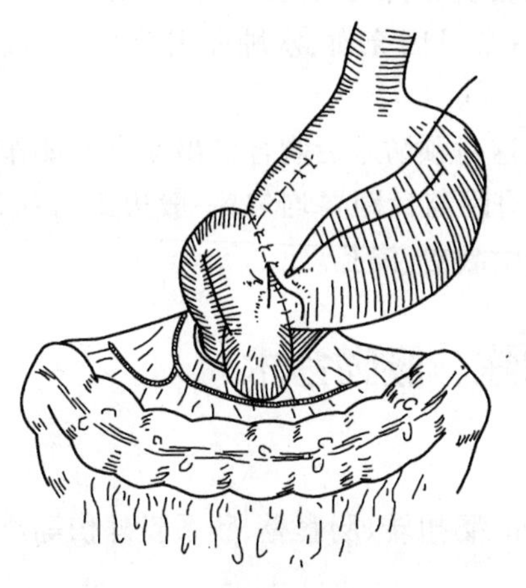
图 6-6-7 胃空肠吻合（一）

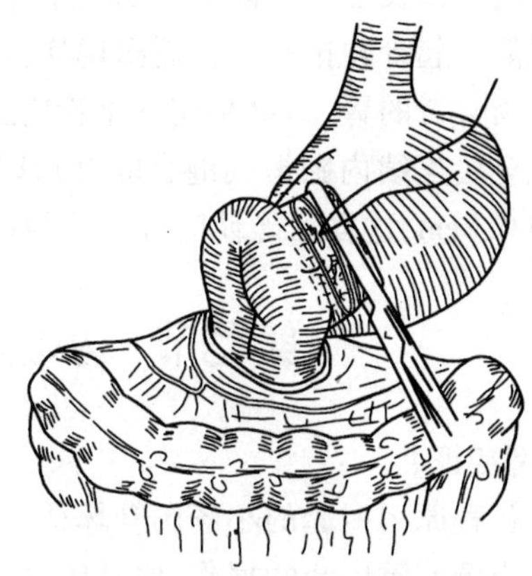
图 6-6-8 胃空肠吻合（二）

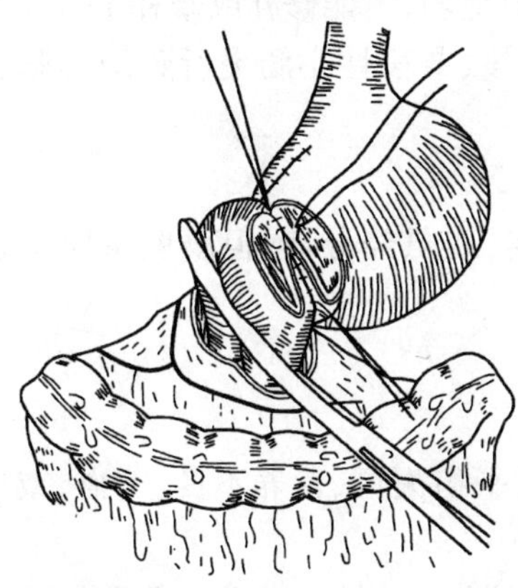
图 6-6-9 胃空肠吻合（三）

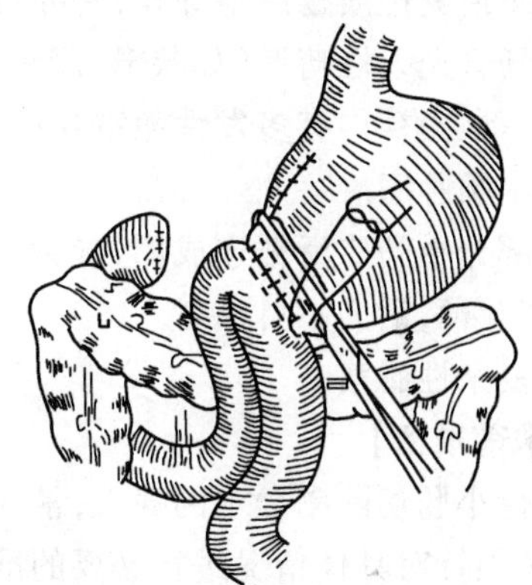
图 6-6-10 胃空肠吻合（四）

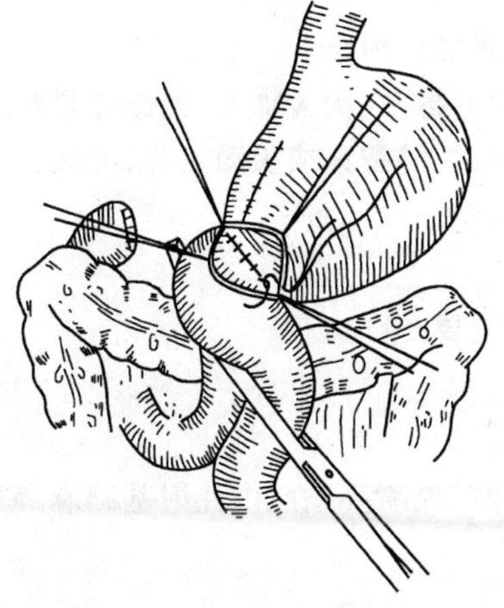
图 6-6-11 胃空肠吻合（五）

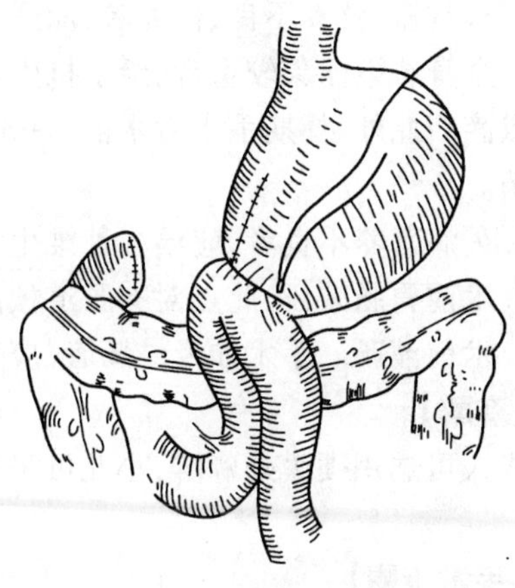
图 6-6-12 胃空肠吻合（六）

【术中注意事项】

1. 结肠前胃空肠吻合术输入袢(即吻合口近端空肠)要长短合适,一般应距十二指肠悬韧带15~20cm。因为输入袢要绕至横结肠和大网膜之上与胃前壁吻合,过短会发生输入袢受压而引起胆汁、胰液和肠液的潴留,过长又会引起食物在输入袢内停滞。

2. 吻合口长度一般以4~6cm为宜,过小术后常可因充血、水肿而引起梗阻,过大术后又可能引起食物排空加速而出现症状。

3. 吻合口的胃、肠壁粘膜下血管应进行缝扎,这对预防术后吻合口出血有重要作用。

4. 全层连续内翻褥式缝合吻合口时,应注意边距与针距要均匀,一般边距为0.5cm,针距约0.8cm,这样才能使吻合口均匀内翻,不发生皱褶、漏孔。

第七节　小肠部分切除、肠吻合术

【适应证】

1. 各种原因引起的小肠肠管坏死,如绞窄性疝、肠扭转、肠套叠、肠系膜外伤等。

2. 小肠严重广泛的损伤,修补困难者。

3. 肠道炎性溃疡产生穿孔,局部组织炎性水肿而脆弱,不能修补或修补不可靠者。

4. 肠管先天性畸形(如狭窄、闭锁);或因肠结核、节段性小肠炎所致局部肠管狭窄者;或一段肠袢内有多发性憩室存在者。

5. 小肠肿瘤。

6. 部分小肠广泛粘连成团,导致梗阻,不能分离,或虽经分离,但肠壁浆肌层损伤较重,肠壁菲薄,活力不可靠者。

7. 复杂性肠瘘。

【术前准备】

需行小肠切除吻合术的病人,常伴有水、电解质平衡失调、营养不良、贫血、或中毒性休克,必须针对具体情况进行必要的准备。

1. 静脉点滴生理盐水、林格液、5%~10%葡萄糖盐水等,纠正脱水和电解质平衡失调。

2. 有贫血、营养不良、休克者,应适当输血或血浆加以纠正。

3. 全身感染征象较重者,给予抗生素,一般常用青霉素、庆大霉素、先锋霉素及灭滴灵静脉点滴。此外,择期手术者术前1~3日口服新霉素、链霉素或灭滴灵等,可减少肠道内的细菌。

4. 久病营养不良者,应给多种维生素。

5. 术前胃肠减压,此点对有肠道梗阻病人尤为重要。

6. 术前灌肠。手术涉及结肠者,应作清洁灌肠。

【麻醉】

成人可选用硬膜外麻醉,小儿可采用氯胺酮麻醉、硫喷妥钠肌内注射基础麻醉加骶管麻醉。

【手术步骤】

1. 体位　仰卧位,双下肢稍分开。

2. 切口 常采用右侧正中旁切口，长约 8~10cm，1/3 位于脐上，2/3 位于脐下，将腹直肌向外侧拉开。若术前确定病变位于左侧，则作左侧正中旁切口。

3. 探查 根据病情需要进行腹内脏器的探查，进一步明确诊断，并确定肠管需要切除的范围，小心将其提出切口外。一般在离病变部位的近、远两端各 3~5cm 处切断。如为肠梗阻引起的肠坏死，近端切除范围应略多些。如为恶性肿瘤，应包括区域淋巴结的广泛切除，断端肠管必须正常。

4. 保护切口及腹腔 将病变肠管提至切口外，在肠管与腹壁间用温盐水大纱布垫隔开；纱布垫之下再垫两块干消毒纱布，使与切口全部隔开，这样，可以减少小肠的损伤，并可防止肠内容物污染腹腔。

5. 处理肠系膜血管 在供应切除段的肠系膜主要血管两侧各分开一个间隙，充分显露血管。用两把弯止血钳钳夹（两钳间距 0.5~0.6cm），在钳间剪断此血管，剪断时靠近远侧端，用 1-0 号丝线先结扎远心端，再结扎近心端。在进行第 1 次结扎后，不要松掉近心端止血钳，另在结扎线的远侧，用 0 号丝线加作褥式或 8 字缝扎。然后，扇形切断肠系膜（图 6-7-1）。在不易分辨血管时，如脂肪多的病人，可在灯光下透照血管走向后钳夹、切断。

6. 切除肠管 在切断肠管之前，必须先将两端紧贴保留段肠管的肠系膜各自分离 0.5cm。再检查一下保留肠管的血运。用直止血钳夹住拟切除段的肠管两端，尖端朝向系膜，与肠管纵轴倾斜约 30°角（向保留侧倾斜），增大吻合口，并保证吻合口血运。再用肠钳在距切缘 3~5cm 处夹住肠管，不应夹得太紧，以刚好能阻滞肠内容物外流为宜。紧贴两端的直止血钳切除肠管，被切除的肠管用消毒巾包裹或盛于盆内后拿开。吸除断端内容物，用小纱布擦拭清洁后，再用碘伏擦拭消毒断端肠粘膜。

7. 吻合肠管 吻合方式有端端吻合、侧侧吻合和端侧吻合数种，一般情况下多采用端端吻合。

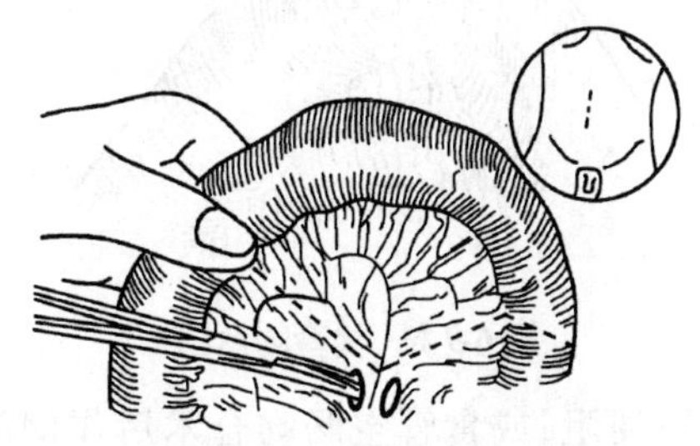

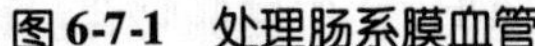

图 6-7-1 处理肠系膜血管

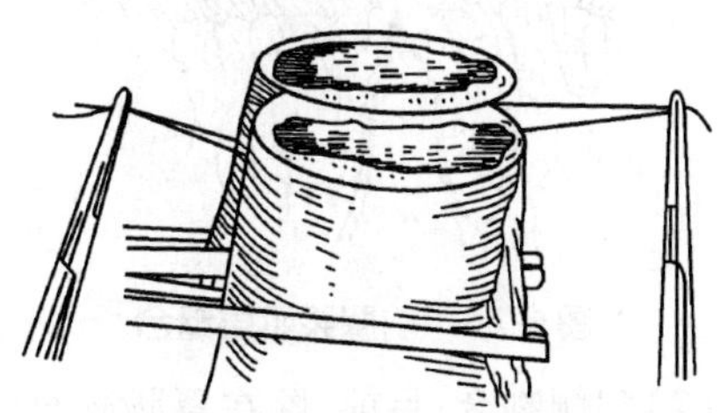

图 6-7-2 牵引线

（1）端端吻合：将两把肠钳靠拢，检查备吻合的肠管有否扭转。用细丝线先从肠管的系膜侧将上、下两段肠管断端作一针浆肌层间断缝合以作牵引。缝时注意关闭肠系膜缘部无腹膜覆盖的三角形区域，在其对侧缘也缝一针（图 6-7-2），用止血钳夹住这两针作为牵引，暂勿结扎。再用 0 号肠线间断全层缝合吻合口后壁（图 6-7-3），针距一般为 0.3cm~0.5cm。然后，将肠管两侧的牵引线结扎。再缝合吻合口前壁，缝针从一端的粘膜入针，穿出浆膜后，再自对侧浆膜入针穿出粘膜，使线结打在肠腔内，将肠壁内翻（图 6-7-4），完成内层缝合。取下肠钳，再进行外层（第二层）缝合。用细丝线作浆肌层间断缝合，针距 0.3cm~0.5cm，进针处距第一层缝线以外 0.3cm 左右，以免内翻过多，形成瓣膜,影响通过(图 6-7-5)。在前壁浆肌层缝毕后,翻转肠管,缝合后壁浆肌层。注意系膜侧和系膜对侧缘肠管应对齐闭合,必要时可在该处加固 1~2 针,全部完成对端吻合。用手轻轻挤压两端肠管,观察吻合口有无渗漏,必要时追补数针。用拇、食指指尖对合检查吻合口有无狭窄(图 6-7-6)。取下周围的消毒巾,更换盐水纱布垫,拿走肠切除吻合用过的污染器械。手术人员洗手套或更换手套。再用细丝线缝合肠系膜切缘,消灭粗糙面。缝合时注意避开血管,以免造成出血、血肿或影响肠管的血运(图 6-7-7)。将缝合完毕的肠管放回腹腔(注意勿使扭转),逐层缝合腹壁切口。

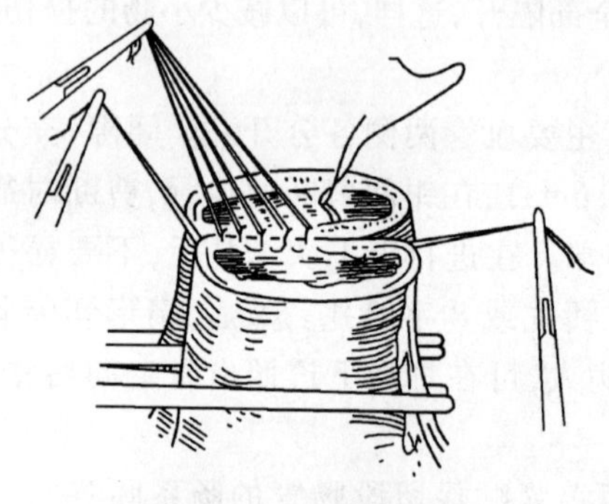

图 6-7-3 吻合肠管

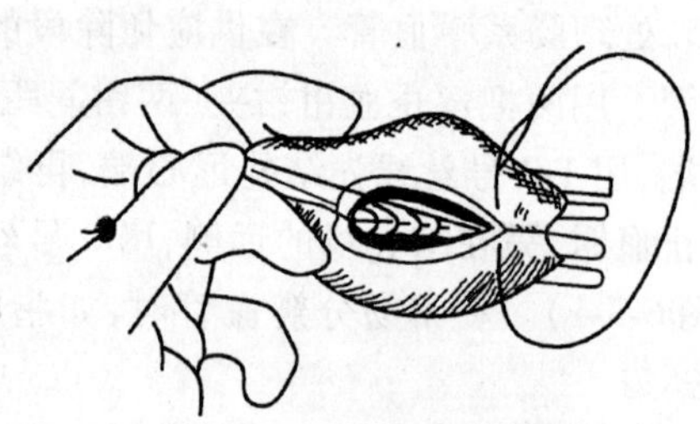

图 6-7-4 缝合前壁

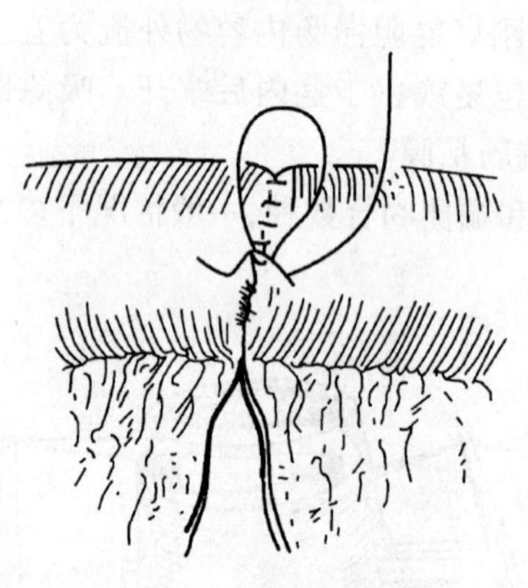

图 6-7-5 前壁浆肌层缝合

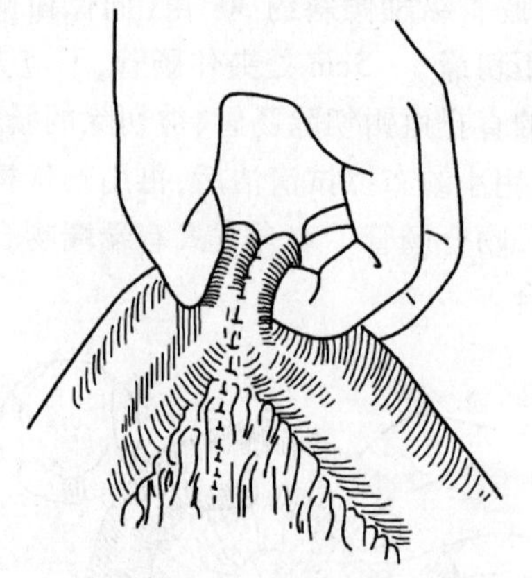

图 6-7-6 检查吻合口

(2)侧侧吻合:目前,除在胃肠吻合术后输出段梗阻,或食管空肠吻合术后作侧侧吻合外,仅在梗阻原因无法去除或病人情况不允许行肠切除时,才作侧侧吻合。因为侧侧吻合不符合正常肠管的蠕动功能,吻合口在肠管内无内容物的情况下基本上处于关闭状态。由于两端均将环行肌切断,故吻合口段的肠管蠕动功能大为下降,排空功能不全。肠管内容物下行时往往先冲击残端,受阻后引起强烈蠕动,再自残端反流,才经过吻合口向下运行(图 6-7-8)。时间长久后,往往在肠管两端形成囊状扩张,进一步发展,可形成粪团(块)性梗阻或引起肠穿孔、肠瘘等,即所谓盲袢综合征。病人手术后常发生贫血、营养不良,经常有腹痛、腹泻等症状,远期效果不良。如做肠切除,应先将远、近断端分别用全层连续缝合加浆肌层间断缝合闭合断端,然后进行侧侧吻合。吻合方法为先用肠钳夹住选定作吻合的两段肠管,以免切开肠壁时肠内容物外溢。将两钳并排安置后,在系膜对侧中线偏一侧约0.5cm处，将两段肠壁作一排细丝线浆肌层连续缝合，长约6cm(图6-7-9)。用纱布垫保护后，在缝线两侧(即两段肠壁的系膜对侧中线)各切开约5cm长。吸尽切开部分的肠内容物，钳夹并结扎出血点。用1-0号肠线从切口一端开始作吻合口后壁全层锁边缝合(线结打在肠腔内)，再转至吻合口前壁作全层连续内翻褥式缝合(图6-7-10)，两个线头互相打结，完成吻合口内层缝合。撤除肠钳后在吻合口前壁加作一排浆肌层间断缝合(图6-7-11)。检查如有漏洞，应加针修补，吻合口两端可多加数针。完成吻合后，用手指检查吻合口大小是否符合要求。

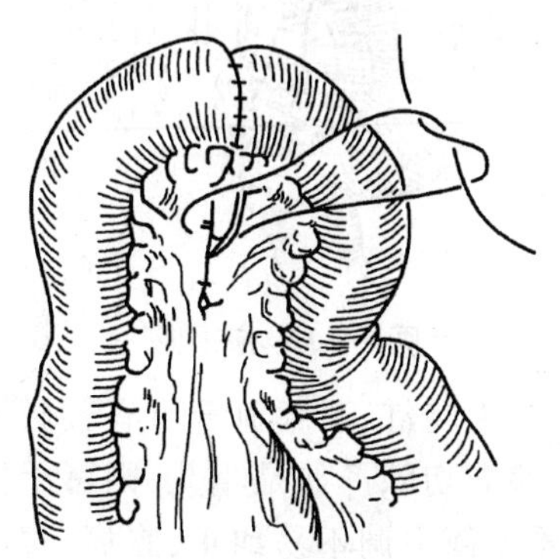

图6-7-7 缝合系膜

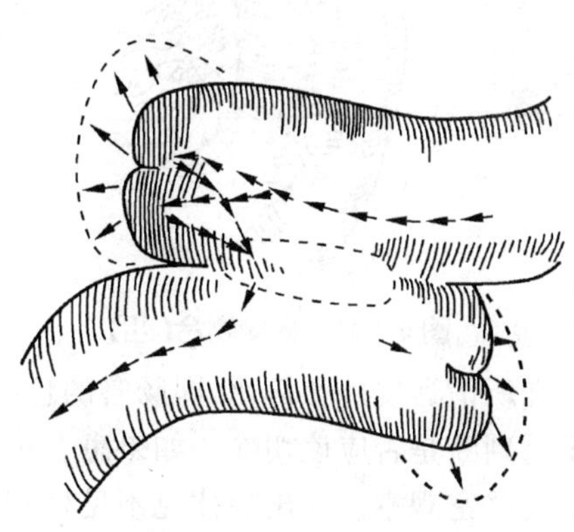

图6-7-8 侧侧吻合(一)

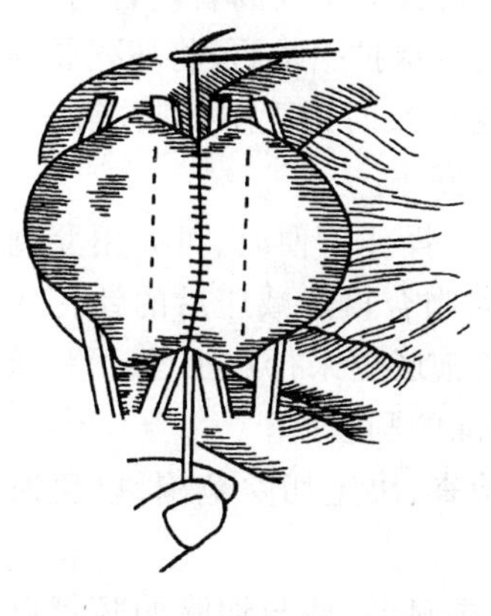

图6-7-9 侧侧吻合(二)

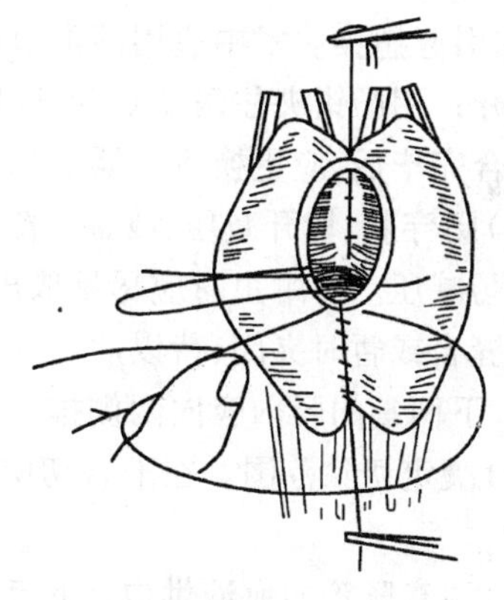

图6-7-10 侧侧吻合(三)

(3)端侧吻合：端侧吻合一般用于吻合肠管上、下段口径相差十分悬殊时，或当肠梗阻原因不能去除，需作捷径手术者，以及各种Y形吻合术中。吻合口需和肠道远段闭锁端靠近，否则也可能引起盲袢综合征(图6-7-12)。但现在这种吻合方式，临床上已较少应用。

【术中注意事项】

1.正确判断肠管的活力　尤其在疑有大段肠管坏死时，由于留下肠管不多，必须争取保留尽可能多的肠管，因而，严格确定肠管是否坏死就更显得重要。

判定肠管是否坏死，主要根据肠管的色泽、弹性、蠕动、肠系膜血管搏动等征象。如：①肠管呈紫褐色、黑红色、黑色或灰白色；②肠壁菲薄、变软和无弹性；③肠管浆膜失去光泽；④肠系膜血管搏动消失；⑤肠管失去蠕动能力。具备以上5点中的3点，经较长时间热敷、或放入腹腔内、或用0.25%普鲁卡因15～30ml行肠系膜封闭，而血运无明显改善时，即属肠坏死，应予以切除。

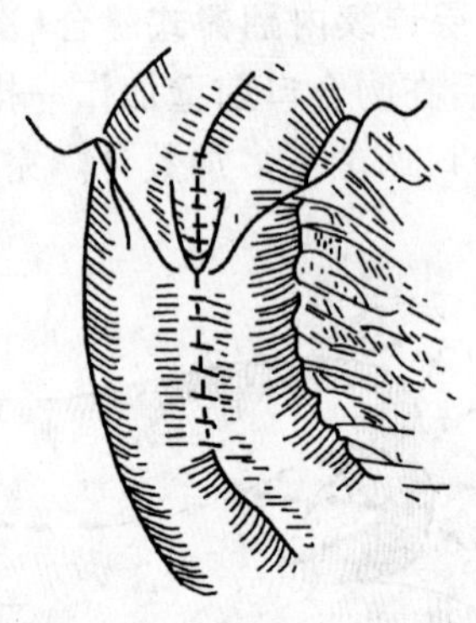

图6-7-11 侧侧吻合(四)

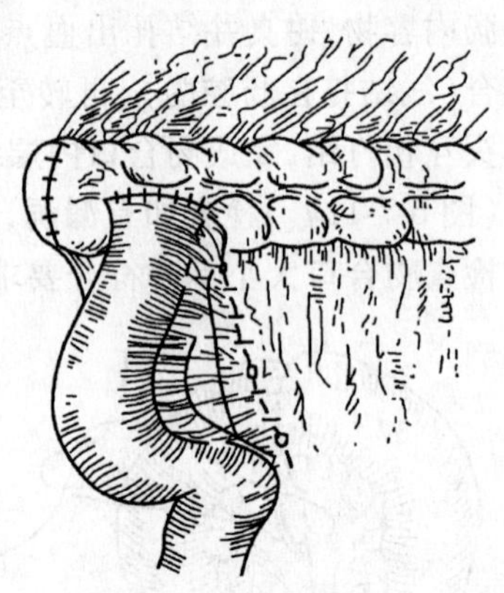

图6-7-12 端侧吻合

在所谓迟发性肠坏死，即肠管的色泽经热敷后略为转红，系膜血管可有轻微搏动时，常不易判断是否应该切除。如果患者是老年人，应偏向切除；如是小儿，则可予保留，术后进行严密观察。如出现休克不见好转，水、电解质平衡失调不易纠正，腹痛、腹胀加重，有呕吐、血便，全腹膜炎体征等情况，应考虑有迟发性肠坏死，必须及早再次剖腹探查。

2. 注意无菌操作　肠切除目前多用开放式吻合，应注意勿使肠管内容物流入腹腔，污染切口，引起感染。术中应用消毒巾及盐水纱布垫妥善保护手术野，将坏死肠袢和腹腔及切口隔开；用肠钳夹住两端肠管，以防肠内容物外溢；及时用吸引器吸净流出的肠内容物；吻合完毕后，应更换所用器械和手套后再行关腹操作。

(1)肠穿刺、切开减压，改善显露。小肠膨胀严重，操作不便时，可先用穿刺或切开方法进行肠减压。有蛔虫时应尽量取出，以免术后钻破吻合口。减压后的针孔或小切口可予修补缝合或暂时夹闭，待以后一并切除。切断肠管前肠道未行减压者，可将接近切除段肠管上、下两端的肠内容向两侧排空，或挤压至拟切除的肠段内。

(2)决定切除范围。在准备切除前，先行全肠检查，决定切除范围，以免遗漏重要病变。

(3)注意肠管的血液供应。肠系膜切除范围应成扇形，使与切除的肠管血液供应范围一致，吻合口部位肠管的血运必须良好，以保证吻合口的愈合。

(4)肠钳不宜夹得太紧。夹肠钳以刚好阻止肠内容物通过为宜，以免造成肠壁损伤，继发血栓形成，影响吻合口的愈合。以往常在肠钳上套一软胶管，以图减少对肠壁的损伤，但常因此而钳夹太紧，阻断了肠管血运，反而增加损伤。肠钳位置应放置在距吻合口3～5cm处为宜。如肠内容物不多，进行吻合时，可不用肠钳。

(5)吻合时宜注意避免肠管的扭曲。由于连续全层缝合后肠管内径日后不易扩大，可导致狭窄和通过不良，故应该用间断缝合。吻合时肠壁的内翻不宜太多，避免形成肠腔内的瓣膜。全层缝合的线头最好打3个结，不使过早松脱。前壁缝合应使肠壁内翻，浆肌层缝合必须使浆膜面对合。不要缝得太深或太浅。吻合完毕后必须仔细检查吻合口一遍，看有无漏针，尤应注意系膜附着处两面及系膜对侧是否妥善对齐。

(6)两端肠腔大小悬殊时的吻合，可将口径小的断端的切线斜度加大，以扩大其口径。另一种方法是适当调整两个切缘上缝线间距离，口径大的一边针距应宽一些，口径小的一边应窄一些。若差距悬殊过大，可缝闭远端，另作端侧吻合术。

(7)开放肠端吻合时注意应先止血，以防止术后吻合口出血。

(8)缝合系膜时注意不要扎住血管，同时也应注意勿漏缝，以免形成漏洞，形成内疝。

第八节 胆囊切除术

一、开放法胆囊切除术

【手术指征】

1. 急症手术 急性胆囊炎早期经中西医结合治疗，症状多能缓解，可不在急性期施行手术，但对胆囊管梗阻、结石嵌顿、胆囊积脓等病情较重的病员，在非手术治疗下出现以下情况者，应作急症手术。

(1)胆囊肿大、压痛明显及胆囊的张力比较高者。

(2)腹部压痛、腹壁肌肉紧张，有明显腹膜刺激症状者。

(3)有阻塞性黄疸或化脓性胆管炎的表现者。

(4)病员有寒战、高热、中毒症状明显，白细胞计数在 $20\times10^9/L$ 以上者。

(5)经非手术治疗，病情未见好转，反而加重者。

2. 择期手术

(1)胆囊结石，有反复发作史；曾因急性胆囊炎、胆囊积脓、坏疽、穿孔而施行胆囊造瘘术仍有症状者。

(2)原发性胆管结石症，胆囊的病变明显者。

(3)慢性胆囊炎，虽无结石，但多次发作，症状比较典型者。

(4)胆囊排空障碍、胆囊畸形、憩室、扭转、胆囊管狭窄等有明显症状者。

(5)胆囊外伤、穿孔。

(6)胆囊的良性肿瘤、腺肌增生症。

(7)胆囊癌(需要时同时作肝部分切除)。

【禁忌证】

对于下列的情况，一般不宜手术：

1. 胆囊结石无明显症状的老年病员，且合并其他器官(心、肺、肝、肾等)的严重疾病者。

2. 胆道功能失调，虽有类似胆绞痛发作，但经过口服法及静脉胆道造影检查，胆囊正常，胆道未显示其他病变者。

3. 无结石的轻度慢性胆囊炎，一般在中西医结合治疗下可获得一定的效果。

4. 慢性无黄疸型肝炎的病员，有轻度的慢性胆囊炎症状，但胆囊功能仍属正常者。

【麻醉、切口】

连续硬脊膜外麻醉或全身麻醉。多用右上腹直肌切口或右肋缘下斜切口。

【手术步骤】

1. 显露 开腹后，顺序探查肝脏及胆道。对于急性胆囊炎或胆囊积液，胆囊明显肿大者，为了便于手术操作，探查后以盐水纱布垫隔开周围组织，在胆囊底部作一荷包缝线，用15号针头经荷包缝线中央穿刺，抽除胆汁后结扎。注意胆汁颜色、特点，并作细菌培养及抗生素敏感试验。随后用3块盐水纱布垫将腹内脏器隔开，由助手用左手将横结肠及十二指肠向下方牵压，显露肝十二指肠韧带。若胆囊与周围有粘连，应先分离，再以血管钳夹住胆囊顶部并向上牵引。肝十二指肠韧带内可注射0.5%普鲁卡因10～20ml，以减少内脏牵引痛（图6-8-1）。

2. 分离胆囊管　切开胆囊前面的腹膜，以小纱布块推开胆囊管周围的疏松组织，显露胆囊及其相连的胆总管及肝总管。清楚地显露胆囊管与胆总管之间的关系甚为重要。它们之间的关系可能因炎症与粘连，或因胆囊管本身的解剖变异而改变。应谨防误将胆总管作为胆囊管而处理。有困难时，应首先扪清肝动脉，再在肝动脉的右侧显露胆总管（图6-8-2）。

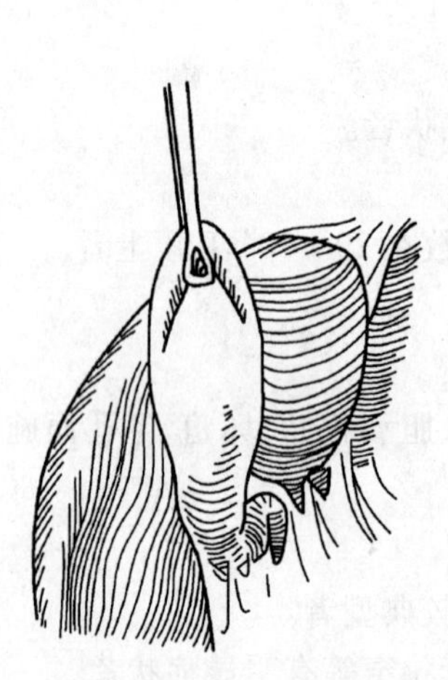
图6-8-1　牵拉暴露胆囊

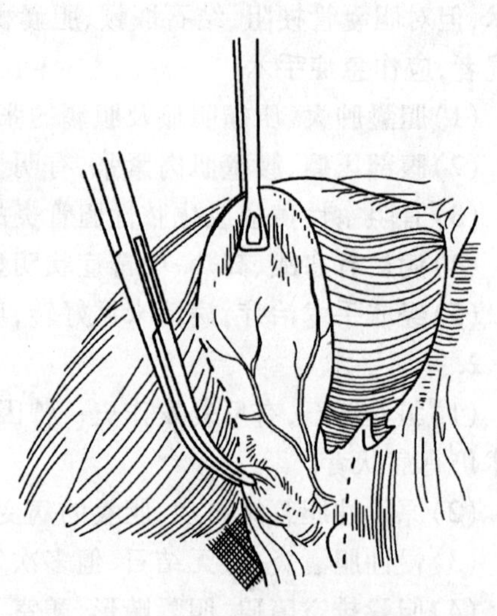
图6-8-2　分离胆囊管

当胆囊管分离清楚后，以一直角血管钳从其后方引过一根4号丝线，将胆囊管提起，或在靠近胆囊颈处暂行结扎，以免手术中将胆囊内的小结石挤入胆总管内。但暂不切断胆囊管，待胆囊已全部游离，胆囊动脉结扎、切断后，才准确地结扎及切断胆囊管。此种处理方法可预防胆总管及副肝管的损伤。

3. 结扎胆囊动脉　向下牵引胆囊管，在其上方分离胆囊动脉（图6-8-3）。胆囊动脉多来源于肝右动脉，一般从胆总管的深面处分出，位于胆囊三角内；当胆囊三角内的胆囊淋巴结发生急性或慢性炎症改变时，周围瘢痕粘连较多，给胆囊动脉的分离造成困难。有时，由于解剖上的变异肝右动脉的位置较低，并在靠近胆囊处才分出胆囊动脉，务必警惕，不可误将肝右动脉当作胆囊动脉而切断。肝右动脉的直径较粗，因此若发现“胆囊动脉”较正常为粗时，必须沿动脉向远端分离，直至其进入胆囊颈处肯定无误后，才予以结扎、切断（图6-8-4）。有时胆囊动脉在胆总管前方跨过，或来自迷走肝右动脉，或为两条（双胆囊动脉）。若不能将胆囊动脉显露清楚，亦可暂不予结扎，留待胆囊游离后再作处理。

以1号丝线双重结扎胆囊动脉。在两线间将其切断，近端再以1号丝线结扎一次。切断时宜紧靠胆囊颈部，以免误伤肝动脉，或万一血管破裂出血时，亦便于处理。

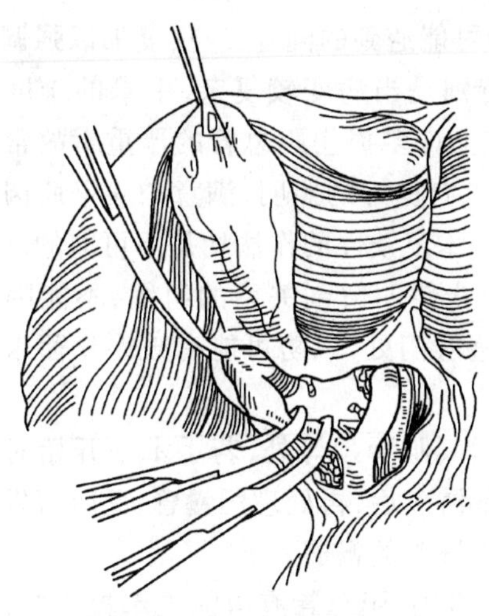

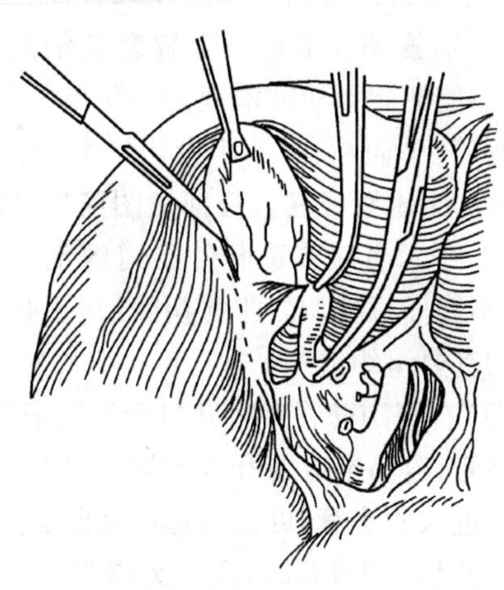

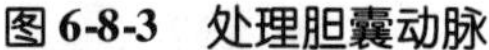

图6-8-3 处理胆囊动脉

图6-8-4 结扎切断胆囊管

手术中若不慎误将胆囊动脉撕裂,或因结扎线脱落而出血时,应该保持镇定,切勿在出血区盲目地钳夹,可迅速经小网膜孔捏住肝动脉止血。吸净积血后,稍松拇指,看清出血点,用血管钳夹住、结扎。

4. 游离胆囊　切断动脉后,以小纱布块在胆囊颈部与肝脏附着处稍作分离。在离肝脏边缘1~2cm处切开胆囊浆膜层,将出血点逐一结扎或电凝止血。在游离过程中慎勿损伤肝脏或撕破胆囊。若有长时间反复急性发作的慢性胆囊炎,胆囊与肝脏间的间隙消失,粘连甚紧,可用锐器进行分离,并将胆囊部分增厚的纤维壁留在胆囊床上,以免损伤肝脏。特别是在胆囊颈部,若分离过深,可能损伤右肝管及肝右动脉,应予注意(图6-8-5)。

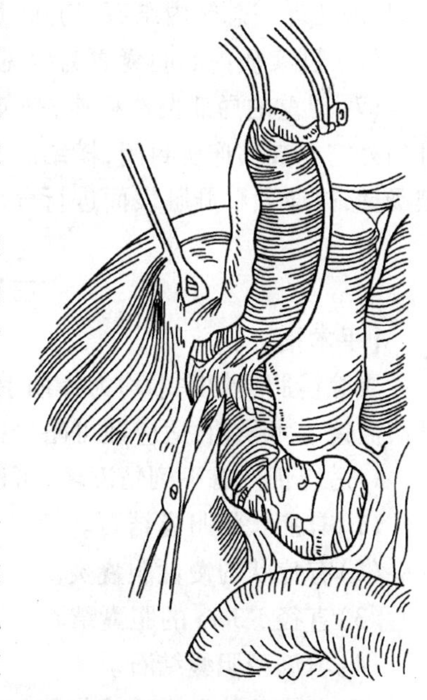

图6-8-5 游离胆囊

若胆囊管周围粘连甚多,先处理胆囊动脉有困难时,较安全的切除方法是,先从胆囊顶部开始,将胆囊从肝脏分离,最后确认胆囊动脉进入胆囊壁无误后,才将其靠近胆囊壁结扎切断。但此法缺点是在分离胆囊时出血量较多。

5. 处理胆囊管　胆囊游离后,将其向上提拉,仔细认清胆囊管与胆总管的交接处,然后放松胆囊,以0号铬制肠线或1号丝线在离胆总管0.5cm处结扎胆囊管。切断后,近端再以0号丝线贯穿结扎一次。结扎时不可用力牵引胆囊管,以免胆总管因屈曲、移位而被损伤。

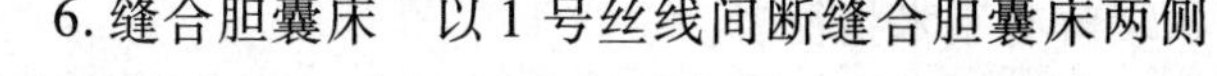

6. 缝合胆囊床　以1号丝线间断缝合胆囊床两侧腹膜,彻底止血。有时胆囊床不能缝合,但对创面上的出血点应逐一结扎,或以电凝止血。肝下区放置橡皮管引流,从右上腹部另一戳口引出。若为肋缘下斜切口,有时亦可经切口的外端引出。

【术中注意事项】

为了更好地提高手术的效果,对胆囊切除术中可能遇到的问题,应反复加以强调:

(1)胆囊切除术是一个较复杂细致的手术,特别是当病变较复杂,手术的难度很大时,更不能把胆囊切除术视为一简单的手术。事实上许多损伤胆总管的严重事故常发生在所谓"简单而顺利"的胆囊切除术中。手术时要求有良好的照明、满意的腹壁肌肉松弛及充分的手术野显露。任何贪图简单、省事、低估手术复杂性的作法均是不可取的。

(2)手术者应熟悉肝外胆道解剖及其变异,对未辨明解剖关系的组织,不能随便钳夹,更不能任意剪切。胆囊切除后,还必须重新检查肝门处,以防可能有被误伤而未及时发现的重要组织。

(3)右侧副肝管有时开口于肝总管下段、胆囊管、胆囊颈等处,若手术一开始时便切断胆囊管,容易造成副肝管的损伤,应待胆囊已全部游离后,再处理胆囊管,此时若发现有副肝管进入胆囊管,可在其远段切除胆囊,以保存副肝管的畅通。

(4)处理胆囊管时,应在无牵力的情况下进行,否则,胆总管有可能被牵拉屈曲,误被认为是胆囊管的延伸部分,而将其结扎或切断。

(5)位于胆囊管与胆总管交接处的结石,使胆囊管变得非常短而扩大,或实际上胆囊管已不存在,手术时若不注意,很容易误将部分胆总管切除。遇此情况,应在结石所在的部位切开胆囊颈部,取出结石,认清胆总管与胆囊之间的关系后,再进行处理。

(6)胆囊畸形较少见。常遇到的是在一些长期反复发作的病员,因胆囊粘膜层被破坏,囊壁增厚萎缩,甚至成为一纤维瘢痕性硬结,因此在手术时可能找不到胆囊。遇此情况,只需处理胆总管内结石,切除"胆囊"并非必需,因为临床症状多由于胆总管内结石引起。位于肝实质内的胆囊更为少见。

(7)严重的局部炎性粘连,是使胆囊切除术发生困难的主要原因。有时小网膜孔及肝门处完全被粘连所封闭,横结肠及十二指肠可能与肝门紧贴在一起,稍不注意,便可穿破肠壁,故应紧贴肝脏表面进行分离。

二、腹腔镜胆囊切除术

【手术指征】

腹腔镜胆囊切除术均为择期手术,手术的适应证根据术者的经验适当地选择。在开展腹腔镜手术早期,适应证可略严格一些,等逐步取得一些经验后再逐步展开。

1. 适应证　有下列情况者,可以考虑施行择期腹腔镜胆囊切除术:

(1)有症状的胆囊结石。

(2)有症状的慢性胆囊炎。

(3)直径 >3cm 的胆囊结石。

(4)填满型胆囊结石。

(5)有症状的和有手术指征的胆囊隆起性病变。

(6)急性胆囊炎经过治疗后症状缓解有手术指征者。

(7)估计病人对手术的耐受良好者。

(8)糖尿病病人的无症状胆囊结石。

2. 相对禁忌证

(1)结石性胆囊炎急性发作期。

(2)慢性萎缩性结石性胆囊炎。

(3)继发性胆总管结石。

(4)有上腹部手术史。

(5)体态肥胖。

(6)腹外疝。

3. 绝对禁忌证

(1)伴有严重并发症的急性胆囊炎,如胆囊积脓、坏疽、穿孔等。

(2)胆石性急性胰腺炎。

(3)伴有急性胆管炎。

(4)原发性胆总管结石及肝内胆管结石。

(5)梗阻性黄疸。

(6)胆囊癌。

(7)胆囊隆起性病变疑为癌变。

(8)肝硬化门静脉高压症。

(9)中、后期妊娠。

(10)腹腔感染、腹膜炎。

(11)慢性萎缩性胆囊炎,胆囊体积 $<4.5\times1.5$cm,壁厚 >0.5cm(B 型超声测量)。

(12)伴有出血性疾病、凝血功能障碍。

(13)重要脏器功能不全,难以耐受手术、麻醉,和安放有心脏起搏器者(禁止用高频电刀)。

(14)全身情况差不宜手术或病人已高龄,无胆囊切除的强有力指征。

(15)膈疝。

【麻醉】

全身麻醉

【切口与体位】

随着腹腔镜的广泛开展,多常规采用仰卧位方法。在腹壁上定点置套管鞘:在脐部下缘切开皮肤 1cm 准备放置 10mm 套管鞘,在剑突下 3cm 切开皮肤 1cm 放置 10mm 套管鞘,在腋前线和锁骨中线右肋缘下 2~3cm 各切开皮肤 0.5cm 放置 5mm 套管鞘。术者站在病人的左侧,第 1 助手站在病人的右侧,第 2 助手站在第 1 助手的右侧,监视器应放在术者和助手都易见到的地方,通常使用两个监视器。手术室应选择较大的,以便放置仪器。在麻醉完成后,将病人的头侧抬高 10°~20°,病人身体右侧抬高 15°。因引力的作用,使病人的内脏向左下方移位,以利于暴露胆囊部位。

1. 制造气腹　在病人腹部常规消毒后,铺无菌手术巾。沿脐窝下缘作弧形切口,约 10mm 长,若下腹有过手术史,可在脐上缘切开以远离原手术疤痕,切开皮肤。术者与第一助手各持布巾钳从脐窝两侧把腹壁提起。术者以右手拇指、食指挟持气腹针(Veress 针),腕部用力,垂直或略斜向盆腔插入至腹腔,在穿刺过程中针头突破筋膜和腹膜时有两次突破感;判别是否针尖已进入腹腔内,可接上抽有生理盐水的注射器,当针尖在腹腔内时呈负压,注射器内的水自动进入腹腔,接上气腹机充气压力显示不超过 13mmHg,这表明气腹针在腹腔内。开始气腹时不应过快,采用低流量充气,1～2L/min。同时观察气腹机上的腹腔内压力,充气时压力应不超过13mmHg,如果过高说明气腹针的位置不正确或麻醉过浅及肌肉不够松弛,要适当调整。当腹部开始隆起和肝浊音界消失时,可改为高流量自动充气,直至达到预定值13～15mmHg,此时充气约3～4L,病人腹部完全隆起,这时可以开始手术操作。

在脐部气腹针处用布巾钳将腹壁提起,用10mm套管针穿刺,第1次穿刺带有一定的"盲目性",是腹腔镜中较危险的一个步骤,要格外小心,将套管针缓慢地转动,用力均匀地进针,进入腹腔时有一个突然阻力消失的感觉,打开封闭的气阀有气体逸出,此时说明穿刺成功。连接气腹机以保持腹腔内恒定压力。然后将腹腔镜放入,在腹腔镜的监视下进行各点的穿刺。常用的是在剑突下2cm穿刺放入10mm套管以备放电凝钩、施夹器等器械,在右锁骨中线肋缘下2cm或腹直肌外缘和腋前线肋缘下2cm各用5mm的套管针穿刺以放入冲洗器和胆囊固定抓钳(图6-8-6)。这样人工气腹和准备工作已完成。

由于制造气腹和第1次套管针穿刺引起误伤,屡有报道,尤其是对腹腔内大血管和肠管的戳伤而且术中不易发现。鉴于这个问题,近来不少人开始改革这种气腹方式,不用气腹针进行穿刺,而是在脐部开一小口,找到腹膜直接把套管针放入腹腔充气,这样可避免对腹腔脏器的戳伤。

气腹制造成功后,开始手术操作。关于手术的分工各医院有不同的习惯,我们医院的分工是术者掌握胆囊固定抓钳和电凝钩,负责手术的全部操作,第1助手掌握冲洗器负责冲洗吸引及协助手术野的暴露;第2助手掌握腹腔镜使手术野始终在电视图像的中央。

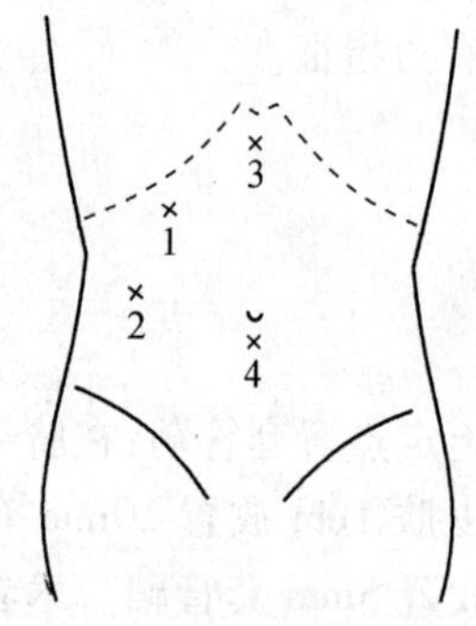

图6-8-6 穿刺点

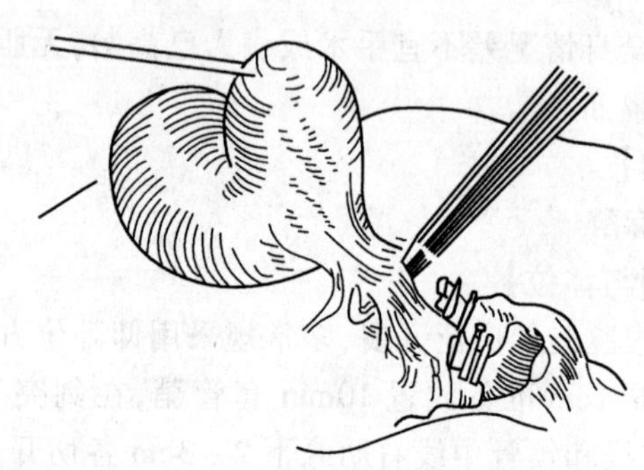

图6-8-7 解剖Calot三角

2. 解剖Calot三角区 将抓钳抓住胆囊颈部或Hartmann袋,向右上方牵引。注意最好是将胆囊管牵引和胆总管垂直,以利于和胆总管明显的区分开,但要注意牵引的力量不能把胆总管牵引成角,用电凝钩或用止血钳把胆囊管上的浆膜切开,用钝性分离胆囊管及胆囊动脉,分清胆总管和肝总管。这里离胆总管较近尽量少用电凝以免误伤胆总管。分离胆囊管,用电凝钩上下游离,并看清胆囊管和胆总管的关系(图6-8-7、6-8-8、6-8-9)。在尽量靠近胆囊颈的地方用钛夹,两个钛夹之间应有足够的距离,钛夹距胆总管应有0.5cm。在钛夹之间用剪刀剪开,不能用电切或电凝以防热传导而损伤胆总管。其后在后内方找到胆囊动脉给予置钛夹剪断。在切断胆囊后要注意不能用力牵拉以免拉断胆囊动脉,并注意胆囊的后支血管。仔细地剥离胆囊,电凝或上钛夹止血(图6-8-10、6-8-11)。

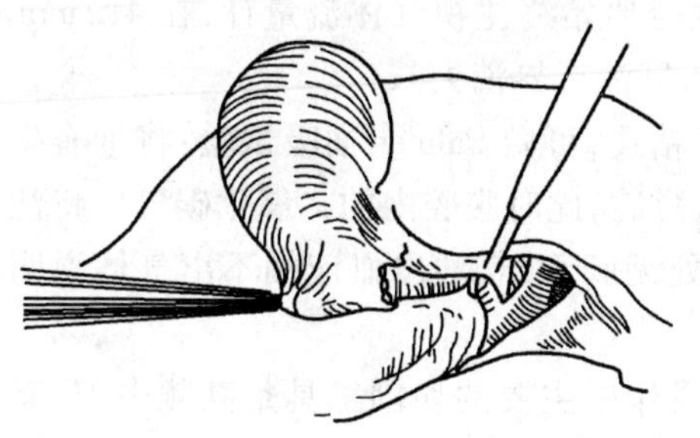
图6-8-8 显露胆囊管

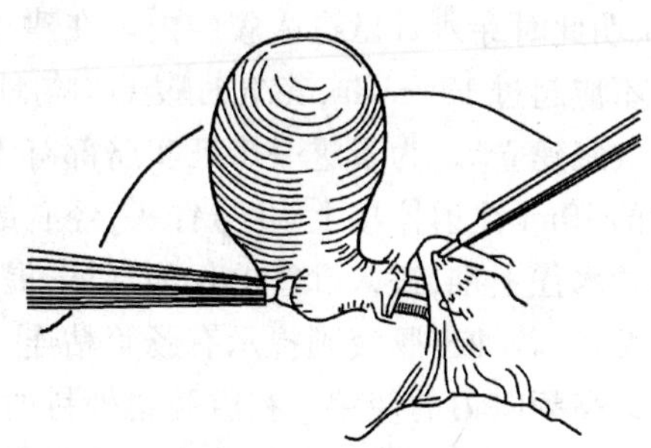
图6-8-9 处理胆囊管

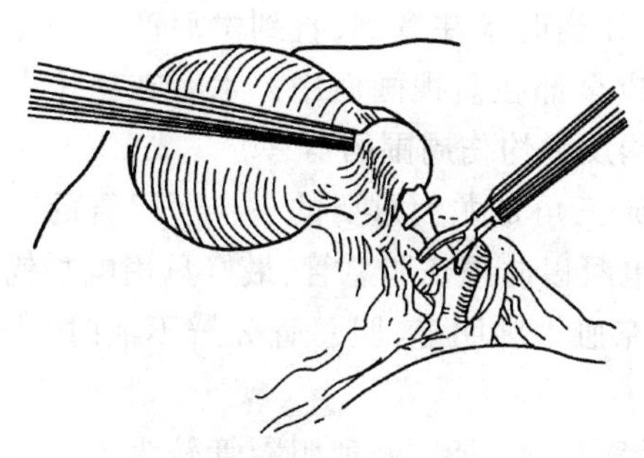
图6-8-10 上钛夹

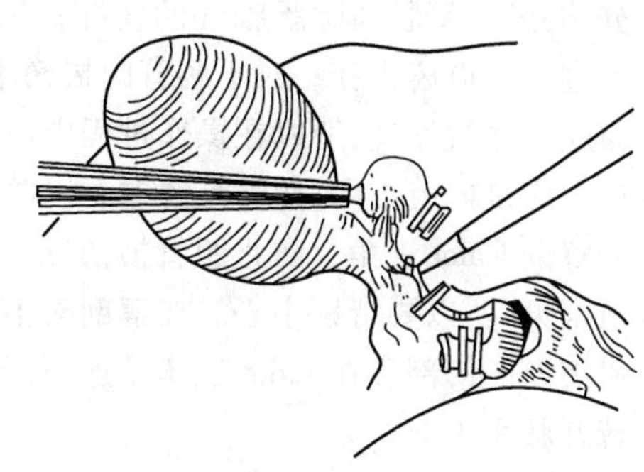
图6-8-11 剥离胆囊

3. 切除胆囊 夹在胆囊的颈部向上牵引,沿着胆囊小心地剥离,助手应协助牵拉使胆囊和肝床有一定的张力。将胆囊完整地剥下,放在肝右上方。肝床用电凝止血。仔细用生理盐水冲洗,检查有无出血和胆漏的地方。在肝门部置一纱布块,取出后检查有无胆汁染色。吸尽腹腔内积水后将腹腔镜转换到剑突下套管中,这是因为脐部的腹壁结构比较松弛,容易扩张取出>1cm 的含结石的胆囊,而剑突下组织较致密不容易扩张,当然如果结石较小也可以从剑突下的戳孔取出。

4. 取出胆囊 从脐部的套管中将有齿抓钳送入腹腔内,在监视下抓住胆囊管的残端,将胆囊慢慢地拖入套管路内,连同套管鞘一起拔出。在抓胆囊时要注意将胆囊放在肝上,以避免锋利的钳齿误伤肠管。如果结石较大或胆囊张力高,切不可用力拔出,以免胆囊破裂结石和胆汁漏入腹腔。这时可用血管钳将切口撑大后取出,也可用扩张器把该切口扩张到2.0cm,如果结石太大可将该切口延长。如有胆汁漏出至腹腔内应用湿纱布从脐部切口进入将胆汁吸干。结石太大不能从切口中取出时也可以先把胆囊打开,用吸引器吸干胆囊内的胆汁,钳碎结石后一一取出。如果发现有结石落入腹腔中要取尽。

检查腹腔内无积血和液体后拔出腹腔镜,打开套管的阀门排出腹腔内的二氧化碳气体,然后拔出套管。在放置10mm 套管的切口用细线做筋膜层缝合1~2针,将各切口用无菌胶膜闭合。需要时肝下放置一腹腔引流管,经右腋前线穿刺引出。

【术中注意事项】

1. 造气腹时的注意事项 制造气腹是腹腔镜的第一步,在肥胖病人时穿刺两次的突破感不明显,故在穿刺阻力突然减少时针尖可能已进入腹腔内。为了证实针尖确实在腹腔内，可将抽有盐水的注射器接上气腹针，并可见注射器内的盐水随着重力自然地流进腹腔，说明此时穿刺针已进入腹腔内。在建立气腹时要始终注视气体流量计，在 4L/min 时压力不应超过 13mmHg，充气时腹部均匀地隆起，肝浊音界消失。

气腹建立后，为了进一步证实脐部有无肠管粘连，可做 Palmer 抽吸试验：将抽有生理盐水的 10ml 注射器接上 18 号针头，经脐部穿入腹腔，此时腹腔内的二氧化碳气体将注射器的盐水往上推，进入针管的仅为气体，提示此处无肠管，若抽出血液抽不出气体说明局部有粘连，若抽出肠液则提示有肠管粘连。

2. 高频电刀的使用　在腹腔镜外科的手术操作中主要的切割工具是高频电刀，激光用得较少。在腹腔镜脏器损伤中电刀的误伤胆总管和肠管是最多见的，应引起注意。提醒以下几点：腹腔镜器械中如电凝钩等的绝缘层应完整，有损坏时要及时更换；术前准备要充分，要进行灌肠消除肠胀气的情况；采用低压高频电凝，在 200V 时是安全的，在切割时不应产生电离火花；对于肠管的损伤术者往往当时未注意到，直到术后产生临床症状如腹膜炎才被发现，所以在操作过程中电凝器应全部在监视画面中；术者在使用电凝钩时用力应是向上方向，而不是向左右以防电凝钩反弹灼伤周围的器官。

3. 解剖 Calot 三角　防止胆管损伤，解剖 Calot 三角是尤为重要的一步。胆管的行走异常最常见，所以要特别小心。在解剖时不能用电凝以防损伤胆总管，最好只用电凝钩或分离钳细心的解剖。在 Calot 三角粘连很严重或充血水肿明显，胆总管分辨不清时，应及时中转开腹手术。

4. 处理胆囊管　胆瘘中的一个原因就是胆囊管处理不妥，处理胆囊管较为困难的情况有两种，一是胆囊管较短，二是胆囊管粗，钛夹夹闭不全。遇见较短的胆囊管时尽量把胆总管侧的钛夹夹好，把胆囊侧开放，吸尽胆汁，胆囊断端应留有足够长度，以防钛夹滑脱。在遇见较粗胆囊管时先用丝线结扎，然后再上钛夹。现在已有大号钛夹对较粗的胆囊管效果较好。

5. 术中胆管造影　从大量的国内外统计表明，腹腔镜胆囊切除技术是有潜在危险的手术，对于术中胆道造影是有必要的。胆道术中造影的方法有多种，我们的方法是在胆囊造影时，先钳闭胆囊侧的胆囊管，然后在胆囊管上剪一个小口，从腹直肌外缘的套管中放入一 4F 输尿管导管，插入约 3cm，插管的开口用固定钳夹紧，注射造影剂拍片，在操作的过程中应用腹腔镜监视。在拍片前撤除影响观察胆总管的套管鞘。现已有造影的专用钳，使用非常方便。

6. 术中中转开腹　因为腹腔镜的技术条件的限制，一部分病人手术中转成开腹手术。在中转手术的原因中依次为解剖结构不清、手术中出血、手术损伤、术中有其他发现、肥胖和器械原因等。其中最多见的是解剖结构不清和术中出血，在这种情况下继续坚持腹腔镜手术，很容易造成手术损伤。在腹腔镜下发现解剖结构不清或大出血无法看清结构时及时转成开腹手术是明智的，并不意味腹腔镜手术失败。近年国内外专家一直强调术中中转手术的重要性，以避免不必要的手术损伤，在手术前也要对手术有充分的估计，中转开腹手术的因素多为急性胆囊炎、年龄 >65 岁、肥胖及胆囊壁明显增厚等。这些因素造成 Calot 三角解剖不清楚或手术切除困难。随着经验的积累，术前对手术的过程可以有大致的预测。

7. 取出胆囊　脐部的套管鞘孔的腹肌是比较薄弱的，容易用止血钳分开，或用专制的三瓣或二瓣扩张器将腹壁撑开。在胆囊结石较大时，先将胆囊颈提出腹壁外，打开胆囊把胆汁吸尽，用取石钳从胆囊中取出结石。若结石较大可先在胆囊内钳碎再取出。取出后要沾干积血和切口中的胆汁。切不可在切口不够大的情况下用力拔出致使胆囊破裂结石落入腹腔。如有落入腹腔结石应如数取出，否则残留结石会造成腹腔感染和粘连。

8. 腹腔镜胆囊切除术是一种有危险性的手术，应用录像机录下手术的全过程，作为"黑匣子"妥善保存，以便在有手术并发症时寻找技术失误的地方。

第九节 脾切除术

【适应证】

1. 脾脏肿瘤和囊肿。

2. 脾脏脓肿。

3. 脾破裂，具体适用于：①粉碎性脾破裂；②位于脾门处外伤或伤及脾门主要血管；③并有其他重要组织、脏器损伤；④其他方式不能有效止血。

4. 原发性脾功能亢进　①先天性溶血性贫血；②原发性血小板紫癜症；③原发性中性粒细胞减少症；④原发性全血细胞减少症等。这类疾病应经内科积极综合治疗，慎重掌握脾切除术的选择与时机。5 岁以下儿童应避免行脾切除术。

5. 充血性脾肿大　①晚期血吸虫病脾肿大伴脾功能亢进症；②肝炎后或门脉性肝硬化所致的门脉高压症，即使在肝功能稳定的情况下，若非极严重的继发性脾功能亢进，不宜施行脾切除术；③对门脉高压症、伴有明显的食管下端或胃底静脉曲张、或有上消化道出血病史者，切除脾脏同时作脾静脉与体静脉吻合手术（分流术）或门奇（静脉）断流术。

6. 邻近脏器恶性肿瘤根治切除　如胃、胰、结肠、腹膜后组织等处的恶性肿瘤根治术，在需要时，可将脾一并切除。

【术前准备】

1. 外伤所致脾破裂，常伴有失血性休克，应在积极的抗休克治疗的同时进行急症手术。

2. 对有肝硬化、年老、体弱的病员，要重视对肝脏的保护及心、肺的代偿功能。

3. 有些择期施行脾切除术患者，需特别注意血液学方面的检查。

【麻醉】

依病员的具体情况而定。常用以下二种：

1. 气管内全身麻醉　当脾破裂有严重内出血及休克；或伴有胸腔脏器损伤，除处理脾脏外，尚有其他脏器伤需要同时处理者；或粘连较多的巨脾，手术比较复杂，需采用胸腹联合切口时，都宜采用气管内插管全身麻醉。

2. 连续硬膜外腔阻滞麻醉　适于一般的脾切除，尤其是肝功能代偿较差者。

【体位】

依切口而定，一般多用仰卧位，于左腰部垫一沙袋。当选用左侧胸腹联合切口时，则取 45°的左前斜位；当采用横切口时，可采用向后过伸位，以利显露。

【手术步骤】

1. 切口　左上腹直肌切口；对粘连较多的巨脾，尤其后侧的粘连，有时尚需在直切口的中部加以向旁开的横切口；或采用左肋缘下斜切口、左上腹弧形(或“L”形)切口、上腹部横切口或经第8或第9肋间的左侧胸腹联合切口等。

2. 探查

(1)脾破裂大出血的腹腔探查及处理:须准确迅速,及时控制出血。

(2)慢性疾病的腹腔探查:探查是验证诊断、了解病情和决定手术的重要一环,包括了解充血性脾肿大的原因、脾脏与周围组织的关系以及因脾脏病变所引起的局部解剖上的改变等。

3. 结扎脾动脉　在探查完毕后,若因充血性脾肿大而施行脾切除,一般先结扎脾动脉,使脾脏缩小、变软。切断左侧胃结肠韧带和大部分脾胃韧带,以丝线结扎止血,进入小网膜囊内。用大号“S”形拉钩向右上方牵开胃体,充分显露脾门、胰腺体尾部。在胰体尾部上缘可扪得向左走行的脾动脉。充血性脾肿大时,脾动脉常增粗、纡曲,有时尚有震颤。可在胰腺上缘的后腹膜下注入0.5%普鲁卡因数毫升,以利分离。切开该处的后腹膜及脾动脉鞘,用直角形血管钳在动脉鞘内分离脾动脉,长约1.5~2cm,从其下缘绕过背面引过二根7号丝线,在相距3~5mm处分别结扎。结扎时用力要缓慢,尤其当脾动脉壁有粥样变时,若突然用力结扎,易致脾动脉断裂。在少数情况下,脾动脉深处于胰腺组织的背后,从一般位置上分离、结扎有困难时,可将胃结肠韧带向右侧切开,用大“S”形拉钩,将胃向上向前钩起,显露胰体部,在脊柱左侧,胰腺上缘处进行脾动脉结扎,因该处的脾动脉距胰腺上缘稍远,便于结扎。若在此处结扎仍感困难,也不必勉强结扎,可待脾脏游离后再予以处理(图6-9-1、6-9-2)。

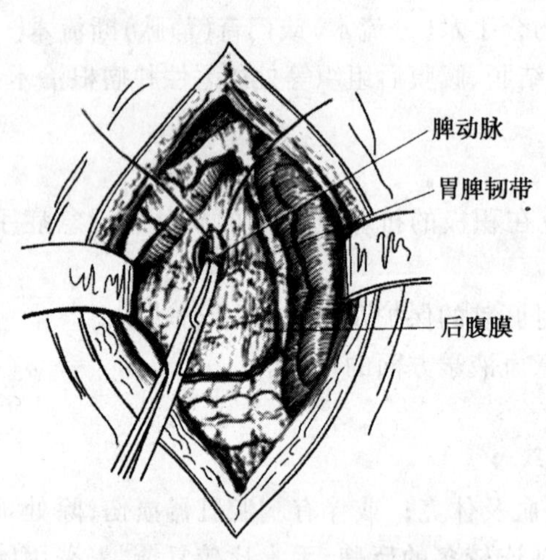

图6-9-1　切开后腹膜,显露脾动脉

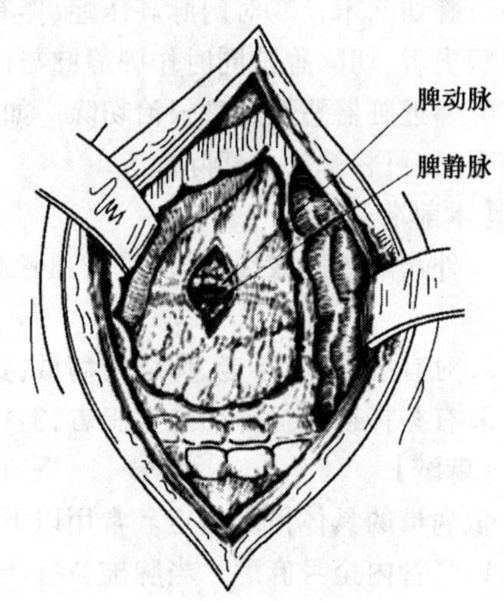

图6-9-2　双重结扎脾动脉

4. 游离脾脏　脾脏完全游离的关键,在于充分地分离和处理脾肾韧带和脾膈韧带,尤其是巨大的脾脏,粘连及侧支循环较多,分离时若不仔细,很容易引起大量出血。可先将脾脏下极向上向左翻开,显露、切断、结扎脾结肠韧带。将脾下极游离后(注意勿损伤结肠及其系膜血管),再将脾的外下方翻向内前侧,充分显露脾肾韧带,如粘连不多,可用手指作钝性分离,然后托出脾脏。如粘连紧,侧支循环较多时,可沿脾的后外缘自下而上地剪开后腹膜,在腹膜外进行分离。将侧支血管予以钳夹止血。然后分离、结扎、切断脾膈韧带和上极的脾胃韧带,使脾得以充分游离。脾床以热盐水纱布垫填塞止血。向外翻转脾脏,进一步切断脾胃韧带及胃短血管(图 6-9-3 ~6-9-6)。

5. 处理脾蒂　脾游离后,由助手轻轻托住并翻向内侧,但避免过度牵拉脾蒂。术者以右手示指、中指或用小纱布自上而下地在脾蒂后方轻轻推开胰尾。注意不要损伤胰尾后血管。将胰尾从脾蒂分开后,再将脾脏翻向左侧,用 3 把大号血管钳或特制的脾蒂钳夹住蒂部,在贴近脾门的血管钳的内侧切断,移除脾脏。脾蒂残端先用粗丝线结扎,再以中号丝线贯穿缝扎。为稳妥起见,还可将血管各分支的断端再分别结扎。如果脾脏较大且脾门血管分支多,用"三钳法"止血有时不可靠,可在脾门处通过各血管间隙将脾门血管分别钳夹处理(图 6-9-7)。

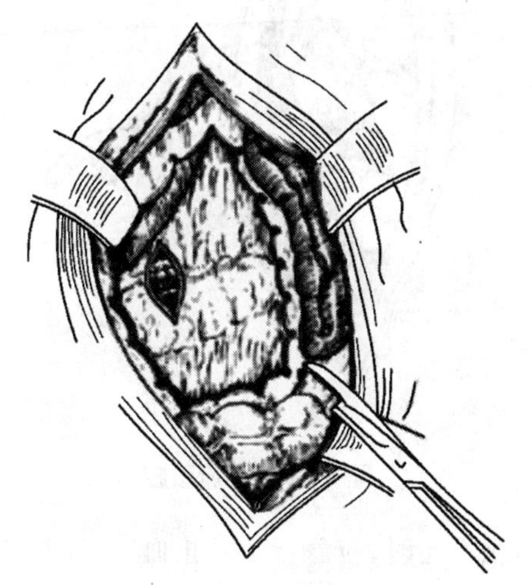

图 6-9-3　切开脾结肠韧带

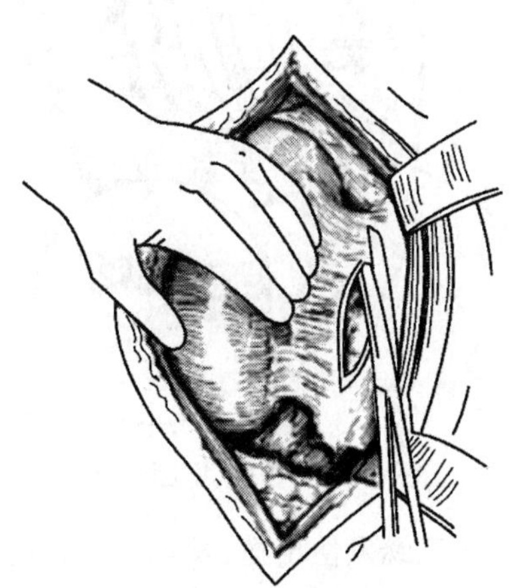

图 6-9-4　切开脾肾韧带

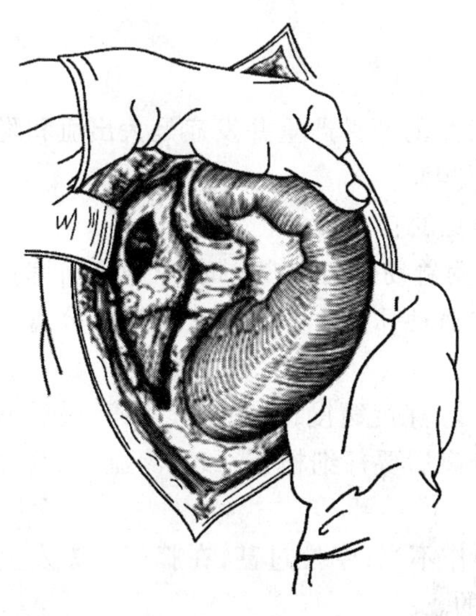

图 6-9-5　托出脾脏

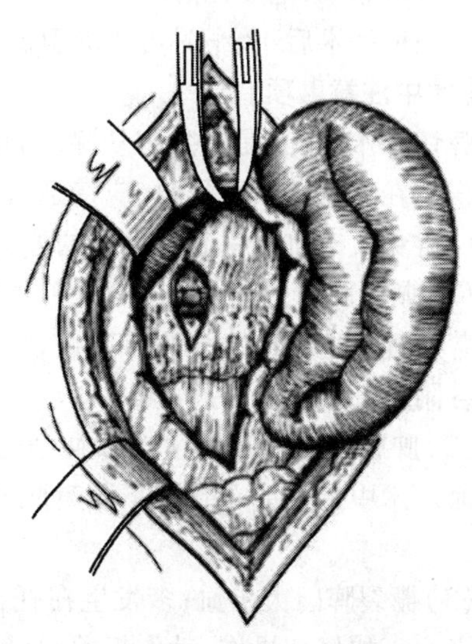

图 6-9-6　切开脾膈韧带

最后取出脾床的纱布垫,冲洗手术野,彻底止血。应特别注意胰尾、胃大弯、脾床粗糙面有无出血。

6. 腹腔引流　较大的脾脏切除后，可于左膈下放置引流。若考虑术后渗液较多或胰腺尾部有损伤者，可在左膈下放置橡皮管引流(图 6-9-8)。

【术后处理】

1. 肝硬化的病员在脾切除术后，可能发生肝功能代偿不全，出现肝昏迷，应加强保护和观察。

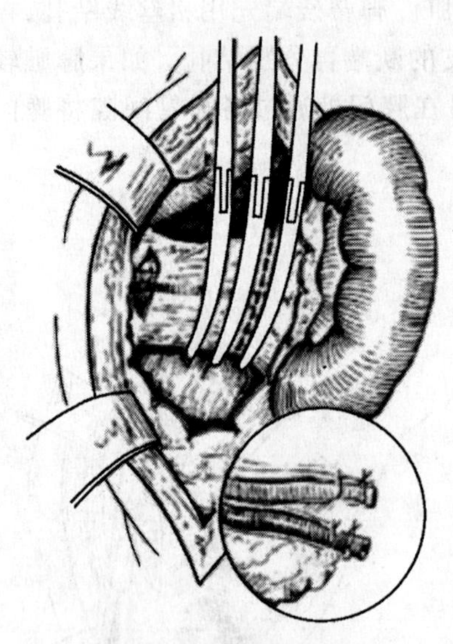

图 6-9-7　钳夹、切断脾蒂

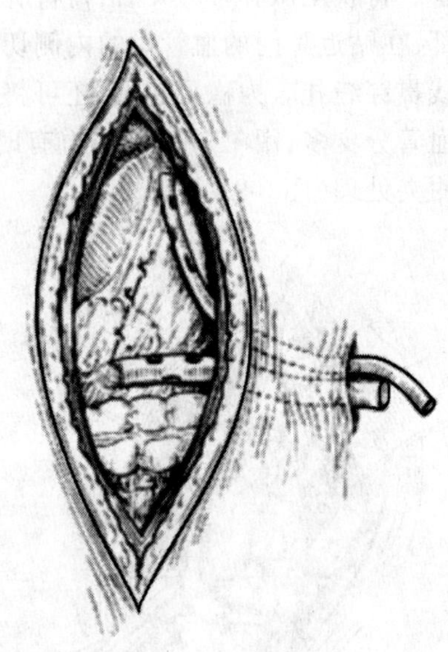

图 6-9-8　引流腹腔

2. 注意继发性出血，发现后应及时处理。出血不止时，应急行手术止血。

3. 保持腹腔引流通畅，若膈下积存血液或渗出液时，易致膈下感染。膈下感染又可能引起左胸腔感染，应予注意。

4. 一般手术后 48 小时可拔除引流管。

【术中注意事项】

脾切除术(尤其是紧急脾切除术)中，最易发生的两种严重并发症是大出血和附近脏器损伤。在进行各项操作时，应特别留意，避免发生。

1. 避免大出血　引起大出血的原因很多，常见的有：

(1)撕裂脾附近的韧带出血：多因分离脾各附着韧带尚未充分时，就急于将脾托出进行脾蒂处理。这种出血多为持续性，常会招致失血性休克。防止办法是尽量分离、切断、结扎各附着韧带后再将脾托出。

(2)脾膈韧带和膈面粘连渗血：虽出血量较少，速度缓慢，但如持续不停，最后也会大量失血。术中最好能在直视下分离此处粘连，分离后要仔细检查，如有渗血，需及时缝扎止血。

(3)撕裂脾门大出血：多发生在托出脾时操作不当，牵拉过甚，在脾门上方发生撕裂而大出血。如仔细操作，动作轻柔，是可以避免的。

(4)脾动脉扎断大出血：门静脉高压症时，脾极度充血肿大，脾动脉亦相应增粗。在胰体、尾部分离结扎脾动脉时，如过于用力，可扎断脾动脉而致大出血。所以，在结扎脾动脉时(特别是近心端第一个结时)，用力只是以闭合血管腔为度，以防过于用力而扎断。

万一发生,可用左手指按住胰体上方脾动脉的近端,控制出血后再处理扎断处。同时,在分离脾动脉时,要保持手术野清晰,避免在血迹模糊中用止血钳盲目分离或钳夹,以免刺破其下方的脾静脉,引起大出血。

2. 避免附近脏器损伤　最易损伤的是胃大弯部、胰尾、结肠脾曲等。发生的原因是显露不佳,出血较多时盲目钳夹所致。除了术中仔细操作、检查外,在脾切除后还要仔细检查,如发现损伤,应及时修补。

3. 脾破裂引起腹腔内大出血时,病情紧急,施行脾切除就不能像择期手术那样按部就班地进行。同时,在出血后,脾及其附近脏器的正常解剖关系常不能辨认得很清楚。在作紧急脾切除术时,应注意以下几点:

(1)采用左上腹正中旁切口或经腹直肌切口,操作方便、迅速。剖腹后尽快吸出腹腔内积血和血块,便于找到出血来源。

(2)右手迅速伸入左膈下区,摸清证实是脾破裂后,将脾握住向内前方托出。如有困难,则可用示指和中指钝性分离脾后部的腹膜(即脾肾韧带左叶)。

(3)将厚纱布垫塞入左膈下脾窝部,压迫止血,以防止脾再滑入腹腔,便于操作。

(4)用三钳法处理脾蒂。此时还需要注意检查在紧急情况下,是否有误夹附近脏器(如胃大弯、胰和结肠等)的情况。

(5)脾切除后,要取尽腹内残留的脾碎块组织。去除纱布垫后,要检查和结扎脾膈韧带或脾肾韧带处的出血点。其他和择期脾切除术一样,缝合腹壁前,左膈下须放置引流。

第十节　大隐静脉高位结扎与剥脱术

【适应证】

1. 原发性大隐静脉曲张,症状明显,影响劳动力者。

2. 下肢静脉曲张并发小腿溃疡者。

3. 既往无深静脉血栓形成病史,且深静脉瓣膜功能良好者。

【禁忌证】

有下列情况者不宜手术或缓期手术:

1. 最近发生急性血栓性静脉炎、小腿溃疡有急性感染、下肢化脓性感染者,均不宜手术。应卧床休息,抬高患肢,待急性炎症消退后择期手术。对小腿慢性溃疡无急性感染者,经过休息及局部治疗后,仍可施行手术,需要时,可将溃疡切除,作游离植皮。

2. 由于妊娠,下腔静脉及髂静脉阻塞或盆腔内肿瘤压迫,而致下肢静脉曲张。

3. 有下肢深静脉血栓形成者。

4. 由于动静脉瘘或先天性动静脉交通所致的静脉曲张。

【术前准备】

1. 术前晚以肥皂水及温水清洗患肢及会阴部,并剃毛。

2. 脚有真菌感染者,应给予治疗。

3. 手术前 1 日检查大隐静脉交通支所在部位,注意有无副大隐静脉。将大隐静脉的行径及交通支在皮肤上作好标志。

【麻醉】

椎管内麻醉。

【体位】

仰卧,髋、膝关节略屈曲,大腿稍外展、外旋。

【手术步骤】

1. 高位结扎　皮肤消毒范围自下腹部起包括整个下肢。在腹股沟韧带下方3~4cm处,以卵圆窝为中点作一与腹股沟韧带平行的斜切口或纵切口(卵圆窝的表面解剖标志为耻骨结节外旁开2横指),长约5~6cm(图6-10-1)。切开皮下脂肪层后,于卵圆窝下缘找到大隐静脉主干,分离大隐静脉近端各分支(图6-10-2),即:阴部外静脉、腹壁浅静脉、旋髂浅静脉、股内侧静脉及股外侧静脉,并逐一结扎、切断。但应注意它们的解剖变异,若有遗漏,则术后易复发。

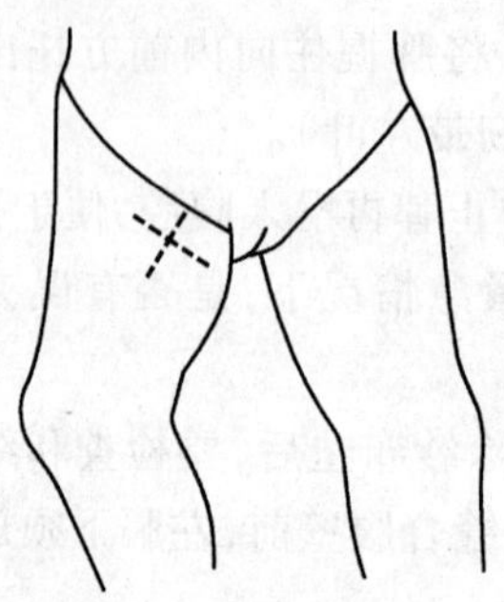

图6-10-1　切口的选择

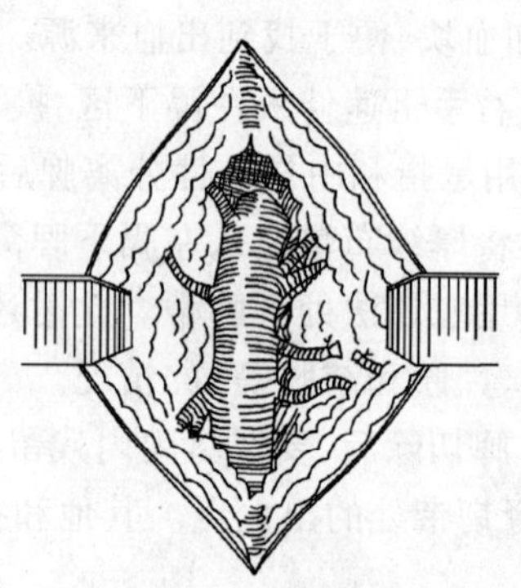

图6-10-2　分离大隐静脉近端各分支

大隐静脉分支结扎、切断后,向上游离大隐静脉至与股静脉的交接处。紧靠股静脉,以1号丝线结扎,距该线结的远端约3~4mm处再贯穿缝合结扎一次。在静脉的远心侧夹一血管钳,在结扎线与血管钳之间剪断大隐静脉。注意在结扎及钳夹大隐静脉之前必须认清大隐静脉与股静脉的关系,肯定无误后,再将大隐静脉紧靠股静脉钳夹、切断,防止盲端残留过长,以免导致血栓形成及发生肺栓塞的危险(图6-10-3)。

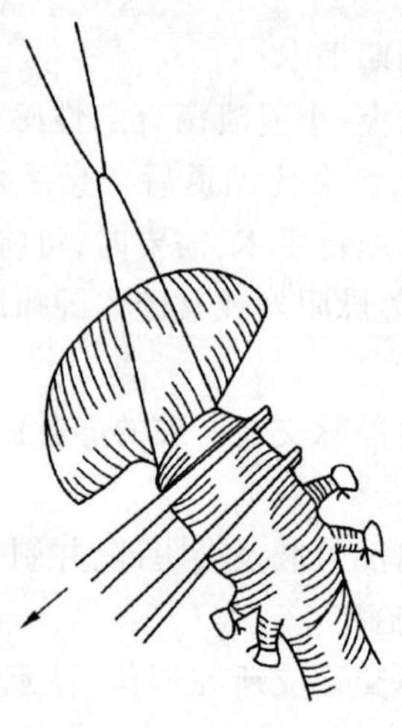

图6-10-3　结扎大隐静脉

2. 抽除大隐静脉　将大隐静脉远心端撑开，用两缝线牵开管口，插入静脉剥离器，以丝线结扎，暂时控制出血（图6-10-4）。将剥离器向小腿方向徐徐推进。当剥离器进至内踝上方后，于该处切一小口，切断大隐静脉，远心端以0号肠线或丝线结扎，近心端则结扎于剥离器上，向上将大隐静脉徐徐抽除。若在抽剥过程中遇到较大的阻力，说明该处有较粗的交通支，可作一小切口，将其结扎、切断后，再完成抽剥手术（图6-10-5）。常见的交通支位于股骨内髁，小腿内侧离膝关节3～4横指处及内踝上方。静脉剥离器亦可自内踝处大隐静脉插入，由小切口穿出。抽除大隐静脉时，应由助手以棉纱垫将大隐静脉床按紧，并抬高患肢。术毕，用厚层敷料，裹以绷带或弹性绷带，均匀加压包扎，以减少大隐静脉床的出血。

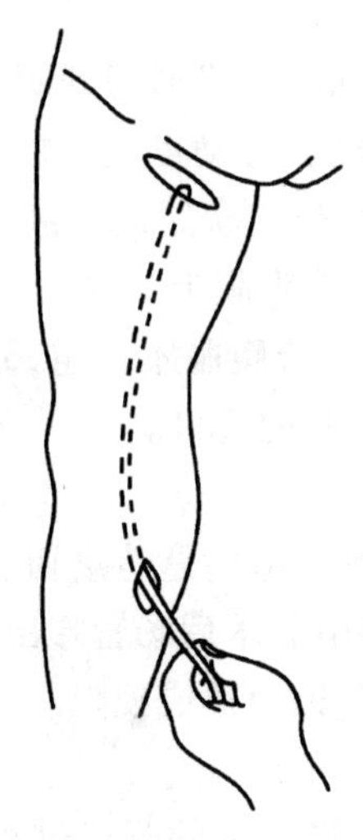

图6-10-4　插入静脉剥离器

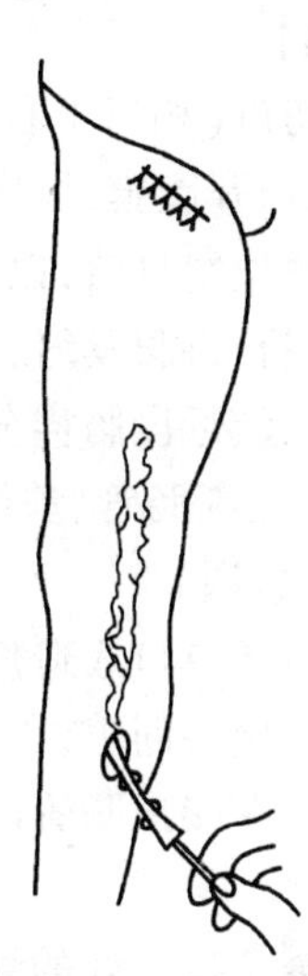

图6-10-5　行大隐静脉剥离

如果当剥离器抵达膝下，因静脉弯曲成团，或以往有过炎症，不能再向下推进时，可即在该处切开皮肤，分离切断大隐静脉，结扎远心端，将近心端结扎于剥离器上进行剥离。远侧的静脉可按上法再继续进行抽除。弯曲成团的静脉，可能时，应将其切除，以减少术后复发。

【术中注意事项】

1. 大隐静脉根部的解剖要清楚，一切分支静脉均须切断、结扎，以防复发。

2. 如局麻解剖不清或对过于肥胖的病人，可在内踝部或膝下小腿内侧切口，分离出大隐静脉，切断后将剥离器插入近心断端，向上推进至腹股沟部，这样就可以找到大隐静脉主干。

3. 在大隐静脉和股静脉的汇合处，二者之间有一层筋膜，不能轻易切开，以免误伤股静脉。术中一旦损伤股静脉，应立即扩大切口，充分显露股静脉损伤部位，用5-0尼龙线进行静脉修补术。若股静脉完全切断，应取一段自体大隐静脉做间置股静脉移植术。

4. 若曲张静脉迂曲明显，不能顺利插入剥离器时，不必勉强一次抽出，可多作小切口，在皮下分段分离、结扎、切除曲张静脉团。而后抽出剩余的大隐静脉干。

5. 如在内踝上有色素沉着、湿疹或溃疡，表明内踝交通支瓣膜功能不全，应在内踝处剥脱大隐静脉、结扎交通支。

第十一节 乙状结肠造瘘术

【适应证】

1. 直肠癌或肛管癌切除术后,或不能切除的直肠、肛管癌,作永久性人工肛门。

2. 外伤性直肠破裂,作暂时性人工肛门(一般用乙状结肠袢式造瘘术)。

3. 用于直肠的感染、狭窄及梗阻。

【麻醉】

局部浸润麻醉或硬脊膜外腔阻滞麻醉。

【手术步骤】

左下腹斜切口(相当于右侧的阑尾切口),长约5~7cm,"十"形切开腹外斜肌腱膜,分离腹壁肌肉,切开腹膜,提出乙状结肠。一般选择乙状结肠移动度较大的部位作造瘘,应使乙状结肠的位置自然,以免发生扭曲或牵拉过紧。切开乙状结肠系膜约3cm宽,结扎止血。经此裂孔将腹膜缝合,并将结肠肠壁的脂肪垂缝于腹膜上。最后再经裂孔将皮肤缝合数针,使远、近段肠袢分开。肠袢下放置一玻璃棒。若腹胀不严重,3日后纵行切开肠壁,10日时横断肠管,剪除过多的肠壁,使成为两个分开的瘘口。

【术中注意事项】

施行乙状结肠单口式造瘘术,多系永久性人工肛门,术中应注意造瘘切口的大小。一般造瘘切口与肠壁的间隙,以能容一手指为合适。过松将引起术后肠管膨出,过紧可发生人工肛门狭窄。在接出肠管时应注意系膜方向,不要扭转,以免造成梗阻。

【并发症】

1. 瘘口狭窄 瘘口处的切口感染及缝线异物的刺激、腱膜上的开口过小等是造成狭窄的常见原因。手术后2周开始,用手指轻轻将瘘口扩大,每周1~2次,可预防瘘口进一步缩小。对因多量瘢痕增生而致狭窄者,可在局部浸润麻醉下切除瘘口周围的瘢痕组织,再将粘膜与皮肤缝合。

2. 瘘口回缩 如果因肠袢游离不够充分,外置后有张力,则在肠管切断后,断端往往回缩,严重者回缩至腹腔内,引起腹膜炎。故外置肠管应突出体表2.5cm以上,不宜有张力或过早地切断肠管。如已发生,应立即手术重新处理。

3. 结肠坏死 多由于压迫或过度牵引致结肠系膜血管受压,或肠系膜缘游离过多所致。外置结肠可部分或完全坏死,严重者坏死的肠管可延伸至腹腔内引起腹膜炎。手术时应反复检查外置肠管的血循环情况,如有怀疑,应及时处理。如果手术后发现造瘘处粘膜血循环障碍并有坏死可能时,应立即再进行手术,游离结肠,将健康的肠管提出至切口外,以免引起腹膜炎等严重后果。

4. 切口疝及肠脱出 主要在于预防。造瘘时宜选用分离腹壁肌肉纤维的切口。若为横切口,切断腹壁肌肉过多,或切断后未能很好地修补,致切口处肌肉松弛,则手术后可能发生肠脱出或切口疝。

第十二节　常见外科门诊手术

一、皮脂腺囊肿切除术

【适应证】

皮脂腺囊肿无感染时，应手术切除。

【术前准备】

局部皮肤剃去毛发，清洗干净。

【麻醉】

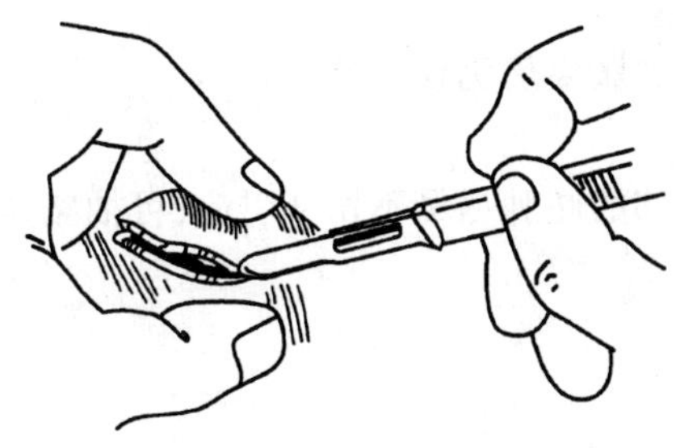

图 6-12-1　梭形切开

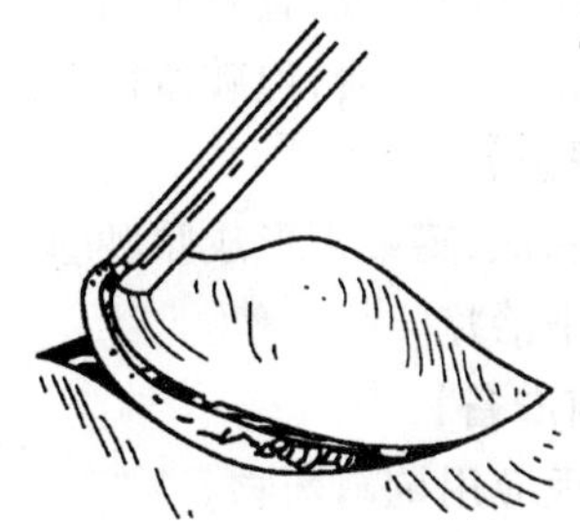

图 6-12-2　提起皮瓣

局麻。

【手术步骤】

以囊肿为中心作梭形切口，将皮瓣连同囊肿一并切除；如囊肿较小，可作一直切口。切开皮下组织后，用组织钳翻起一端皮瓣，轻轻提起肿物，再用组织剪（或止血钳）沿囊肿边缘分离，使之完全游离；囊肿底部的纤维条索，用止血钳钳夹、剪断后结扎，即可完整切除囊肿。逐层缝合皮下组织、皮肤，稍微加压包扎（图 6-12-1 ~6-12-4）。

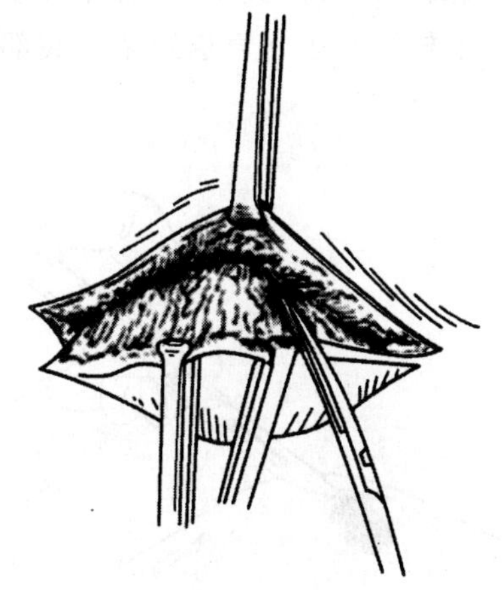

图 6-12-3　分离

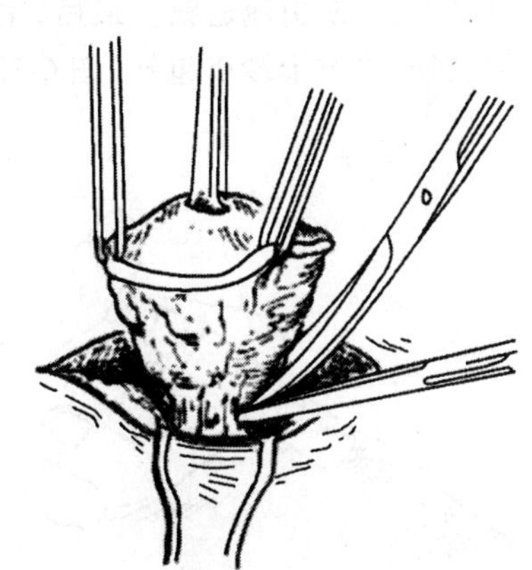

图 6-12-4　切除

【术中注意事项】

1. 在分离囊肿时，应紧靠包膜外面，环绕其周围进行；若仅在一处分离，容易穿破囊壁。

2. 如不慎穿破囊壁,应擦去流出的内容物,用止血钳夹住破口,再行分离。如囊肿分破后无法钳夹,可在排出囊肿内容物后,再将囊壁完全切除,以防复发。

3. 如囊肿壁与周围组织粘连很紧,难以切除,可刮出囊肿内容物,然后用纯石炭酸或5%碘酊涂擦囊壁内侧面,将其上皮破坏,使以后肉芽组织生长,减少再发机会。

4. 如囊肿已化脓,切除囊壁后,切口不作缝合,放纱布条引流,换药治疗。凡未切除囊壁者,在炎症消退后,应再次手术切除。

二、表浅脓肿切开引流术

【适应证】

1. 表浅脓肿形成,查有波动感者,应切开引流。

2. 脓肿虽已破溃,但破口极小脓汁不能引出,肿胀疼痛仍较明显。

【禁忌证】

无禁忌证,感染未形成脓肿暂不切开引流,面部的脓肿尽量不切开引流,可抽脓,加强全身抗感染治疗。

【术前准备】

1. 合理应用抗菌药物。

2. 多发性脓肿,全身情况较差者,应注意改善全身状况。

【麻醉】

局麻,小儿可用氯胺酮麻醉或辅加硫喷妥钠肌内注射作为基础麻醉。

【手术步骤】

在表浅脓肿隆起处用1%普鲁卡因作皮肤浸润麻醉。用尖刃刀先将脓肿切开一小口,再把刀翻转,使刀刃朝上,由里向外挑开脓肿壁,排出脓液。随后用手指或止血钳伸入脓腔,探查脓腔大小,并分开脓腔间隔。根据脓肿大小,在止血钳引导下,向两端延长切口,达到脓腔边缘,把脓肿完全切开。如脓肿较大,或因局部解剖关系,不宜作大切口者,可以作对口引流,使引流通畅。最后,用止血钳把凡士林纱布条一直送到脓腔底部,另一端留在脓腔外,垫放干纱布包扎(图6-12-5 ~6-12-11)。

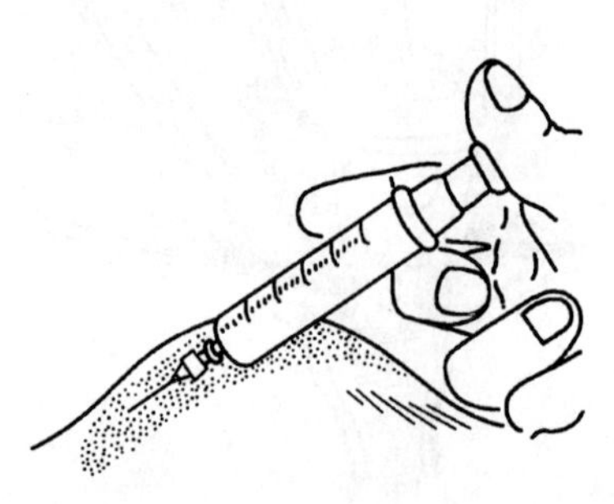

图6-12-5 局麻

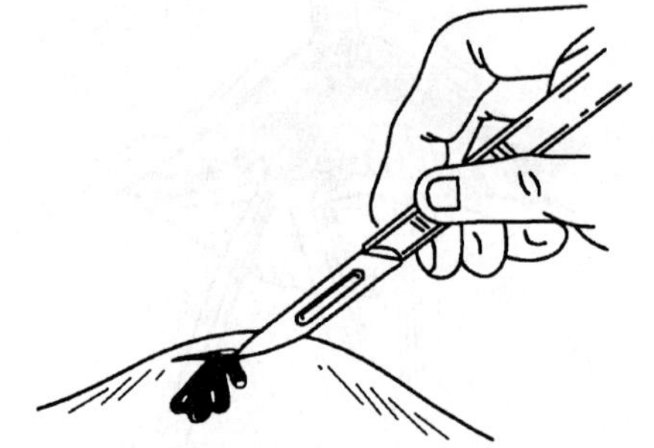

图6-12-6 切开小口

【术中注意事项】

1. 表浅脓肿切开后常有渗血,若无活动性出血,一般用凡士林纱布条填塞脓腔压迫即可止血，不要用止血钳钳夹，以免损伤组织。

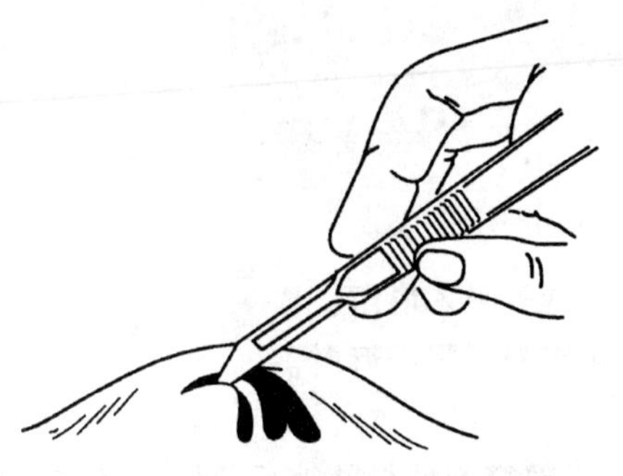
图 6-12-7　挑开脓肿切口

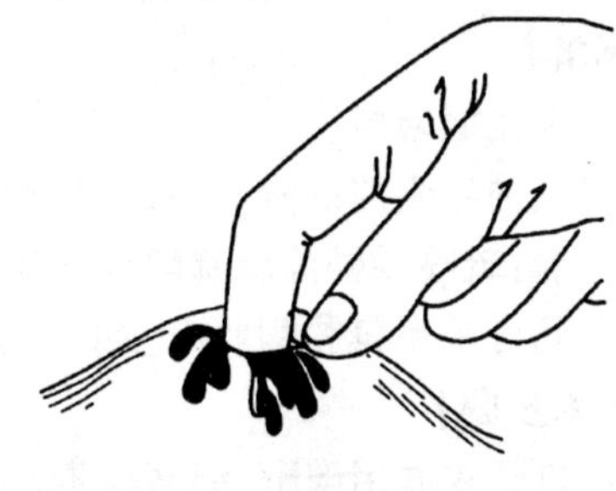
图 6-12-8　手指探查脓腔分开间隔

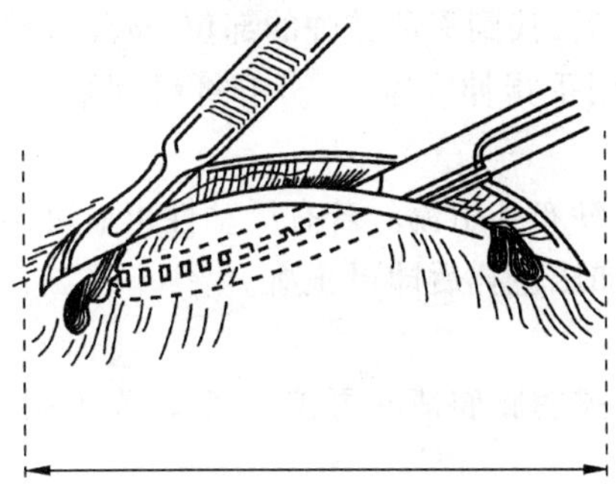
图 6-12-9　脓肿壁全长挑开

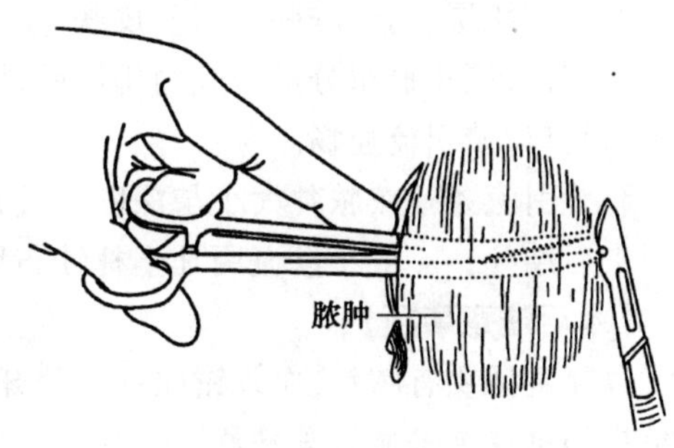

图 6-12-10　对口引流

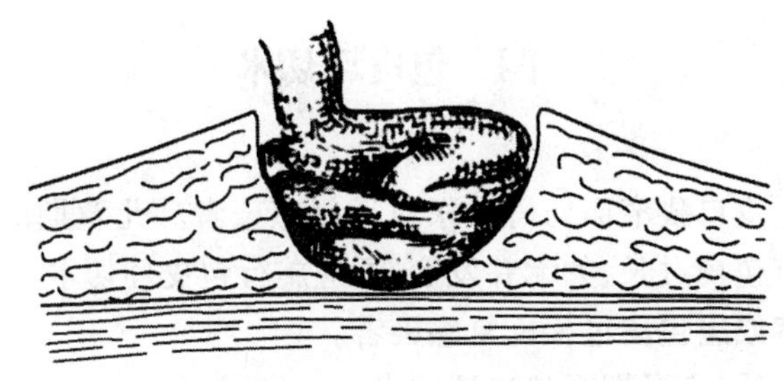
图 6-12-11　油纱布条填满脓腔

2. 放置引流时，应把凡士林纱布的一端一直放到脓腔底，不要放在脓腔口阻塞脓腔，影响通畅引流。引流条的外段应予摊开，使切口两边缘全部隔开，不要只注意隔开切口的中央部分，以免切口两端过早愈合，使引流口缩小，影响引流。

三、深部脓肿切开引流术

【适应证】

凡深部脓肿形成，穿刺抽得脓液者或经 B 超检查证明为脓肿，中毒症状重，用抗生素等不能控制者，均应切开引流。

【禁忌证】

一般无特殊禁忌证，但诊断不够明确，B 超等检查脓肿尚未形成的，暂不手术。

【术前准备】

1. 合理应用抗生素,预防感染扩散。

2. 全身情况衰弱者,应加强全身支持治疗。

【麻醉】

1. 局部浸润麻醉。

2. 臂丛神经阻滞麻醉(上肢)或腰麻(下肢)。

3. 全麻:硫喷妥钠静脉麻醉或氟烷、氨氟醚、乙醚等吸入麻醉。

4. 小儿可采用氯胺酮肌肉注射麻醉,辅加局麻或神经阻滞麻醉。

【手术步骤】

1. 切口　皮肤用碘酊、酒精消毒,铺无菌巾。局部穿刺抽得脓液后留针。切口方向应根据脓肿部位,与神经或其他主要血管走行方向平行,以免损伤。

2. 分开肌层,切开脓肿　切开皮肤、皮下组织后,找到深部脓肿的部位,将脓肿壁作一纵行小切口,用止血钳分进脓腔内排出腔液。再用手指伸入脓腔,分开纤维间隔,再扩大脓肿壁切口,使引流通畅。

3. 置引流条　按脓肿大小与深度放置凡士林纱布条引流。若有活动性出血可用止血钳钳夹后结扎;一般小渗血用凡士林纱布堵塞,加压包扎后即可止血。

【术后注意事项】

1. 穿刺证明有脓汁,血管钳顺针头分开,然后探明脓腔情况再扩大切口,先不用刀切,避免损伤重要神经血管等脏器。

2. 深脓肿切口的方向应与动、静脉和神经的走行方向平行,以避免损伤。切开深脓肿前,应注意邻近重要组织的解剖关系——尤其对神经和血管,切勿损伤。

四、包皮环切术

【适应证】

1. 包茎病儿因包皮口狭窄而妨碍排尿或反复感染者。儿童期的包皮过长是正常的,婴儿有包茎或儿童有包皮过长,如无并发症,不应施行包皮环切术。

2. 成年人患包茎或患包皮过长反复感染者。

3. 嵌顿包茎复位后,应择期行包皮环切术。

【术前准备】

清洁包皮,尽可能洗去包皮垢。有急性炎症者,应待炎症完全消退后手术。

【麻醉】

用1% ~2%普鲁卡因作阴茎根部阻滞麻醉(图6-12-12)。先在阴茎根背侧作一皮丘,经皮丘垂直刺入至海绵体与阴茎筋膜之间,注入麻醉药液2 ~3ml,再沿皮下两侧环行浸润,至尿道旁再各注入2 ~3ml,最后再向阴茎海绵体内注入2ml。稍待2 ~3分钟,麻醉作用开始后方可手术。幼儿可加用基础麻醉。

【手术步骤】

1. 牵引固定包皮(图6-12-13)　于包皮背侧及腹侧正中分别用两把血管钳夹住,两钳间距约0.5cm。将包皮向上牵引,检查其与阴茎头有无粘连,如有粘连,应先行分离。

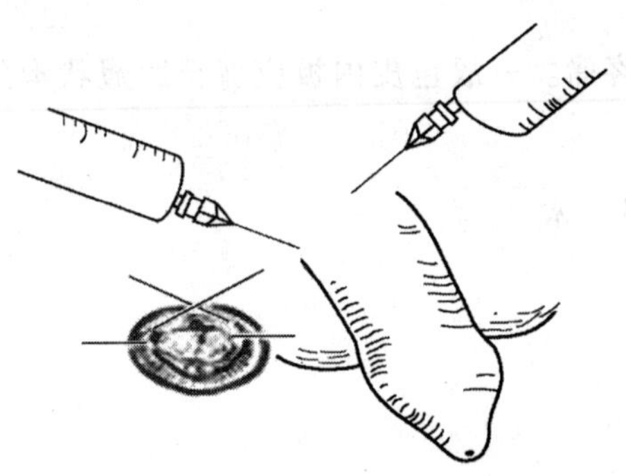

图 6-12-12 阴茎海绵体麻醉

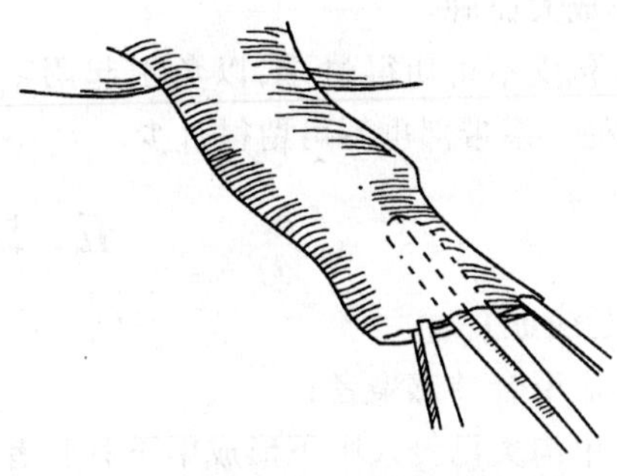

图 6-12-13 用止血钳夹起背侧包皮
用有槽探针剥离包皮粘连

2. 包皮背侧剪开（图 6-12-14） 助手用左手拇指及示指压捏阴茎根部暂行阻断包皮血运。手术者用剪刀将包皮背侧正中纵行剪开，切口剪至距冠状沟 0.5cm 为止。

3. 包皮环切 敞开包皮，自背侧切口根部向腹侧系带方向环行切除包皮，保留内板约 0.1～0.2cm。注意环行剪切应整齐，勿呈锯齿状（图 6-12-15）。

4. 止血 助手放松左手，将包皮向阴茎干推开，露出创面。创面内的出血点用细丝线结扎止血，线头尽量留短。

5. 缝合切口，包扎创面（图 6-12-16） 包皮内外板对位缝合，一般缝 8～10 针，系带处用褥式缝合有利于内外板对位和系带边缘止血。用一条凡士林纱布环形覆盖切口，利用 4 针留长的线尾将其固定，其外再松松包以纱布，并使阴茎头外露（图 6-12-17）。

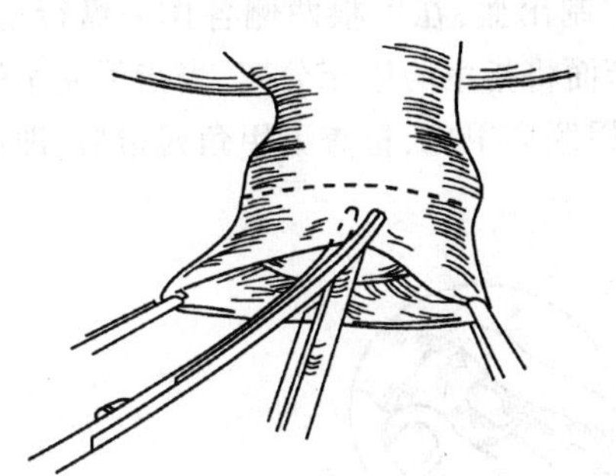

图 6-12-14 沿探针槽剪开包皮

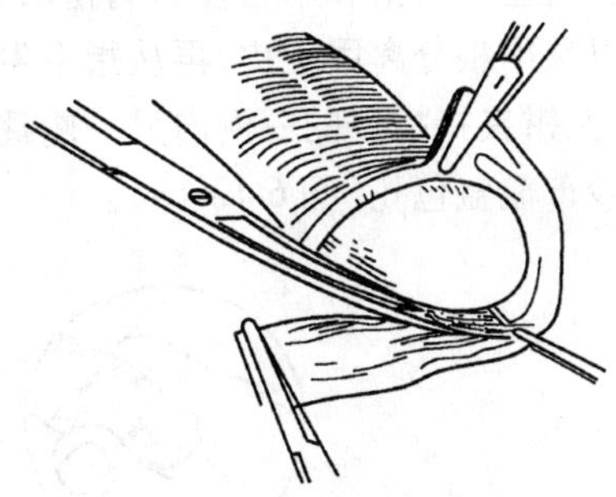

图 6-12-15 系带处包皮应多保留

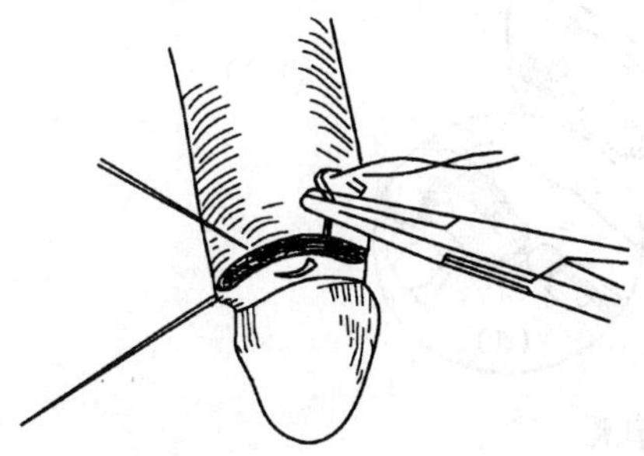

图 6-12-16 缝合内外板

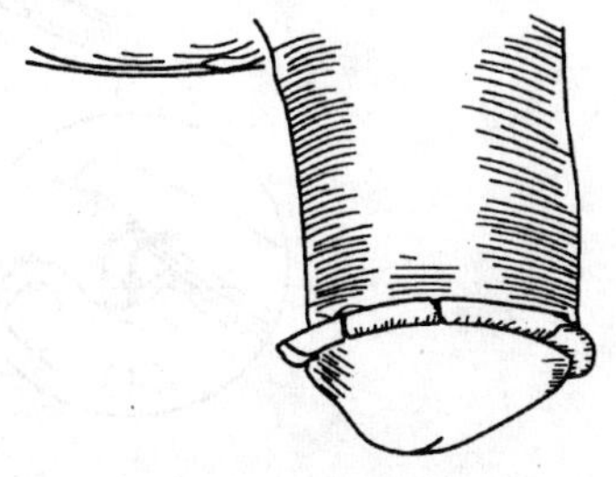

图 6-12-17 用缝线固定凡士林

【术中注意事项】

1. 包皮环切术中，内、外板间的血管断端往往向近侧退缩，必须找出，加以结扎，否则可以形成大血肿。

2. 包皮不可切得过多，以免引起阴茎勃起疼痛。一般包皮内板应剪至距冠状沟约0.5cm处。系带部也不可留得过少。

五、拔 甲 术

【适应证】

1. 嵌甲合并感染者；
2. 甲沟炎已侵入甲下形成甲下脓肿者；
3. 外伤性指甲与甲床分离并感染者；
4. 甲癣（灰指、趾甲）。

【禁忌证】

无特殊禁忌证，急性感染期暂不手术。

【术前准备】

1. 根据病情合理选用抗生素。
2. 对严重感染，全身情况衰弱者，应注意改善全身情况，提高身体抵抗力。
3. 疼痛严重，精神紧张的患者，术前用止痛镇静药。

【麻醉】

一般采用指根神经阻滞麻醉。

【手术步骤】

术者用左手拇指和示指捏紧病指末节两侧，控制出血，在甲根两侧各作一纵行切口，用尖刃刀顺甲根分离甲上皮，再从指甲尖端顺甲床面将指甲与甲床分离，当指甲完全游离后，用止血钳夹持指甲的一侧向另一侧翻卷，使指甲脱离甲床，检查无甲角残留后，即可用凡士林纱布覆盖包扎（图6-12-18）。

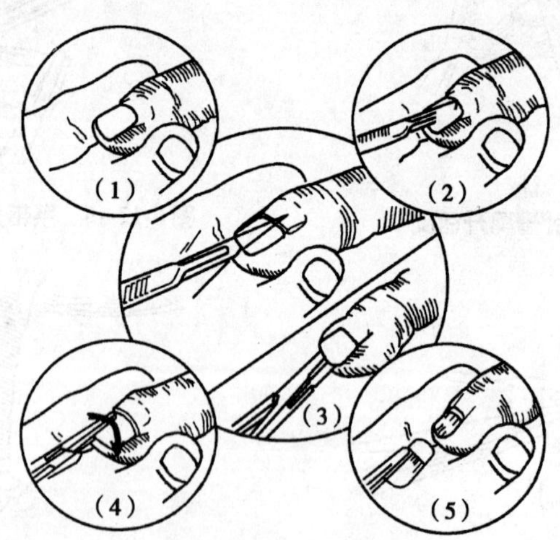

图6-12-18 拔甲术

(1)捏紧止血 (2)分离甲根上皮 (3)分离甲床
(4)翻卷拔甲 (5)拔出指甲，检查有无残留

【术中注意事项】

1. 用尖刃刀分离甲上皮时，应注意不要使其损伤，以免日后从甲上皮生出的指甲永久畸形。分离甲床面时，应紧贴指甲，刀刃指向指甲背面，注意不要损坏甲床组织。拔除指甲后，如甲床不平整，宜用刀刃将其轻轻刮平，以免日后新生的指甲高低不平。

2. 为防止损伤甲床，也可以用刀分开指甲尖端的甲床，再用蚊式止血钳插入间隙，在分开止血钳时即可使指甲脱离甲床。

3. 甲癣拔甲时，因指甲较脆，难以翻转拔甲，可在甲下分离后直接拔出。

4. 拔除的指甲检查是否完整，防止遗留指甲碎片，影响创面愈合。

第七章　临床常用诊疗技术

第一节　伤口换药

一、伤口换药遵循的原则

1. 应牢固树立无菌观念，严格遵守无菌操作原则，换药前后认真洗手。养成良好的无菌操作习惯。

2. 认真观察了解伤口的变化，如肉芽生长、炎症轻重等情况，还要注意病人的全身营养状况和评估伤口的演变趋势，及时采取相应措施。

3. 先换清洁的伤口，再换感染轻微的伤口，最后换感染严重的伤口或者是特异性感染的伤口。

4. 气性坏疽、破伤风、溶血性链球菌及绿脓杆菌等感染伤口，必须严格执行床边隔离制度。污染的敷料需及时焚毁，使用的器械应单独加倍时间消毒灭菌。

5. 伤口长期不愈者，应检查原因，排除异物存留、结核菌感染、引流不畅以及线头、死骨、弹片等，并核对引流物的数目是否正确。

6. 操作轻柔，保护健康组织。

二、伤口换药的目的和适应证

（一）换药的目的

换药又称更换敷料，包括检查伤口，除去脓液、渗出物或分泌物，清洁伤口，伤口引流及覆盖敷料，是预防和控制伤口感染，消除影响伤口愈合因素，促进伤口愈合的一项重要外科操作。

（二）适应证

1. 观察伤口情况，更换敷料及时提出适当的处理方法。

2. 改善伤口局部环境，控制局部感染。清除创口异物、坏死组织、分泌物和保持伤口引流通畅，减少细菌的繁殖。

3. 减少毒性分解产物的吸收，减少分泌物的刺激。

4. 直接湿敷有效的药物，使炎症局限，促进新生上皮和肉芽组织生长及伤口愈合。

5. 包扎、固定和保护伤口，防止进一步的损伤和污染。

6. 缝合伤口的拆线，拔除引流管的同时需要更换敷料。

7. 伤口有渗出、出血等液体湿透敷料或外源性液体污染敷料。

8. 污染伤口、感染伤口、烧伤创面、肠造口、肠瘘、慢性溃疡、窦道等,根据不同情况需每天换药一次或多次。

三、伤口换药的基本技术

(一) 换药的一般准备

让病人采取舒适的卧位或坐位,利于暴露创口,避免不必要的暴露病人的身体,避免过久暴露创面;冬季应注意病人的保暖;换药前半小时内不要扫地,避免室内尘土飞扬;了解病人的伤口情况;穿工作服,戴好帽子、口罩,洗手。

(二) 换药物品的准备

1. 换药常用器械

(1)无菌治疗碗两个:盛放无菌敷料、灌洗液等。

(2)弯盘1个:盛放污染敷料。

(3)镊子:长镊用来夹持敷料;短镊分无齿和有齿两种,血管钳可代镊子使用,可用于处理深大伤口,或有出血的伤口。

(4)手术剪:手术剪选用组织剪、线剪,分别用于剪除坏死组织、剪开无菌敷料、拔出引流管(片)和拆线等。

(5)探针:金属球状探针和槽式探针两种,前者可弯曲塑形,用以检查瘘管或窦道,后者用来引导切开瘘管。使用时应避免用力过猛,以防形成假道。

(6)刮匙:用于刮除伤口深部不新鲜的肉芽组织。

(7)刀、持针器、缝线、注射器、引流管等,根据不同需要也有其各自的用途。

2. 换药常用敷料

(1)棉球:有干棉球和浸有药液如盐水、碘酒、酒精等的棉球,用于消毒皮肤及清洁创面等。

(2)纱布:有干纱布和浸有药液的纱布,用于清洁创面、创面湿敷及保护创面等。

(3)纱条:有干纱条和浸有各种不同药液的纱条等,可用于伤口引流。

(4)棉垫:在两层纱布中间垫以棉花,四周折起,用于大面积创面包扎固定,可吸附较多量的伤口分泌物。

(5)其他应备有胶布、绷带、棉签、胸腹带、医用松节油、污物桶等。

3. 换药时伤口用药

(1)盐水:有增进肉芽组织营养和吸附创面分泌物的作用,对肉芽组织无不良刺激。等渗盐水可用于冲洗脓腔;等渗盐水(0.9%)棉球或纱布可用于清洁创面,湿敷、填充空腔及引流;高渗盐水(3%~10%)具有较强的局部脱水作用,可用于水肿的肉芽创面。

(2)3%双氧水:与组织接触后分解释放出氧,具有杀菌作用。用于冲洗外伤伤口、尤其适用于厌氧菌感染的伤口。

(3)0.02%高锰酸钾:分解释放氧缓慢,但作用持久,具有清洁、除臭、防腐和杀菌作用。用于洗涤腐烂恶臭、感染的伤口,尤其适用于疑有厌氧菌感染、肛门和会阴伤口。临床上常用1:5000溶液进行湿敷。

(4)0.1%雷佛奴尔、0.02%呋喃西林溶液:有抗菌和杀菌作用。用于感染创面的清洗和湿敷。

(5)优锁尔(漂白粉、硼酸)溶液:具有杀菌、除臭、溶解坏死组织的作用。用于脓液及腐败组织多、恶臭的伤口清洗和湿敷。大面积伤口不宜应用,以免吸收过多氯离子。

(6)聚乙烯吡咯烷酮碘液(PVP-1):为新型杀菌剂,对细菌、真菌、芽胞均有效。0.05% ~0.15%溶液用于粘膜、创面、脓腔冲洗;10%溶液用于覆盖无菌切口;1% ~2%溶液用于湿敷感染创面,最适用于下肢溃疡和癌性溃疡。

(7)抗生素溶液常用有0.16%庆大霉素、1%新霉素和庆大霉素混合液、0.5%金霉素、2%杆菌肽等溶液;用于二期缝合的污染伤口,较大创面湿敷,敷料应每日更换1次。

(8)0.01% ~0.05%新洁尔灭、0.02%洗必泰溶液用于伤口清洗。

(9)1% ~2%苯氧乙醇溶液:对绿脓杆菌具有杀菌作用,效果最好,采用创面连续湿敷。

(10)1%甲紫(龙胆紫)溶液:具有杀菌、收敛作用。用于表浅皮肤或粘膜溃疡的消毒,并促进结痂愈合。

(11)10%大蒜素溶液:具有杀菌和增强组织细胞吞噬的作用,对真菌及金黄色葡萄球菌感染效果较好。

(12)碘仿纱条:具有抗菌、防腐、收敛、去臭和促进肉芽组织生长的作用。用于有腺体分泌的慢性窦道、结核病灶清除后的伤口。碘仿有毒性不宜长期使用。

(13)油剂纱布:具有隔离和保护创面,敷料不易干燥和延长换药时间等作用。常用的有:①凡士林纱布:用于新鲜创面,有保护上皮的作用;②鱼肝油纱布:具有营养和促进肉芽组织或上皮组织生长的作用,用于愈合缓慢的伤口。但油剂纱布引流效果较差,不适合于分泌物多、需充分引流的伤口。

(14)软膏类、糊剂类:①10% ~20%鱼石脂软膏:有消炎退肿作用,用于早期疖肿;②10%氧化锌软膏:涂于皮肤表面,有保护皮肤免受分泌物侵蚀的作用,常用于肠瘘、胆瘘等周围的皮肤;③链霉素软膏:用于结核性伤口外敷;④聚乙烯吡酮碘软膏:用于治疗烧伤、慢性溃疡;⑤磺胺嘧啶银软膏:常用于烧伤创面的换药,可防止绿脓杆菌的感染。

(15)中药类如红油膏、生肌散、生肌玉红膏等,具有止痛、拔毒生肌、排毒、去腐等作用。

(三)换药的一般操作步骤

1.先用手取外层敷料,再用镊子取下内层敷料及外引流物;与伤口粘着的最里层敷料,应先用盐水湿润后再揭去,以免损伤肉芽组织,引起创面出血。

2.用两把镊子清洁伤口,一把镊子接触伤口,另一把镊子接触敷料作为传递。用碘伏或酒精消毒伤口周围的皮肤。用盐水棉球清洗创面,吸去分泌物或脓液,由内向外,清除创口内异物、线头及坏死组织等。不得用擦洗过创面周围皮肤的棉球再擦洗创面。严格防止将纱布、棉球遗留在伤口内。在换药过程中,如需用两把镊子(或钳子)协同把沾有过多盐水或药液的棉球拧干一些时,必须使相对干净侧(左手)镊子位置向上,而使接触伤口侧(右手)镊子位置在下,以免污染。

3.分泌物较多且创面较深时,宜用生理盐水冲洗,如坏死组织较多可用消毒溶液(如优锁尔)冲洗。如需放置引流,应先用探针或镊子探测创腔方向、深浅和范围,然后再用探针或镊子送入油纱布或引流条，或浸过雷夫努尔药液的纱布引流条，但不能塞得太紧。

4. 高出皮肤或不健康的肉芽组织，可用剪刀剪平，或先用硝酸银棒烧灼，再用生理盐水冲洗；或先用纯石炭酸腐蚀，再用75%的酒精冲洗；肉芽组织有较明显水肿时，可用高渗盐水湿敷。

5. 一般无严重感染的平整创面，用凡士林纱布敷盖即可。感染严重的伤口，可用0.05%新洁尔灭，0.02%醋酸洗必泰等洗涤或湿敷，亦可用黄连软膏，去腐生肌散等中药外敷。化脓伤口可用优锁溶液洗涤或湿敷。特异感染，可用0.02%高锰酸钾湿敷。

6. 覆盖无菌纱布（一般为8层），用胶布或绷带固定。

7. 注意事项

（1）严格遵守无菌操作技术。如换药者已接触伤口绷带和敷料，不应再接触换药车或无菌换药碗（盒）。需要物件时可由护士供给或自己洗手后再取。各种无菌棉球、敷料从容器中取出后，不得放入原容器内。污染的敷料立即放入污物盘或污物桶内。其他物品放回指定位置。

（2）操作要求稳、准、轻。

（3）换药前后都要用肥皂洗手。

（4）先换清洁的创面，再换感染轻微的创口，最后换感染严重的创口，或特异性感染的创口。

（5）气性坏疽、破伤风、溶血性链球菌及绿脓杆菌等感染伤口，必须严格执行床边隔离制度。污染的敷料需及时焚毁，使用的器械应单独加倍时间消毒灭菌。

（6）伤口长期不愈者，应检查原因，排除异物存留、结核菌感染、引流不畅以及线头、死骨等，并核对引流物的数目是否正确。

8. 各种类型伤口的换药目的和方法：

（1）清洁伤口：目的是观察伤口的愈合情况，更换敷料。方法：一般在手术后3天拆除原敷料，观察切口愈合情况及有无感染发生，用盐水清洗伤口；碘酒、酒精消毒清洁伤口周围，更换无菌纱布，用胶布固定。

（2）污染伤口：目的是密切观察伤口情况，防止伤口感染；一旦发生感染予以及时处理。方法：伤口缝合不宜过密过紧，并置入引流条。一般在术后1天即应更换敷料，连续5天，并密切观察伤口情况。根据引流情况决定引流物的拔出时间。一旦有感染征兆，应及时拆开部分缝线，及时分离伤口以利引流，并放置引流条。若发生感染则应按感染伤口处理。

（3）感染伤口：目的是充分引流，积极控制感染。

1）早期：充分引流脓液，每天更换敷料，必要时扩大伤口或行对口引流或多点引流；采用盐水纱条引流，脓腔过大可用烟卷或引流管引流。引流条（管）要放到脓腔底部，但不能填塞过紧。每天更换引流条和敷料。感染基本控制后可隔日或隔两日更换。

2）中期：引流物开始减少，用盐水纱条引流，以促进肉芽生长。

3）后期：限制肉芽生长，可用5%的盐水纱条以减少肉芽水肿，修剪多余的肉芽，以利皮肤愈合。但应刮除水肿的肉芽组织，以促进肉芽的生长。帮助伤口收缩，有利上皮覆盖创面。

（4）肉芽创面的处理：正常的肉芽组织新鲜干净有光泽、色红、致密、表面呈细小而均

匀的颗粒状凸起，分泌物少，触之易出血，换药时擦拭表面分泌物动作应轻柔。

若创面趋向愈合（瘢痕愈合），创缘上皮较快向中间伸延，创面周径缩小（伤口收缩），肉芽组织变硬成为纤维组织。对此种创面换药时只需轻拭，一般覆盖凡士林或石蜡油纱布。若创面较大（直径大于4cm），可用鱼肝油软膏或及早施行植皮术，使创面愈合。肉芽生长不良的创面肉芽生长与创面有无损害因素以及局部组织增生能力有关。

1）肉芽不生长，多由于创面有严重的化脓性感染或局部血液循环障碍，特别是绿脓杆菌感染，常选用呋喃西林、雷佛奴尔、硼酸等纱布湿敷；对绿脓杆菌感染的创面则应用苯氧乙醇、磺胺嘧啶等纱布湿敷，每次换药均应仔细观察，使创面可见新鲜健康的肉芽，才能迅速愈合。局部血液循环障碍，如见于伤后并发休克的时间较长者，或伤肢原先有静脉血栓性疾病、静脉曲张等。尽量改善局部血液循环，如稍抬高或平放下肢，利用微波等理疗，并注意改善全身营养状况。

2）肉芽组织水肿　可能有局部组织或全身的营养不良、局部淋巴回流不畅、伤口内异物存留（如线头）或结核病变等不同的原因。表现为肉芽呈水肿样，呈淡红或白色，表面光滑晶亮，无明显颗粒，分泌物多，触之有浮动感，松软，常高出创面。对症处理用高渗（3%～10%）盐水或20%～30%硫酸镁纱布持续湿敷使肉芽脱水，至水肿消退，也可剪去过高的肉芽或用刮匙刮除，小的创面可用20%硝酸银或石炭酸烧灼腐蚀，注意勿伤及健康组织。

3）肉芽生长过慢，形成慢性溃疡，这类创面营养不良，应以刮匙将表面肉芽刮除，使之出血，露出新鲜的肉芽组织，以促进愈合，必须重视病因诊断，必要时取创口边缘的组织行病理学检查，排除特殊性溃疡。换药时创面需用生理盐水或胰岛素液湿敷，也可用鱼肝油纱布覆盖创面。

9. 窦道形成的原因及处理

（1）原因：脓肿或伤口感染化脓后引流不畅，留有死腔或坏死组织清除不彻底、异物（纱布、线头、引流物等）存留。窦道形成后表现为切口经久不愈，或愈合后又穿破流脓并有线头排出，换药时亦经常取出线头。患者可无全身不良反应。

（2）处理：窦道搔刮：先以探针探清窦道方向及深浅后，用刮匙伸入窦道将其中之坏死组织及异物清除，再放入引流物并保持引流通畅。根据近年来许多医院对阑尾术后切口感染及窦道形成的脓液进行培养，发现约有1/4～1/3合并有厌氧菌感染，故搔刮后的窦道可填入浸有灭滴灵的纱布条作引流，再配合肌注适当抗生素及口服灭滴灵，可收到较好效果。

窦道切除：经多次搔刮仍经久不愈且超过3个月以上的腹壁窦道，可行手术切除。切除前须行窦道造影，以了解其深度及走行方向。手术时可先由窦道注入美蓝，沿着色方向切除窦道。

第二节　止血带应用

【适应证】

四肢动脉受伤大量出血，用直接加压法及止血点止血法都不能止血，而且出血将危及生命时，才可使用止血带止血，在现场急救中主要使用橡皮止血带和布性止血带。

【使用方法】

血带的使用方法比较简单,但使用原则较复杂。只有准确地掌握这些原则使用得当,才能起到挽救生命和肢体的作用,否则将导致截肢致残。使用时要把止血带放在肢体适当的部位,如上肢要放在上臂中上 1/3 处;下肢放在大腿的中下 1/3 处。

【注意事项】

1. 上止血带前,应先将伤肢抬高,促使其中静脉血液流回体内,从而减少血液丢失。

2. 上止血带的位置应放在伤口上方(近心端)约 10cm 左右的地方,在有效止血的前提下,尽量靠近出血部位。如伤口在关节或靠近关节,止血带则应放在关节的上方(近心端)。在上臂中段禁止使用止血带,因为该处有桡神经从肱骨表面通过,止血带的压迫可造成桡神经损伤,使前臂以下的功能日后难以恢复。

3. 止血带不能直接绑在肢体上,准备上止血带的部位应先垫一层敷料、毛巾等柔软的布垫,用以保护皮肤。

4. 用毛巾、大手帕等现场制作的布性止血带时,应先将其叠成长条状,宽约 5cm,以便受力均匀。严禁使用电线、铁丝、细绳等过细而且无弹性物品作止血带,这些物品止血效果不理想而且容易损伤皮肤组织,影响日后的治疗和康复。

5. 绑止血带时其松紧度以刚压住动脉出血为宜。上带过紧易造成止血带处的皮肤、神经、血管和肌肉的损伤,甚至引起肢体远端的坏死;上带过松只压住静脉未压住动脉,达不到止血目的反而加重出血。上止血带成功的标准是,远端动脉性出血停止、动脉搏动消失、肢端变白。

6. 上止血带要有明显标志,在止血带上标明上带时间。每隔 40 ~60 分钟放松止血带 1~2 分钟,防止伤肢缺血坏死,松带要缓慢,同时指压伤口以减少出血。如伤员全身状况差,伤口大,出血量多,可适当延长放松止血带的时间间隔。但是止血带使用的总时间不能超过 5 小时,否则远端肢体难以存活。若已超过 9 小时,则不再定时放松止血带,因其远端肢体已无生存的可能。如果此时松带,坏死的细胞会释放出钾离子、肌红蛋白和肽类等有毒物质。这些有毒物质流入血液,可导致心跳骤停而突然死亡。

第三节 绷带包扎与石膏固定

一、普通绷带

绷带借助物理作用,达到固定与治疗患部的目的。如固定敷料、出血伤口的加压包扎、肢体支持与悬吊以及和夹板、石膏一同应用固定骨折等等。运用绷带包扎机体的各个部位,要求牢固、舒适、整齐、美观并符合节约的原则。包扎绷带是临床外科最常用的基本技术之一,每个实习生都应很好地掌握。

(一) 绷带包扎注意事项

1. 绷带包扎前的准备 包扎部位必须保持清洁干燥,对皮肤皱襞处,如腋下、乳下、腹股沟等处应用棉垫、折叠纱布遮盖,骨隆突处用棉垫保护。

2. 绷带包扎的体位 在满足治疗要求的前提下,病人位置应尽量舒适。对肢体应保持功能位或所需要的体位。

3. 绷带选用　根据包扎部位选用不同宽度的绷带。手指需用3厘米宽，手、臂、头、足用5厘米宽，上臂、腿用7厘米宽，躯体用10厘米宽的绷带。

4. 包扎操作　一般应自远心端向近心端包扎，开始处作环形两周固定绷带头，以后包扎应使绷带平贴肢体或躯干，并紧握绷带勿使落地，包扎时每周用力要均匀适度，并遮过前周绷带的1/3～1/2，太松易滑脱，太紧易致血运障碍。一般指、趾端最好暴露在外面，以观察肢体血循环情况。包扎完毕，要环形包绕两周用胶布固定，或将绷带端撕开结扎，但注意打结处不应在伤处及发炎部、骨突起处、四肢内侧面、病人坐卧受压部位及易受摩擦部位。

5. 绷带拆除　拆除绷带应先自固定端，顺包扎相反方向松解，两手相互传递绕下，在紧急情况和绷带已被伤口分泌物浸润干涸时，可用绷带剪剪开。为了节约起见，如果绷带还干净，可重新卷起再用。

（二）绷带基本包扎方法

1. 环形包扎法　用于肢体较小或圆柱形部位，如手、足、腕部及额部，亦用于各种包扎法起始时。绷带卷向上，用右手握住，将绷带展开约8cm（图7-3-1），左拇指将绷带头端固定在需包扎部位，右手连续环形包扎局部，其卷数按需要而定，用胶布固定绷带末端。

2. 螺旋形包扎法　用于周径近似均等的部位，如上臂、手指等。从远端开始先环形包扎两圈，再向近端呈30°角螺旋形缠绕，每圈重叠前一圈2/3，末端胶布固定（图7-3-2）。在急救缺乏绷带或暂时夹板固定时每周绷带不互相掩盖，称蛇形包扎法。

3. 螺旋反折包扎法　用于周径不等部位，如前臂、小腿、大腿等，开始先做二周环形包扎，再做螺旋包扎，然后以一手拇指按住卷带上面正中处，另一手将卷带自该点反折向下，盖过前周1/3或2/3。每一次反折须整齐排列成一直线，但每次反折不应在伤口与骨隆突处（图7-3-3）。

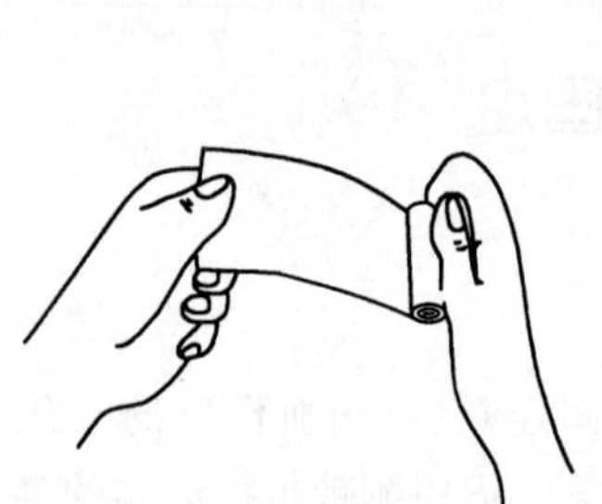

图7-3-1　持绷带的正确姿势

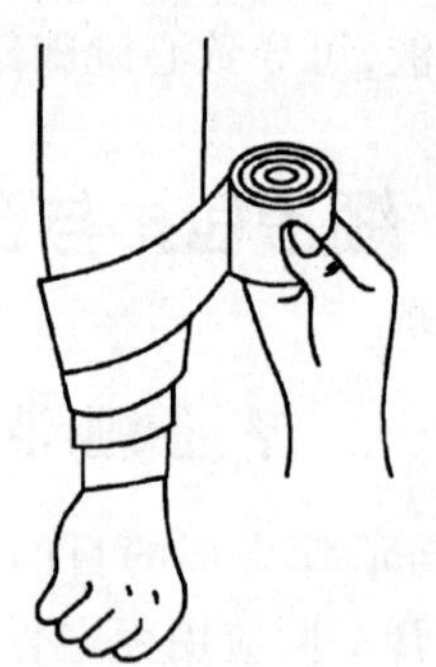

图7-3-2　螺旋形包扎法

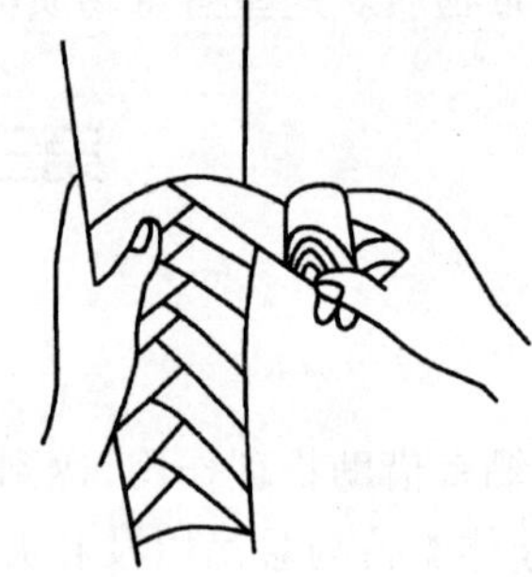

图7-3-3　螺旋反折包扎法

4. "8"字形包扎法　用于肩、肘、腕、踝等关节部位的包扎和固定锁骨骨折。以肘关节为例，先在关节中部环形包扎2卷，绷带先绕至关节上方，再经屈侧绕到关节下方，过肢体背侧绕至肢体屈侧后再绕到关节上方，如此反复，呈"8"字连续在关节上下包扎，每圈与前一圈重叠2/3，最后在关节上方环形包扎2圈，胶布固定（图7-3-4～图7-3-8）。

5. 反回包扎法　用于头顶、指端和肢体残端，为一系列左右或前后反回包扎，将被包扎部位全部遮盖后,再作环形包扎两周(图 7-3-9)。

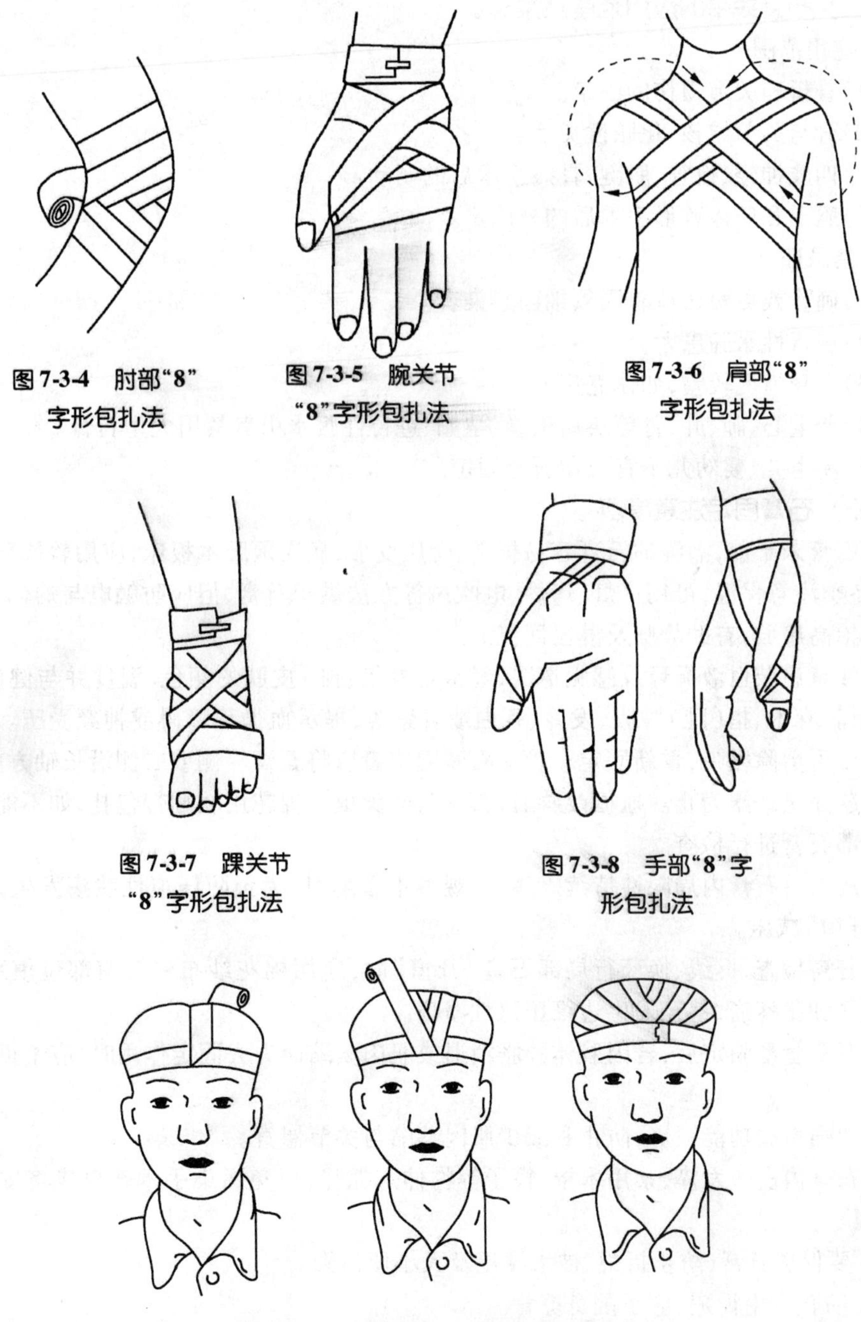

图 7-3-4 肘部“8”字形包扎法

图 7-3-5 腕关节“8”字形包扎法

图 7-3-6 肩部“8”字形包扎法

图 7-3-7 踝关节“8”字形包扎法

图 7-3-8 手部“8”字形包扎法

图 7-3-9 头部反回包扎法(帽式包扎法)

二、石膏绷带

(一) 石膏绷带的原理

石膏绷带是常用的外固定材料,特制的网眼纱布绷带上散布着含脱水硫酸钙粉末,吸水后具有很强的塑型性,能在短时间内逐渐结晶、变硬,维持住原塑型形状,缠绕在肢体上

数层,制成管型石膏或石膏托起到良好的固定作用。

(二) 石膏绷带的应用范围及禁忌证

1. 应用范围

(1) 骨折和关节损伤的固定。

(2) 骨与关节结核、化脓性炎症。

(3) 四肢神经、血管、肌腱、骨病手术后的制动。

(4) 躯干和肢体矫形手术后的外固定。

2. 禁忌证

(1) 确诊或可疑伤口有厌氧细菌感染者。

(2) 进行性水肿患者。

(3) 全身情况较差,如休克病人。

(4) 严重心、肺、肝、肾等疾病患者、孕妇、进行性腹水患者禁用大型石膏。

(5) 新生儿、婴幼儿不宜长期石膏固定。

(三) 石膏固定注意事项

1. 石膏未干前,潮湿的石膏容易折断、受压变形,病人须卧木板床,应用软枕妥善垫好石膏、冬季注意保温,可用烤灯、烤炉、电吹风等方法烘干石膏,但应防触电与灼伤。

2. 抬高患肢,有助静脉及淋巴回流。

3. 注意患肢血液循环及感觉情况,经常观察指(趾)皮肤的颜色、温度并与健侧比较,如有剧痛、麻木、指(趾)肿胀、发冷、苍白或青紫等,提示血循环障碍或神经受压。石膏夹板固定者可剪除绷带,重新固定; 管形石膏固定者应将石膏一侧或二侧沿长轴方向剖开,直到皮肤完全暴露为止。血循改善后,再在其间隙填以棉花用软绷带包扎,如不能缓解应拆除全部石膏进行检查。

4. 病人诉石膏内局限性持续疼痛,经观察不缓解时,为预防压迫性溃疡发生,应在疼痛处"开窗"减压。

5. 若需检查、拆线、换药行局部石膏"开窗"时,应用棉花纱布将开窗部位填平包扎,以免局部肿胀疼痛,甚至发生边缘压迫性溃疡。

6. 石膏管型固定后,若因肢体肿胀消退或肌肉萎缩而失去固定作用时,应予重新更换石膏。

7. 加强患肢功能锻炼,防止和减少肌肉萎缩与关节僵直。

8. 石膏内皮肤发痒,禁用木棍、筷子等物伸入抓痒,以免污染手术伤口或将皮肤抓破导致感染。

9. 要保护石膏,防止折裂、被水浸湿及大小便污染。

10. 防止发生褥疮,应予翻身擦背。

(四) 石膏固定的并发症

1. 压迫性溃疡　石膏塑性不好、衬垫不当可引起压迫性溃疡,尤以骨隆起部位,如踝、足跟、髂前上棘、骶骨部等处最易发生。故于骨隆起部位必须加以软垫。

2. 缺血性肌挛缩或肢体坏死　石膏过紧可能引起静脉血与淋巴回流受阻,使肢体淤血、肿胀,而导致血循环障碍不断加剧。如此恶性循环,若不及时剖开石膏减压处理,即可产生缺血性肌挛缩或肢体坏死。

3. 神经损伤　以腓总神经、尺神经、桡神经较易发生受压损伤，故行石膏固定时，腓骨头、颈部与肘后及后上方均应加以软垫。

4. 过敏性皮炎　极少数病人包石膏后出现过敏性皮炎，痒、水泡或更严重的过敏反应，不宜应用石膏固定。

第四节　小夹板固定

小夹板固定是采用特制的夹板作为外固定材料，内衬压垫，外用绷带缚扎固定骨折，防止骨折断端移位的外固定技术，称小夹板固定。

【适应证】

1. 四肢闭合性管状骨折。
2. 四肢开放性骨折，创口小，经处理后创口已愈合者。
3. 陈旧性四肢骨折适合于手法复位者。

【禁忌证】

1. 错位明显的不稳定性骨折。
2. 开放性骨折或并有皮肤损伤、感染、血液供应障碍。
3. 躯干骨折、关节内骨折、肢体丧失感觉功能及昏迷者。

【固定方法】

可用木板、竹片或杉树皮等，削成长宽合度的小夹板。固定骨折时，小平板与皮肤之间要垫些棉花类的压垫，用绷带或布条固定在小夹板上更好，以防损伤皮肉。此法固定范围较石膏绷带小，但能有效防治骨折端的移位，因其不固定骨折的上下关节，故便于及时进行功能锻炼，防止发生关节僵硬等并发症，具有确实可靠，骨折愈合快，功能恢复好，治疗费用低等优点。

【注意事项】

1. 根据骨折的情况，选用恰当的夹板、压垫、绷带等。
2. 压垫放置位置合理准确，并以胶布固定；绷带捆绑用力均匀，松紧适度。
3. 固定完毕应检查患肢感觉和末端血液循环情况，行 X 线检查复位情况。
4. 指导患者在固定治疗期间进行正确的功能锻炼。

第五节　导　尿　术

【适应证】

1. 作为留取中段尿培养、菌落计数及导尿药物敏感试验。
2. 解除尿潴留，包括前列腺增生、下尿路梗阻的病人以及神经原性膀胱和手术后因麻醉而引起尿潴留；下尿路梗阻，因病人情况差不能或暂不能接受手术治疗而作为长期引流。
3. 测定膀胱排尿后残余尿量。
4. 注入造影剂，了解有无尿道狭窄及有无造影剂外渗。作膀胱造影了解有无膀胱损伤。

【导尿管的选择】

导尿管有橡胶导尿管、硅胶导尿管。根据导尿管有无气囊分普通导尿管及气囊导尿管,根据导尿管的直径可分 F8、F10、F12、F14、F16、F18、F20、F22 号导尿管。还有尖头导尿管,最近研制带有内芯导尿管作为支撑,适用于难以上导尿管的前列腺增生病人(图 7-5-1)。

【操作步骤】

导尿是作为一位医护都应掌握的操作。导尿可以作为诊断和治疗的技术。要求及时、准确、轻柔。导尿应减轻、防止因导尿操作不当造成的尿道损伤或感染而增加病人的痛苦。

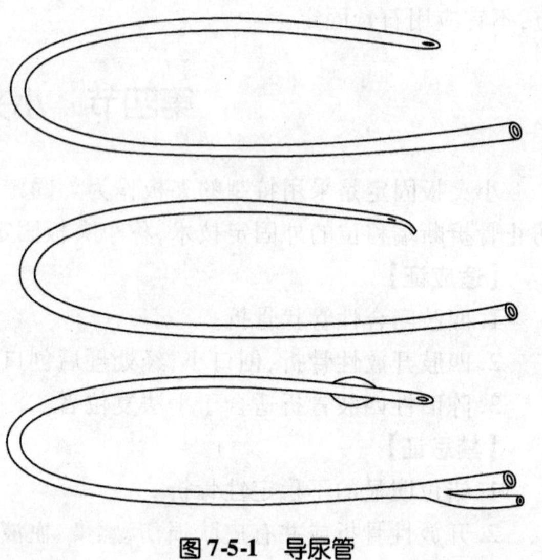

图 7-5-1　导尿管

1. 准备

(1) 导尿包:包括镊子、钳子、碗、敷料和孔巾等。

(2) 无菌的手套、导尿管、液体石蜡油和活力碘。

(3) 尿袋、固定导尿管用的胶布或注入气囊用的注射器和盐水。

2. 操作

(1) 操作人员带上口罩和帽子。

(2) 带上无菌手套。

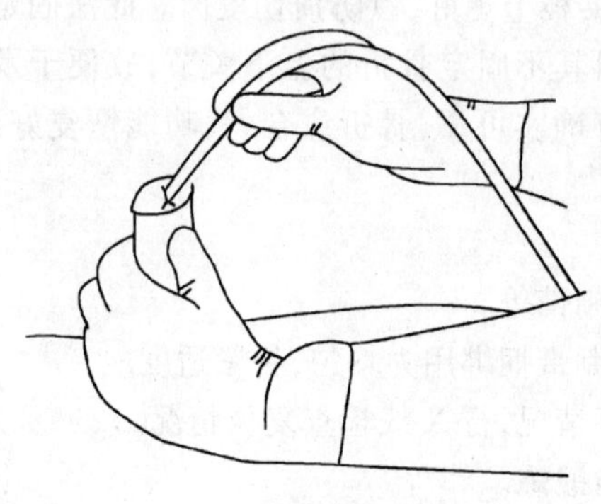

图 7-5-2　男性导尿法

(3) 用活力碘消毒距男、女尿道外口周约 10 ~ 15cm 的范围。

(4) 铺上孔巾和治疗巾,露出尿道外口处。

(5) 将导尿管涂上消毒的液体石蜡油润滑剂或将润滑剂 1 ~ 5ml 注入尿道内。

(6) 右手用手或器械(止血钳、镊子)持导尿管前端约 4cm 处,左手提起阴茎或分开两侧大阴唇,将导尿管慢慢插入膀胱,插入膀胱后有尿液流出(图 7-5-2)。

(7) 调整导尿管处于最佳引流位置后,用胶布固定导尿管(图 7-5-3),如为气囊导尿管应注入盐水或气体 5ml 左右以便固定防止滑脱。

【术中及术后注意事项】

1. 注意严格无菌操作技术。

2. 上导尿管时操作应轻,避免造成尿道损伤。

3. 应根据年龄选择合适粗细的导尿管。

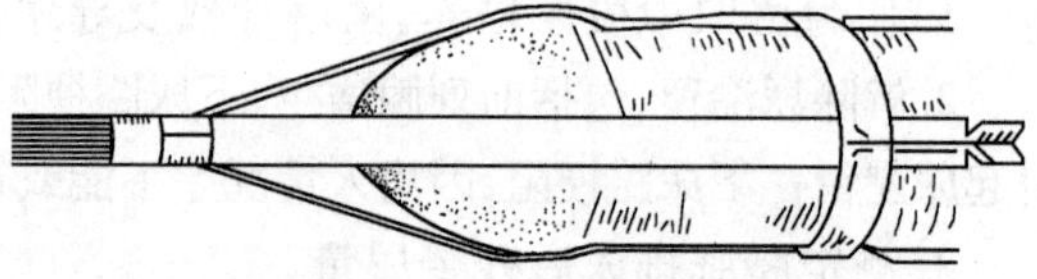

图 7-5-3　固定导尿管

4. 对于尿潴留的病人插导尿管后不要一次很快将尿液全部引流,应分次引流,以免造成膀胱内压力突然降低而导致膀胱黏膜出血。

5. 如为持续导尿,每天应行膀胱冲洗,可加抗菌药物,如1∶5000呋喃西林或庆大霉素,避免长期上导尿管引起的感染。

6. 需要长期上导尿管患者,至少两周更换1次尿管,以免发生感染及形成结石。

7. 在引流过程中,可能由于血块、脓块或沉渣阻塞了引流管,可以用盐水冲洗保持通畅。另外由于体位的改变使导尿管侧孔附壁不利于引流,可以调整导尿管位置以便引流。

8. 拔管时先清除固定的胶布或是抽空气囊的液体后方可拔除导尿管,否则会造成尿道的损伤。

第六节 鼻胃管引流

【适应证】

1. 急性胃扩张,幽门狭窄及各种原因所致的胃潴留。

2. 食物中毒治疗

3. 胃肠及腹腔手术治疗前的准备。

4. 昏迷、手术后及极度厌食者插管行肠内营养治疗。

5. 口腔及喉手术需保持手术部位清洁者。

6. 胃液检查或钡剂检查。

7. 上消化道大出血、急性胰腺炎、急性腹膜炎和化脓性胆管炎的病人。

8. 胃肠道吻合口瘘及肠梗阻。

【禁忌证】

1. 严重的食管静脉曲张。

2. 腐蚀性胃炎。

3. 鼻腔阻塞。

4. 食管或贲门狭窄或梗阻。

5. 严重呼吸困难。

【术前准备】

1. 训练病人插管时的配合动作,以保证插管顺利进行。

2. 器械准备,包括消毒胃管、弯盘、钳子或镊子、10ml注射器、纱布、治疗巾、石蜡油、棉签、胶布、夹子及听诊器。

3. 检查胃管是否通畅,长度标记是否清晰。

4. 插管前先检查鼻腔通气情况,选择通气顺利一侧鼻孔插管。

【操作】

1. 病人取坐位或卧位。

2. 用石蜡油润滑胃管前段,左手持纱布托住胃管,右手持镊子夹住胃管前段,沿一侧鼻孔缓慢插入到咽喉部(14~16cm),嘱病人作吞咽动作,同时将胃管送下,插入深度为45~55cm(相当于病人发际到剑突的长度),然后用胶布固定胃管于鼻翼处。

3. 检查胃管是否在胃内:

(1)胃管末端接注射器抽吸,如有胃液抽出,表示已插入胃内。

(2)用注射器向胃管内注入空气,同时置听诊器于胃部听诊,如有气过水声,表示胃管已插入胃内。

(3)将胃管末端置于盛水碗内应无气体逸出,若出现连续气泡且与呼吸相一致,表示误入气管内。

4. 证实胃管在胃内后,将胃管末端折叠用纱布包好,用夹子夹住,置病人枕旁备用。

【注意事项】

1. 插管时患者有明显恶心反应,可嘱其作深呼吸,必要时用4%可卡因或2%丁卡因鼻腔和咽喉部喷雾。

2. 如插管时患者出现呛咳、紫绀等症状,可能为误入气管,应及时拔出重新置管。

3. 置管后要做好鼻腔和口腔的护理。

4. 观察胃管是否通畅,如有堵塞,用生理盐水冲洗管道。观察引流物的量和性质,并及时、准确的对病情作出判断。

5. 拔管时先关闭负压,必要时可让病人口服液体石蜡30ml。

第七节 体腔穿刺术

一、膀胱穿刺术

【适应证】

耻骨上膀胱穿刺适用于急性尿潴留导尿术未成功或不具备导尿条件,而又急需排尿或送检尿标本者。

【术前准备】

1. 物品准备 治疗盘内备膀胱穿刺包(内有治疗巾1块,洞巾1块,无齿镊1把,止血钳1把,布巾钳2把,膀胱穿刺针1套或9号针头1枚,弯盘1个,药杯2个,5ml及50ml注射器各1副,6号7号针各1枚,纱布3块,棉球数个),2%碘酒,70%酒精,持物钳,无菌手套,胶布,2%普鲁卡因2支,治疗巾,1000ml量杯,另备便盆。

2. 穿刺部位 耻骨联合中点上1~2cm处。

【操作方法】

1. 术前做普鲁卡因试验。

2. 并向患者介绍膀胱穿刺的目的与方法,取得合作。

3. 叩诊证实膀胱充盈。洗手,戴口罩,打开膀胱穿刺包。

4. 协助病人解衣裤,露出穿刺部位。治疗巾垫于病人臀下。

5. 常规消毒穿刺部位皮肤,戴手套,铺洞巾,以布巾钳固定,行局部麻醉。

6. 穿刺针栓部接无菌橡皮管,并用止血钳夹紧橡皮管,左手拇、食指固定穿刺部位,右手持穿刺针垂直刺入膀胱腔,见尿后再进针1~2cm,然后在橡皮管末端套上50ml注射器,松开止血钳,开始抽吸,满50ml后夹管,将尿液注入量杯,如此反复操作。膀胱过度膨胀者,每次抽出尿液不得超过1000ml,以免膀胱内压降低,而导致出血或休克的发生。必要时留标本送验。

7. 用活力碘消毒穿刺点,盖以纱布,胶布固定,帮助病人卧床休息。

8. 清理物品,记录尿量及性质。

二、胸腔穿刺术

【适应证】

1. 诊断性穿刺　胸腔积液性质诊断不明确,需穿刺抽取积液作实验室检查者,胸部外伤后疑有血气胸,需进一步明确者。

2. 治疗性穿刺　大量胸腔积液(或积血)影响呼吸、循环功能,尚无条件施行胸腔引流术时,气胸影响呼吸功能者。

【方法】

1. 患者反向坐在椅子上,健侧手臂搭在椅背,头枕在手臂上,患侧上肢伸举过头顶;或取半侧卧位,患侧向上,患侧手臂上举过头,以使肋间相对张开。

2. 穿刺抽液宜取叩诊实音处,一般在肩胛下角第 7 ~ 8 肋间,或腋中线第 5 ~ 6 肋间。包裹性积液穿刺部位应根据 X 线透视或超声检查定位。

3. 气胸抽气,一般取半卧位,穿刺点取第 2 ~ 3 肋间锁骨中线处,或第 4 ~ 5 肋间腋前线处。

4. 术者应严格执行无菌操作,戴口罩、帽子及无菌手套,穿刺部位皮肤用碘伏常规消毒,铺手术巾。局部麻醉应浸润至胸膜。

5. 进针应沿下一肋骨之上缘缓慢刺入,与穿刺针相连的乳胶管应先以止血钳夹住。当穿过壁层胸膜进入胸腔时,可感到针尖抵抗突然消失的"落空感",然后连接注射器,放开乳胶管上的止血钳,即可抽液或抽气(抽气时可在证实抽出胸腔积气时连接人工气胸器,行连续抽气)。

6. 抽液完毕,拔出穿刺针,针孔处以无菌纱布按压 1 ~ 3 分钟,并贴胶布固定。嘱患者卧床休息。

7. 危重伤病员穿刺时,一般取平卧位,不宜为穿刺而过多移动体位。

【注意事项】

1. 穿刺抽液量　以诊断为目的者,一般为 50 ~ 100ml;以减压为目的时,第一次不宜超过 600ml,以后每次不要超过 1000ml。创伤性血胸穿刺时,宜间断放出积血,随时注意血压,并加快输血输液速度,以防抽液过程中突然发生呼吸循环功能紊乱或休克。

2. 穿刺过程中应避免患者咳嗽及体位转动,必要时可先服可待因。术中若出现连续咳嗽或胸闷、眼花、出冷汗等虚脱表现,应立即停止抽液,必要时皮下注射肾上腺素。

3. 液、气胸胸腔穿刺后,应继续临床观察,可能数小时或一二天后,胸腔液、气体又增多,必要时可重复穿刺。

三、腹膜腔穿刺术

【适应证】

1. 诊断性穿刺　闭合性腹部损伤、腹膜炎患者明确腹腔内有无积脓、积血,或抽液作化验和病理检查。

2. 治疗性穿刺　大量腹水引起严重胸闷、气短影响呼吸、循环功能者,适量放液以缓解症状。

3. 行人工气腹作为诊断和治疗手段。

4. 腹腔内注射药物或作腹腔灌洗。

【禁忌证】

1. 严重肠胀气。

2. 妊娠。

3. 因既往手术或炎症腹腔内有广泛粘连者。

4. 肝昏迷先兆或躁动不能合作者。

【操作】

1. 嘱患者排空膀胱,以免刺伤膀胱。

2. 取平卧位或斜卧位,如放腹水,背部先垫好腹带。

3. 穿刺点的选择:

(1)脐和髂前上棘间连线外1/3和中1/3的交点为穿刺点;放腹水时通常选用左侧穿刺点。

(2)脐和耻骨联合连线的中点上方1cm,偏左或右1~1.5cm处。

(3)若行诊断性腹腔灌洗术,在腹中线上取穿刺点。

4. 常规消毒皮肤,术者带无菌手套,铺无菌孔巾,并用1%~2%普鲁卡因2ml作局麻,须深达腹膜。

5. 作诊断性抽液时,可用17~18号长针头连接注射器,穿刺针先垂直刺入皮下再倾斜向前推进约半厘米后再垂直刺入腹腔;抽液后拔出穿刺针,按压针孔,局部涂以碘伏,盖上无菌纱布,贴胶布固定。

6. 腹腔内积液不多而导致腹腔穿刺不成功时,为明确诊断,可行诊断性腹腔灌洗,穿刺方法与诊断性腹腔穿刺相同,用无菌生理盐水500~1000ml缓缓灌入腹腔,再将腹内灌洗液吸出,作检验。

7. 腹腔放液减压时,用胸腔穿刺的长针连接消毒导管,从穿刺点刺入腹腔,有腹水流出,再接乳胶管将腹液放入容器内。放液不宜过多、过快,一般每次不超过3000ml。放液完毕拔出穿刺针,按压穿刺点,碘伏消毒后盖上无菌纱布,贴胶布固定,缚紧腹带。

四、关节腔穿刺术

【适应证】

1. 急性发病的关节肿胀、疼痛或伴有局部皮肤红、肿、热,表现在单个关节,怀疑感染性或创伤性关节炎。

2. 未确诊的关节肿痛伴积液,需采集关节液做诊断,如取关节液行偏振光镜检查尿酸盐结晶,以诊断痛风性关节炎。

3. 已明确的关节炎,但关节炎持久不愈,关节腔积液较多,影响关节功能。

4. 用关节镜进行肉眼观察,滑膜活检或切除,可同时抽取滑液。

5. 作为关节腔内注射药物等治疗措施的术前操作。

【禁忌证】

1. 穿刺部位局部皮肤有破溃、严重皮疹或感染。

2. 严重凝血机制障碍,如血友病等。

【准备】

1. 物品准备　治疗盘(内有常规消毒用品),膝关节穿刺包,5ml、10ml 注射器,2% 盐酸利多卡因,无菌手套,胶布。

2. 病人准备　术前穿刺处皮肤备皮。

【方法】

1. 选定关节穿刺点　穿刺点应避开血管、神经、肌腱或皮损等。可通过活动关节并触摸关节间隙来证实穿刺点。穿刺部位选定后,以龙胆紫做一标志。

2. 常用的穿刺部位　掌指关节或近端指间关节、第一腕掌关节、颞颌关节、腕关节、肘关节、肩关节、踝关节、膝关节、髋关节。

3. 关节腔穿刺　打开膝关节穿刺包,戴无菌手套,助手协助对穿刺部位皮肤碘伏常规消毒,然后取出穿刺包内的洞巾覆盖穿刺点。助手递以无菌注射器和 2% 盐酸利多卡因,进行局麻、关节腔穿刺。

4. 穿刺完毕,拔除针头,以碘伏消毒穿刺点,整理用物。

5. 关节腔穿刺要点。

(1)为了便于关节内容物重新悬浮,操作前应使患者的关节做主动或被动的全方位运动。

(2)关节腔穿刺的全程应遵守无菌操作原则。

(3)患者应消除紧张情绪,否则可使关节内的压力增高,很难顺利穿刺。

(4)穿刺如遇骨性阻挡宜略退针少许并稍改换穿刺方向,再边抽吸边进针。

(5)对于负重关节如膝关节,术后应休息 1 ~ 2 天,尤其是接受抗凝治疗的患者,应制动 1 ~ 2 天。

(6)关节腔内注射皮质类固醇的患者,1 天内注射的关节数量只限于 2 个以内,1 年内同一关节注射的次数最好不超过 3 次。

第八节　人体中心静脉压测定

【适应证】

1. 各种危重病人需监测中心静脉压。

2. 利用中心静脉插管进行长期、快速、大量输液和输血的病人。

3. 静脉高营养(TPN)。

【禁忌证】

1. 凝血功能异常。

2. 穿刺部位感染。

【操作】

1. 颈内静脉插管术

(1)常用的有前入路、后入路、中间入路、高位及超高位入路等途径。中间入路的插管技术如下:置病人于头低脚高仰卧位(15 ~ 30°Trendelenburg 位),使静脉充盈并减少空气栓塞的发生。去除枕头,肩下垫一布卷使头颈后仰,头转向对侧。

(2)穿刺点首选右侧颈内静脉,因为右侧肺尖及胸膜顶低于左侧,不会损伤胸导管,且右侧颈内静脉到右房的距离最短,几乎呈一直线。

(3)确定由胸锁乳突肌胸骨头、锁骨头及锁骨构成的三角，选顶角处为穿刺点，常规消毒局麻后，先用一个20或21号针头（与10ml注射器相连接）进行定位穿刺。针头与皮肤呈45°角，针头沿胸锁乳突肌锁骨头内缘，方向指向同侧乳头。边进针，边抽吸。持续保持空针内负压；试穿成功后，再按此穿刺方向及深度进行正式插管穿刺。一般多用Seldinger导丝法。

(4)穿刺及插管成功后将导管与输液装置相接，缝合固定导管，无菌敷料覆盖穿刺点。

2. 锁骨下静脉插管术

(1)病人仰卧，头低脚高15～30°Trendelenburg位，头转向对侧。

(2)于锁骨中1/3段与外1/3段交界处下1cm处进行穿刺，针头与胸部平面平行，方向对着同侧胸锁关节，进入锁骨与第一肋骨之间。

(3)穿刺成功后，经针头放引导钢丝，其他步骤同颈内静脉穿刺。

【并发症】

1. 血、气胸，锁骨下静脉穿刺发生率高。

2. 损伤颈总动脉或锁骨下动脉可造成纵隔血肿、心包填塞。损伤左侧胸导管，造成乳糜胸。

3. 颈内静脉或颈总动脉损伤出血，形成颈部血肿；如双侧损伤均形成血肿，可压迫气管造成上呼吸道梗阻。

4. 操作过程或导管接头脱落造成空气栓塞、肺梗死。

5. 血栓形成，上肢静脉回流受阻。

6. 导管置入过深，进入右房或右室，引起心律紊乱。

7. 导管置于静脉外，输入液体进入纵隔或胸膜腔。

8. 全身及局部感染，特别是经导管输入营养液更易发生，严重者可发展为脓毒血症。

【导管的管理及并发症预防】

1. 置管时的操作及对导管的护理应遵守无菌操作原则。

2. 插管成功后常规拍胸部X光片以除外血、气胸等并发症，并明确导管的位置，发现问题应及时处理。

3. 颈部双侧血肿者应注意病人的呼吸情况，必要时建立人工气道（气管内插管或气管切开）。

4. 输液及测中心静脉压时避免导管对大气开放。

5. 每24小时更换穿刺部位敷料，发现局部有红肿或全身有感染的表现时应拔除导管，并截取导管的顶端做细菌学培养。中心静脉插管保留的时间长短同感染的发生率有密切关系，在病情允许的情况下应尽早去除导管；通常留置时间为1周左右；如仍需要，可在其他部位重放一新的导管。

【中心静脉压的测定】

玻璃水柱测定中心静脉压，这是最简便的一种测压方法，无需复杂昂贵的仪器；只要操作正确，可测得准确的压力数值。将有刻度的消毒玻璃柱用管道及三通同中心静脉导管连接，柱内充满输液液体；将水柱零点同右心房水平对齐，水柱向中心静脉开放；水柱逐渐下降，其平面随呼吸上下波动；当水柱停止下降，在呼气终末时读得的数值即为中心静脉压的值（cmH_2O）；如有终末正压（PEEP）则按一定比例减去一定数值（约每4cmH_2O PEEP＝1mmHg）。

第九节 胸膜腔闭式引流术

【适应证】

1. 各种原因所致的胸腔积血、积液和积脓，或胸部外伤所致的气胸、血胸，影响呼吸、循环功能者。

2. 经穿刺抽吸胸腔内气、血效果不佳压迫呼吸者。

【手术器材】

胸腔闭式引流手术包、消毒大头（蕈状）导尿管或直径 8 ~ 10mm 的前端多孔硅胶管、消毒水封瓶 1 套。

穿刺闭式引流时需直径 4mm、长 30cm 以上的前端多孔硅胶管、直径 5mm 以上的穿刺套管针、水封瓶等，消毒备用。

【胸腔闭式引流术的操作方法】

1. 术前先做普鲁卡因皮肤过敏试验（如用利多卡因，可免作皮试），并给予肌内注射苯巴比妥钠 0. 1g。

2. 患者取半卧位（生命体征未稳定者，取平卧位）。积液（或积血）引流选腋中线和腋后线间的第 6 ~ 8 肋间进针，气胸引流选锁骨中线第 2 肋间。术野皮肤以碘伏常规消毒，铺无菌手术巾，术者戴灭菌手套。

3. 局部浸润麻醉切口处胸壁各层，直至胸膜；沿肋间走行切开皮肤 2cm，沿肋骨上缘伸入血管钳，分开肋间肌肉各层直至胸腔；见有液体涌出时立即置入引流管。引流管伸入胸腔深度不宜超过 4 ~ 5cm，以中号丝线缝合胸壁皮肤切口，并结扎固定引流管，敷盖无菌纱布；纱布外再以长胶布环绕引流管后粘贴于胸壁。引流管末端连接于消毒长橡皮管至水封瓶，并用胶布将接水封瓶的橡皮管固定于床面上。引流瓶置于病床下不易被碰倒的地方（图 7-9-1、7-9-2）。

4. 注意事项

（1）如系大量积血（或积液），初放引流时应密切监测血压，以防病人突然休克，必要时间断施放，以免突发危险。

（2）注意保持引流管畅通，避免受压或扭曲。

（3）每日帮助患者适当变动体位，或鼓励病人作深呼吸，使之达到充分引流。

（4）记录每天引流量（伤后早期每小时引流量）及其性状变化，并酌情 X 线透视或摄片复查。

（5）更换消毒水封瓶时，应先临时阻断引流管，待更换完毕后再重新放开引流管，以防止空气被胸腔负压吸入。

（6）如发现引流液性状有改变，为排除继发感染，可作引流液细菌培养及药敏试验。

（7）拔引流管时，应先消毒切口周围皮肤，拆除固定缝线，以血管钳夹住近胸壁处的引流管，用 12 ~ 16 层纱布及 2 层凡士林纱布（含凡士林稍多为佳）覆盖引流口处，术者一手按住纱布，另一手握住引流管，迅速将其拔除。并用面积超过纱布的大块胶布，将引流口处的纱布完全封贴在胸壁上，48 ~ 72 小时后可更换敷料。

【管针胸腔穿刺引流术的方法】

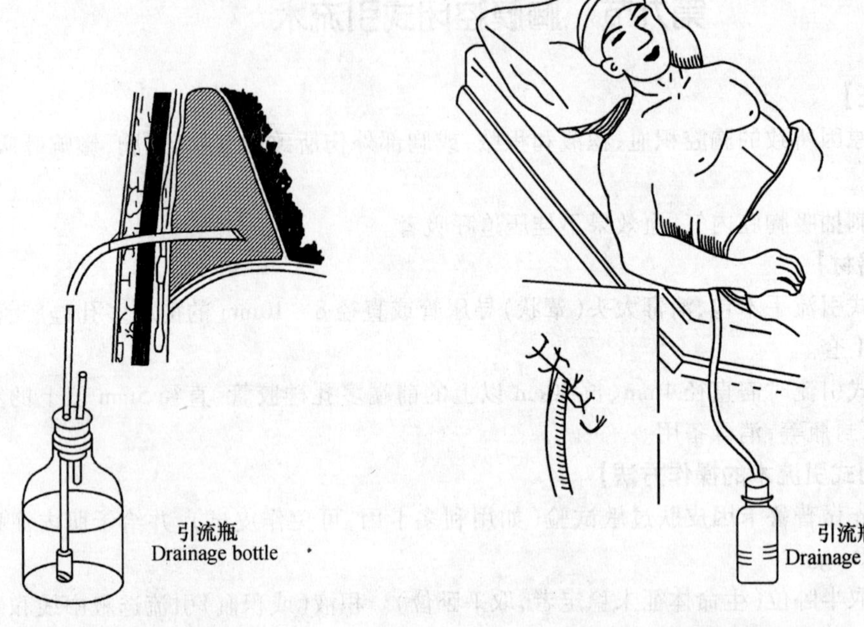

图 7-9-1 胸腔引流(一)　　图 7-9-2 胸腔引流(二)

穿刺闭式引流主要适用于张力性气胸或胸腔积液。

1. 咳嗽较频者,施术前需口服可待因 0.03 ~0.06g,以免操作时突然剧烈咳嗽,影响操作或针尖刺伤肺部。

2. 穿刺部位同胸腔闭式引流术。

3. 皮肤常规消毒,铺无菌手术巾,常规局部麻醉直至胸膜层。

4. 进针处皮肤先用尖刀做一 0.5cm 的小切口,直至皮下; 用套管针自皮肤切口徐徐刺入,直达胸腔; 拔除针芯,迅速置入前端多孔的硅胶管,退出套管; 硅胶管连接水封瓶; 针孔处以中号丝线缝合一针,将引流管固定于胸壁上。若需记录抽气量时,需将引流管连接人工气胸器,可记录抽气量,并观测胸腔压力的改变。

5. 注意事项

(1)整个操作应该严格遵守无菌原则,以防止继发感染,穿刺引流处应以无菌纱布覆盖。

(2)严格执行引流管"双固定"的要求,用胶布将接水封瓶的胶管固定在床面上。

(3)其他注意事项同胸腔闭式引流术。

第八章 腹腔镜手术

第一节 腹腔镜手术的发展概况

腹腔镜外科的历史应追溯到本世纪的初期,1901 年俄罗斯妇产科医师 Ott 和德国的 George Kelling 博士分别借助窥阴器和膀胱镜检查了腹腔内脏,当时称这种检查为腹腔镜检查。1910 年瑞典斯德哥尔摩的 Jacobaeus 第一个将腹腔镜技术应用于临床,并用一种套管针制造气腹,当时他报告了对 17 例病人施行这项技术的经验,并首次命名为“腹腔镜术(laparoscopy)”。随后 1924 ~ 1935 年在气腹条件下进行腹腔内观察在欧洲已较为普遍。1938 年匈牙利的外科医师 Veress 介绍的一种注气针一直沿用至今。1952 年 Fouresfie 等发明了冷光源,才解决了术中腹腔内脏器的热灼伤问题。1956 年 Frangenheim 使用玻璃纤维作为腹腔镜的光传导体,使得光损失减少,图像更清晰。1964 年德国妇产科医师 Kurt Semm 教授发明了自动气腹机,为腹腔镜外科的发展奠定了坚实的基础。1961 年妇产科医师 Palmer 和 Lmendioff 首先作了腹腔镜的绝育术。1980 年 9 月 12 日德国妇产科医师 Kurt Semm 教授在德国基尔(Kiel)首次成功地用腹腔镜技术施行了阑尾切除术,将腹腔镜技术率先引入外科手术治疗领域,从而开辟了腹腔镜外科的新纪元。

1987 年 3 月 15 日法国的外科医师 Philipe Mouret 在里昂(Lyon)做妇科手术时,实施了首例腹腔镜胆囊切除术(laparoscopic cholecystectomy,LC)。1988 年 5 月巴黎的 Dubois 在猪的腹腔镜胆囊切除术的实验基础上将其应用于临床,并首先在法国发表论文,介绍了 36 例手术体会,随后在 1989 年 4 月美国消化内镜医师协会的年会上放映了手术录像,一举轰动了世界。进入 90 年代,LC 除了在欧美开展之外,在亚洲国家迅速开展起来。1990 年 5 月日本东京大学山川达朗等人首次采用这一技术并获得成功。1990 年 6 月香港中文大学威尔士亲王医院开展了这一手术,1991 年 1 月广州医学院第一附属医院邀请香港威尔士亲王医院外科医师钟尚志(Sydney Chung)演示 LC,拉开了在中国内地开展这一高新技术的序幕。1991 年 2 月 19 日云南外科医师荀祖武在国内最先开展电视腹腔镜胆囊切除术。

近年来,腹腔镜外科已不再局限在胆道外科学的范畴,它不仅对几乎所有的腹腔内器官都可以应用,而且已扩展到胸心外科、泌尿外科、骨外科、妇产科等学科领域里。虽然它与经典的开放腹部外科手术相比,起步较晚,然而,它代表着微创外科的发展趋势,具有光辉的前景。

第二节 腹腔镜设备及手术器械

一、设备的配备

腹腔镜设备一般包括气腹机(CO_2-insufflator)、内镜电视摄像系统(colour digital camera system for endoscopy)、冷光源(cold light source)、单(双)极高频电刀(monopolar/bipolar electrosurgical generator)和冲洗吸引系统(suction-irrigation system)。

(一)气腹机

腹腔镜手术的良好显露除了应用手术器械暴露术野外,气腹机也是非常重要的。气腹机是用来将气体注入到腹腔的机器,目前的气腹机一般采用 CO_2 气体。CO_2 为惰性气体,不能燃烧,用 CO_2 气腹可以制造良好的手术空间,便于术野的暴露及操作。气腹机有半自动及全自动两种,目前主要应用全自动型 CO_2 气腹机,可以保证手术中腹腔内压力始终保持在手术需要的压力,CO_2 钢瓶与气腹机通过高压管连接,经气腹机处理后的 CO_2 气体,通过导管经气腹针或套管针将 CO_2 注入腹腔(图 8-2-1)。

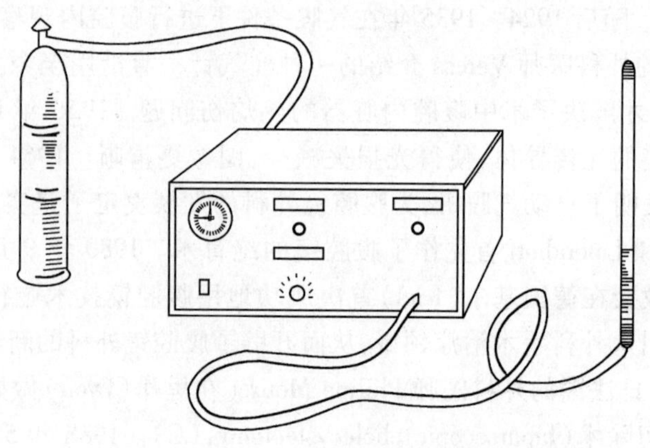

图 8-2-1 CO_2 气腹机系统连接

(二)内镜电视摄像系统

本系统由腹腔镜、摄像头、光导纤维、信号转换器及监视器组成,在保存手术图像资料时可附加录像机。

1. 腹腔镜:常用的腹腔镜直径为 10mm,微创型为 5mm,长度多为 30~33.5cm。根据视野方向不同,分为 0°、30°、45°、70°角镜(图 8-2-2)。0°镜视野小,无需转换镜身即可调整视野角度,适用于初学者或诊断用。有角度腹腔镜视野较 0°镜增大,可调节镜身方向,从不同角度进行观察。在有角度腹腔镜中以 30°镜最为常用。

2. 摄像机:摄像机在腹腔镜手术中的使用真正开创了微创手术的时代。摄像机包括摄像头和摄像机两个部分,20 世纪 80 年代以来,由于摄像技术的进步,出现了体积小、重量轻、分辨率高、色彩逼真、数字化和不影响手术操作的微型摄像头,对腹腔镜手术起到了非常重要的促进作用。摄像头与腹腔镜目镜相连接,将物镜端的图像以电讯号的方式,通过光导纤维输入到信号转换器(图 8-2-3)。

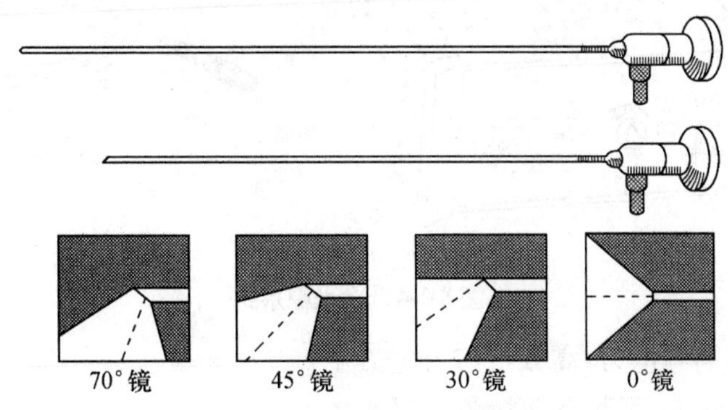

图 8-2-2 各种不同视角的腹腔镜视野

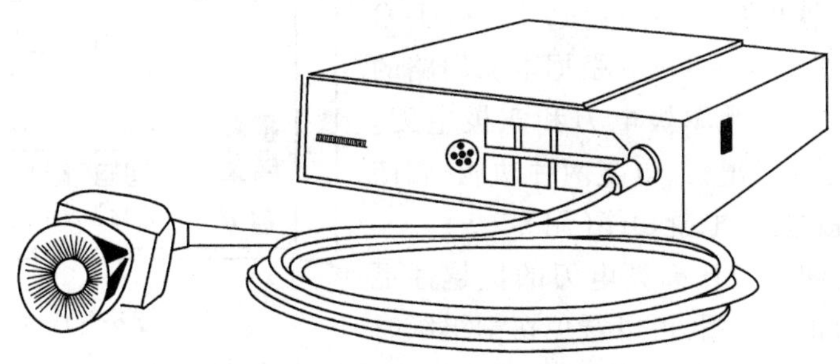

图 8-2-3 内镜电视摄像系统

3. 信号转换器:将摄像头输入的电讯号转换为彩色视频信号,输出到监视器或录像机。

4. 监视器:接收摄像头和信号转换器输入的信号,将术野图像显示在监视器上,便于术者根据图像进行手术操作。腹腔镜手术要求监视器分辨率在 600 线以上,监视器大小的选择取决于手术者离监视器的距离,术者离监视器越近,监视器应越小,但不能小于 14 英寸,监视器大小一般为 14 ~ 21 英寸为宜。监视器的放置高度可与术者视平线平行或略低,以减少视觉疲劳。

5. 录像机:为了保存手术资料,便于教学或术后核查手术过程有无失误情况,将监视器所观察到的图像完整录像。录像机接于监视器或信号转换器的视频输出接口。标准的盒式录像机既可以录下手术过程,还可用打印机将记录到的手术图像打印出来。

(三) 冷光源系统

为腹腔镜术野提供照明。光所产生的热量在光导纤维传送过程中大部分被消耗掉,因此称冷光源(图 8-2-4)。常用冷光源有卤素灯、金属卤素灯、金属弧光灯和氙灯。光源控制面板有手动和自动控制按钮,建议采用具有自动调节系统的 300w 氙灯或 20 ~ 40w 的金属弧光灯做腹腔镜的冷光源。目前应用的光源都装有两盏卤素灯,当第一只灯损坏时可立即调用备用灯泡,便于手术顺利进行。因此,腹腔镜手术前应常规检查备用灯的情况。

(四) 单(双)极高频电刀与超声刀

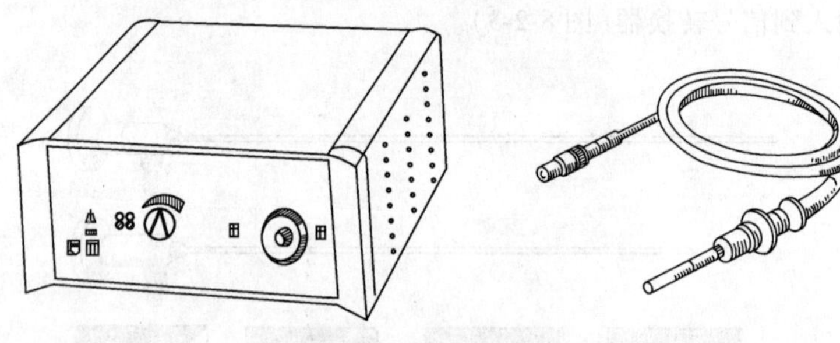

图 8-2-4　冷光源系统

1. 单(双)极高频电刀:高频电刀由电刀主机、负极板、脚踏开关、高频电缆线和电刀头组成。电刀输出功率一般为 150 ~ 200w,为保证病人安全,最大输出功率不应超过 200w,手术常用的输出功率为 60 ~ 80w。根据电流回路的不同,高频电刀又分为单极电刀和双极电刀。普外科手术常用单极电刀、电凝两种功能,妇产科手术可用双极电刀、电凝功能(图 8-2-5)。

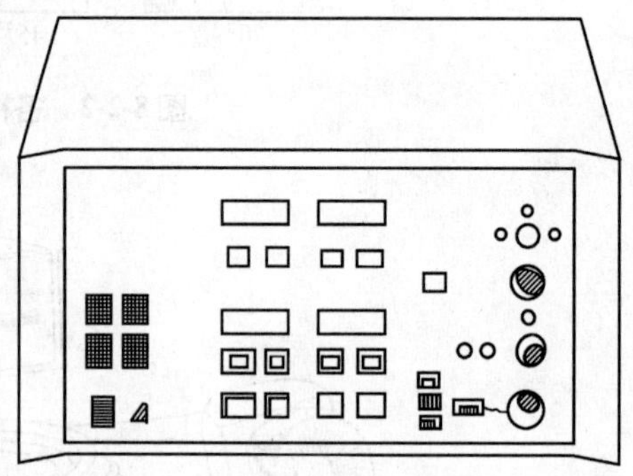

图 8-2-5　电刀

2. 超声刀:超声刀比高频电刀的优越性更大,它不具有热传导作用,可以避免切割组织时的热损伤;不产生烟雾,对术野影响较小;直径 3mm 内血管可直接切割,但超声刀价格较昂贵,目前只有少数大型医院使用。

(五) 冲洗吸引系统

腹腔镜均配有冲洗、吸引装置,由冲洗瓶、吸引瓶、硅管与冲洗吸引管等相连而成,再以电动机为动力来进行冲洗或吸引。在冲洗吸引管上装有活门或双阀门以控制冲洗或吸引。冲洗时的作用原理并不完全相同,但都是将无菌生理盐水经过无菌管道注入腹腔,经冲洗机器或手术室中央吸引吸出。在手术部位不需大量冲洗时,可用简易的冲洗法,即将无菌生理盐水经输液管注入需冲洗部位,再经手术室负压吸引装置吸出冲洗液,也可达到冲洗目的。

二、器械的配备

(一) 常用腹腔镜手术器械

1. 气腹针(veress needle)　气腹针由 Veress 发明,故又名 Veress 针,气腹针长度为 120mm 或 150mm,外径 2mm(图 8-2-6)。术者穿刺时应根据气腹针进入深度、阻力大小、落空感等综合判断,避免气腹针穿刺时造成的并发症。一次性气腹针的针尾有红色指示球,可显示其是否穿入腹腔。穿刺成功后可将 CO_2 导管连接至气腹针,充气造成气腹。气腹针在使用前必须检查其回位弹簧是否有力,如回位弹簧回弹无力应及时更换。

2. 套管针(trocar)　套管针简称套管,由套管鞘及针芯(穿刺锥)组成,规格较多,内径 3 ~ 33mm 不等,手术常用为 3mm、5mm、10mm、14mm 几种,长度可有 96mm、100mm、120mm 等,长度主要根据病人实际情况选择(图 8-2-7)。穿刺锥的穿刺端有圆锥型及多刃型,临床上多用圆锥型。在穿刺达腹膜时手腕用力应适度,以免穿刺锥快速进入腹腔,造

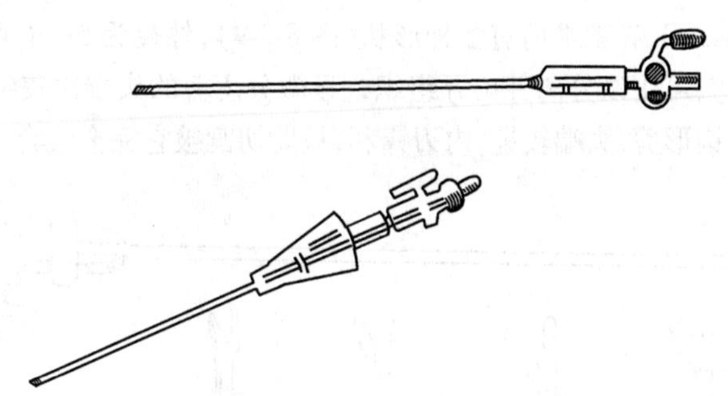

图 8-2-6　气腹针

成腹腔脏器或血管损伤。套管针有一次性和多次性两种，多次性套管的针芯没有保护鞘，其套管鞘的防漏气阀门多为滑动式喇叭形，器械进出时需用手压紧弹簧阀门器械才能通过。

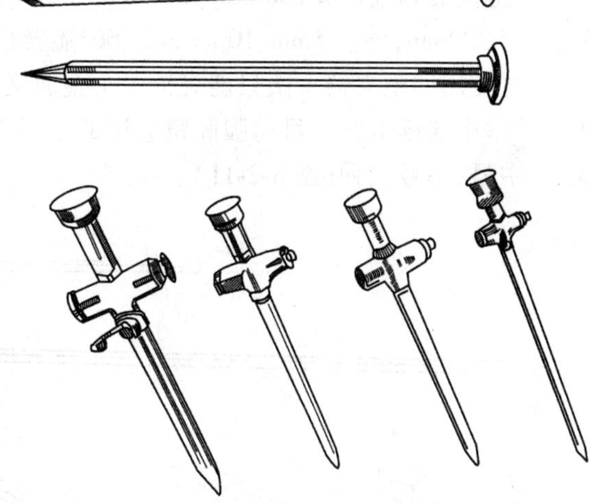

图 8-2-7　套管针

3. 电凝钩(dissector)　电凝钩主要用于术中解剖分离组织，是腹腔镜手术中的重要器械。尾端连接电极导线，用于电凝止血和切割组织。常用电凝钩为直角或"L"形，外径 5mm(图 8-2-8)。电凝钩非功能部分被绝缘材料包裹，只有前端少部分裸露，切割过程由脚踏开关控制。电凝钩在长期使用后，近直角端绝缘层被破坏，应及时更换，以免电凝切割时造成周围组织的灼伤。

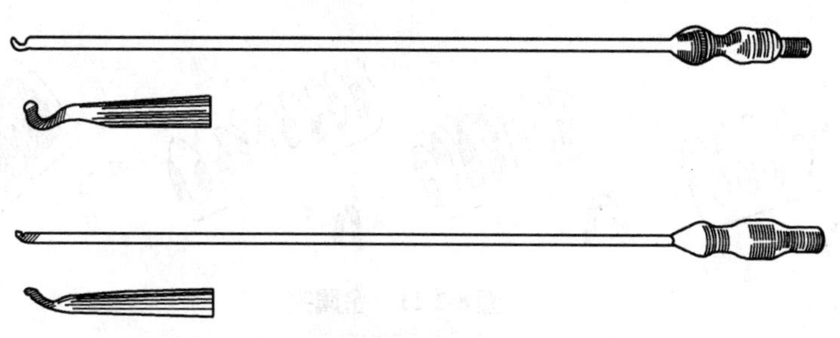

图 8-2-8　电凝钩

4. 分离钳(dissecting forceps)　分离钳有直头和弯头两种，其中弯钳可 360°旋转，长度 330mm，外径 5mm，钳杆及钳柄均为绝缘部分。可进行分离、牵引及缝合打结，有的分离钳在尾端带有电极接头，在进行组织分离的同时，还可进行电凝止血。

5. 抓钳(grasping forceps)　抓钳主要有固定、牵引作用，钳尖可分为有齿及无齿两种，可无绝缘层，无电凝止血作用，长度为 320mm，外径为 5mm、10mm，可 360°旋转。有的抓钳在手柄处带棘轮结构扣，可减轻手控的疲劳。

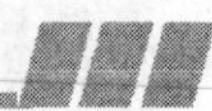

6. 手术剪(scissors)　手术剪有多种形状(图 8-2-9),外径为 5mm,可 360°旋转,长刃分离剪,其刀刃可直可弯,可用以分离并剪开组织；显微分离剪的头端比较尖细,用于精细的切割,如胆总管的切开；钩形剪,头端较钝,内刃锋利,只能切割被它完全咬合住的组织。

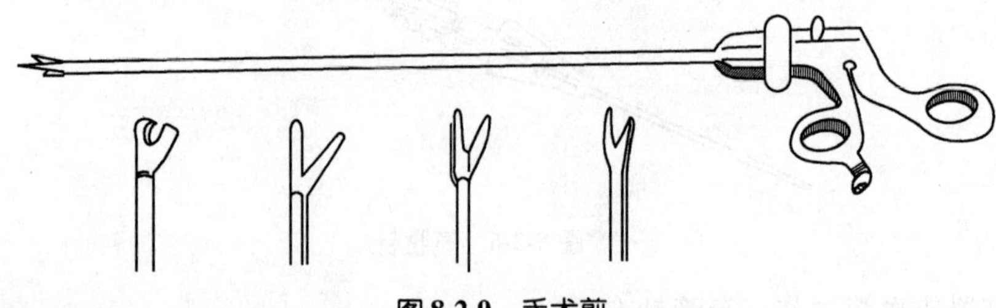

图 8-2-9　手术剪

7. 施夹器和金属夹(chip applier and metal chip)　施夹器主要用于血管、胆囊管的夹闭,长度 320mm,外径 5mm、10mm,可 360°旋转(图 8-2-10)。有重复使用和一次性使用两种,重复使用的施夹器一次只能夹持一个金属夹,一次性施夹钳已经装有 10～20 个钛钉,可在手术中连续击发。目前腹腔镜应用的金属夹多为钛夹,也有可吸收的塑料夹,型号有大号、中号、小号三种(图 8-2-11)。

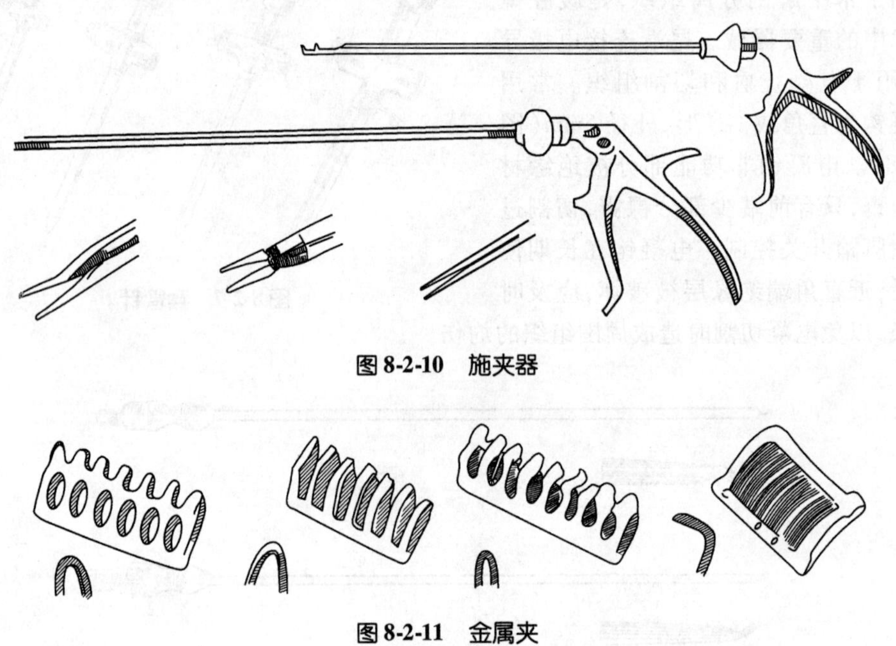

图 8-2-10　施夹器

图 8-2-11　金属夹

8. 吸引和冲洗管(suction and irrigation tubes)　在腹腔镜手术中出血、冲洗时用,可完成吸引、冲洗过程,并可在术中协助暴露手术视野。长度 330mm,外径 5mm(图 8-2-12)。吸引、冲洗管为一体型,吸引端有侧孔,尾端带有手控开关,不用时关闭开关以防漏气。

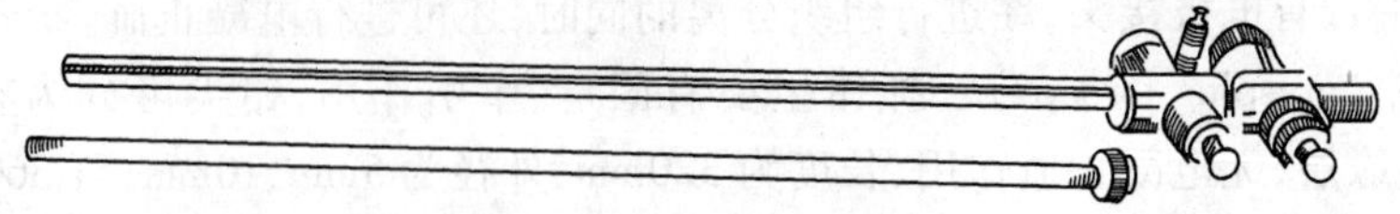

图 8-2-12　吸引和冲洗管

9. 转换套管(transitting tube)　直径小一些的器械要通过较大的套管,为阻止漏气,需使用转换套管。转换套管一般长190mm,外径为10mm,可允许5mm器械通过(图8-2-13)。套管尾端带有橡皮帽,以防漏气。

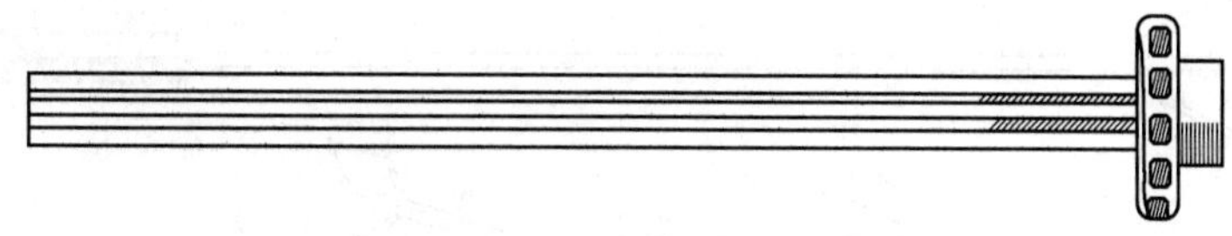

图8-2-13　转换套管

10. 持针器和推结器(needle holder and knot guide)　持针器的钳叶有各种不同形状以满足手术操作中不同的角度需要,直针的持针器不适于夹持有弧度的弯针。勾状持针器可以夹持直针和弯针。长330mm～450mm,外径3mm或5mm,不带绝缘层,在钳叶的夹持面带有小罗纹,保证夹持牢固,持针器可360°旋转。推结器指体外打结时使用的推杆,有一次性的塑料推杆及重复使用的V形、U形、O形推杆,一般推结器长330mm,外径5mm,在行阑尾根部或胆囊管结扎时,可应用推结器将Roeder结推至腹腔并扎紧(图8-2-14、8-2-15)。

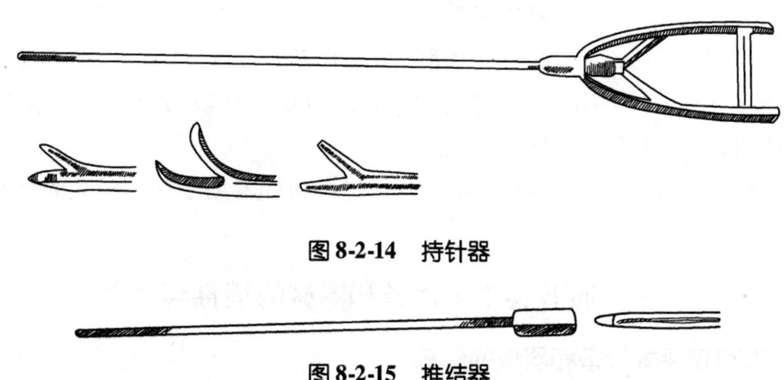

图8-2-14　持针器

图8-2-15　推结器

(二) 少用器械

1. 电铲、电棒、电针(spatula electrode、button electrode、needle electrode)　电铲、电棒、电针的结构和用途类似于电凝钩,长340mm,外径5mm。电铲电灼范围面积大,主要用于片状渗血的电凝止血,电棒的电凝端为柱形,作用与电铲类似;电针主要用于对精细组织出血点的止血(图8-2-16)。

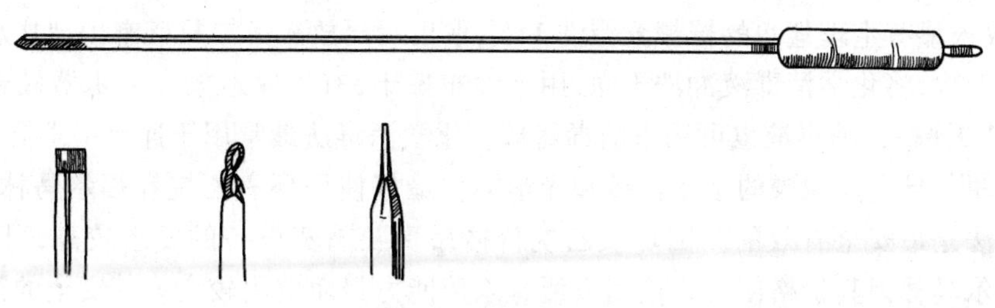

图8-2-16　电铲、电棒、电针

2. 牵开器(retractor) 在进行较复杂手术时,大网膜、肠管、肝脏等会影响术野的显露,用牵开器可达到良好的暴露目的。牵开器形状有扇形、杠杆式、冀状,外径有 5mm、10mm,可根据牵引组织情况选择使用(图 8-2-17)。

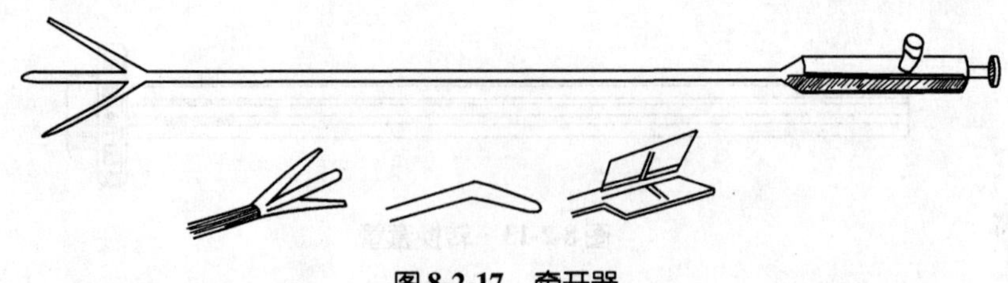

图 8-2-17 牵开器

3. 三爪钳和标本袋(three grasping forceps and endo pouch) 三爪钳外径 5mm,进入腹腔后将三爪张开,可夹取结石并装入标本袋,标本袋可用医用手套制作或安全套代替(图 8-2-18)。

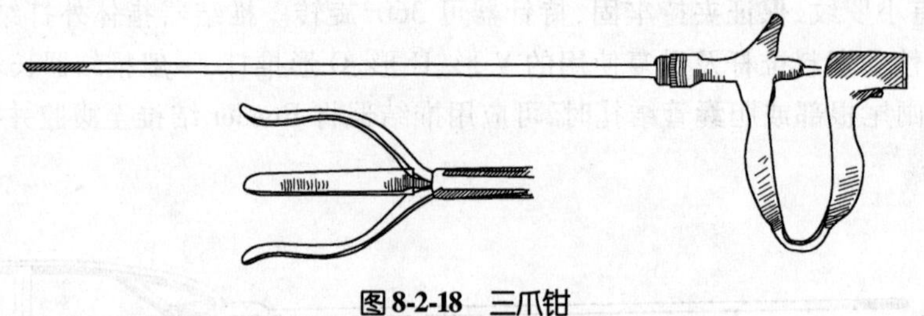

图 8-2-18 三爪钳

4. 活检钳(biopsy forceps) 活检钳用于咬取或切割组织,直径 5mm,长 330mm,可分为匙形活检钳、带齿活检钳、切割活检钳。

5. 标本粉碎器(endo shatter appliances) 标本粉碎器用于粉碎较大的标本,如切除的肝、脾等组织。

三、腹腔镜手术设备和器械的消毒与保养

(一) 腹腔镜手术设备和器械的消毒

腹腔镜手术器械的消毒方法较多,但以高压蒸气消毒最为有效。在进行高压消毒时一定要将每把器械固定在专用的消毒器械盒内,不能互相碰撞,不能将其他物品压于其上。高压蒸气消毒虽消毒彻底,但对光学镜头和锐器有一定的影响,且不适用于只有一套手术器械又要连台进行手术的医院。

目前采用最多的消毒方法是化学消毒法。手术室应备有用于器械消毒的器械盒,使用 10% 的甲醛(福尔马林)和 2% 的戊二醛,浸泡 20 ~ 30 分钟,浸泡时间不要过长,取出器械,放入盛有生理盐水的器械盒漂洗 1 次,取出后再放入第二只盛有生理盐水的器械盒内漂洗 1 次,将化学消毒液冲洗干净,用干纱布擦干,有秩序地放在手术器械台上。国内生产的"灭菌王"消毒液也可用来消毒器械。化学消毒法最常用于连台手术器械的消毒。

尖锐、导电及橡胶的手术器械和光学镜头最好使用环氧乙烷和福尔马林气体熏蒸,这种方法是最安全有效的。因环氧乙烷价格昂贵及熏蒸设备的要求较高,目前使用不广。福尔马林因其价格便宜、使用方便、杀菌能力强而使用较广。其安全的消毒时间为 6 ~ 12 小时。如急熏也不应少于 2 小时(指加入高锰酸钾或加温),因此不适用于连台

手术。

摄像头和连接电缆不要进行消毒，用透明的一次性消毒塑料套包绕隔离，保护无菌区。

（二）腹腔镜手术设备和器械的保养

腹腔镜手术设备及器械比常规手术器械构造更复杂、更精细，保养的好坏直接关系到使用寿命，因此要有专人保养。负责保养的人应该熟悉整套设备和器械。

所有设备应放在设备架或专用车上，腹腔镜设备在安装调试好后应固定在手术房间内，尽量不要移动。每次手术前应接好电源，将要使用的机器打开电源试运行一下。手术完毕后，应先将每一个机器上的电源开关关上，再将总电源切断。

每次手术完毕后应及时洗净，最好用清水冲净，对带有组织碎屑处，尤其是功能部分如刀、钳及穿刺套管管芯的尖端部分，应轻轻刷洗，并立即擦干，对长期不用的还应涂以器械保养油。绝对不能用酸性或碱性的清洁剂清洗。全金属的器械，如气腹针、套管穿刺针等，可拆卸的部分应及时拆开清洗，使用前再行安装，易于遗失的小部件要放在小盒或纱布袋内。

一次性手术器械不应该反复使用，因其不易清洗，消毒后达不到灭菌要求，容易引起交叉感染。但使用后清洗干净，可以留作腹腔镜手术培训使用。

导光光缆使用较长时间后，要检查光导纤维。距离20cm用光去照光缆末端平面，有暗点表示光导纤维损坏，若中心区域呈褐色则是氧化损坏的表现。

第三节　腹腔镜手术的围手术期处理

一、腹腔镜手术的术前准备

（一）询问病史及术前检查

术前要对病人的全身情况和局部情况要有足够的了解，目的是为了明确诊断并预测手术风险及难度。只有术前检查充分，才可能得出正确的诊断及病情估计，选择好适应证，使腹腔镜手术中的转开腹率和手术并发症降至最低限度，提高手术成功率。

1. 必须详细地询问病史，全面地进行体格检查。详细了解发病情况，如胆囊结石疼痛的发作性质与强度，是否伴有黄疸，是否有胆源性胰腺炎。既往有无腹部手术、炎症病史，有无肠梗阻表现，有无出血性疾病或凝血功能障碍，有无心、肝、肺、肾等重要脏器的合并症。体检中注意腹部有无伤口，脐部有无炎症及肝门静脉高压症的表现，有无腹水及胃肠胀气等。

2. 化验检查及其他特殊检查

（1）血、尿、粪三大常规，包括血小板计数、出凝血时间和血型。

（2）肝、肾功能检查。

（3）血生化检查，常规测定血钾、钠、氯、二氧化碳结合力及血糖。

（4）心、肺功能检查，60岁以上或有心肺疾病及肿瘤患者要常规拍胸片，如需进一步明确对手术的耐受能力、还应行动脉血气分析、肺功能及心功能检测。

（5）腹部立卧位X线平片，了解有无膈下游离气体及胃肠胀气，有无膈疝存在，尤其

是急腹症、闭合性腹部外伤的病人要作为常规检查，以了解是否有空腔脏器的破裂。

(6)B 超检查肝胆胰脾及双肾。

(7)静脉胆道造影检查。

(8)其他检查，根据上述检查结果有针对性地进行 CT 检查、MRI 检查、经内镜胰胆管造影(ERCP)或经皮肝穿胆道造影(PTC)等项目的检查。

(二) 病人的一般准备

1. 病人术前心理准备　术前与病人和家属谈话，根据病人的具体情况，有针对性地进行解释，向病人交代手术的目的、必要性、手术方法、麻醉、手术对机体的影响，术中、术后可能出现的问题及解决办法，还应向病人及家属交代手术前后的注意事项。使病人有充分的心理准备，对一些不便对病人交代的病情及手术危险性，应详细地向病人家属说明，取得家属的理解，并在手术协议书上签字，以避免术后发生医疗纠纷。对焦虑明显的病人，术前给予适当的镇静药，以保证术前有足够的睡眠。

2. 术前支持治疗　有些病人术前热量、蛋白质或维生素摄入不足、营养不良和贫血，这些都可减弱病人对手术的耐受力，影响组织修复和创口愈合，降低抗感染能力。因此，病人术前应补充热量、蛋白质和足够的维生素。

3. 皮肤准备　按剖腹手术常规准备和消毒整个腹壁，要先清除脐部脏物，再彻底消毒脐窝。上腹部腹腔镜手术勿需剃除阴毛，下腹部如可能进行剖腹手术时才剃除阴毛。

4. 胃肠道准备　病人术前两天应禁食豆类、牛奶等产气食物，必要时术前服用缓泻剂或灌肠，对结、直肠手术病例则按开腹手术一样行常规的肠道准备。

5. 放置胃管和尿管　排空胃内容物及排空膀胱，既可增加术野的显露又能减少穿刺过程中胃、膀胱等被穿破的危险。气管插管全麻手术插管前过度换气时可能有气体进入胃内，术中应反复抽吸胃内的气体和胃液，增加上腹部术野显露。同样，持续排空膀胱，可增加下腹部的术野显露，而且术中可监测尿量和估计出入量。

6. 配血　根据手术具体情况予以配血，以备术中急用。

7. 术前用药

(1)抗生素的应用，术前有感染存在者要早期、联合应用抗生素，防治感染。

(2)其他伴随疾病用药，要用至手术当日，如治疗高血压、抗心律失常的药物等，全麻前 30 分钟应常规用颠茄类药物，如阿托品、东莨菪碱等。

(三) 并存病的处理

手术前对一些并存疾病认识不足，准备不充分，易发生术后并发症。因此对外科病人不仅要对原发疾病作出术前估计，还应包括所有对病人病情有潜在影响的因素，尤其对机体重要器官疾病的严重性要有足够的认识，如心脏疾病、肝脏疾病、肾功能疾病、肺部疾病、高血压病、糖尿病等等。

二、腹腔镜手术的术后处理

病人术毕回病房后，必须密切观察血压、脉搏和呼吸等情况，必要时行心电监测和胸部 X 线摄片检查。

(一) 常规处理

1. 一般处理　病人去手术室后，病房要准备好手术后所需要的用具，如氧气瓶、吸氧管、胃肠减压器、负压吸引器、引流袋或引流瓶。

2. 监测 要常规监测生命体征的变化，尤其是血压、脉搏、体温、神志、呼吸等，分析变化情况，注意严密观察和及时处理并发症。

3. 胃管和尿管的处理 对于非胃肠手术如阑尾切除术、疝修补术、单纯胆囊切除术等，在未清醒前胃管接引流袋或负压吸引，病人清醒后若无胃肠道症状一般于术后6～8小时拔除胃管、尿管。对于胃肠道手术，肝、胰、脾等大手术或者损伤了胃肠道，在腹腔镜下作了缝合修补，则应保留胃管并持续胃肠减压。对于急性胆囊炎手术过程中胆囊破裂，化脓性胆汁污染腹腔的，术中应反复冲洗、吸引腹腔，术后需保留胃管24小时左右。

4. 腹腔引流管的处理 术后引流管的处理应根据放置的目的区别对待。引流渗血的在术后24～48小时可拔除；预防吻合口瘘应保留观察7～14天；如果引流出新鲜血液、胆汁或胃肠液，应结合全身情况、生命体征及腹部情况积极处理，必要时可剖腹探查或二次腹腔镜探查；引流脓液者术后应保持引流通畅，并根据术后引流出的脓液情况进行处理，如脓液减少、体温正常，可逐渐拔除引流管。

5. 饮食与活动 非胃肠道手术术后6～8小时拔除胃管即可进流食或半流质食。鼓励病人早期下床活动，一般手术如胆囊切除术、阑尾切除术等只要麻醉恢复平稳即可开始下床活动。

6. 抗生素的应用 对污染性腹腔镜手术、有异物植入、有伴随疾病者应常规使用抗生素；对一般患者可根据情况区别对待，如手术较大，可适当应用抗生素。

（二）术后不适的处理

1. 疼痛 腹腔镜手术在麻醉清醒后即有轻微的伤口疼痛，多数患者用安定镇静药即可缓解，只有少数需要镇痛药，并在术后1～2天随胃肠功能的恢复而缓解或消失。若疼痛加重，应注意有无腹腔感染、胆漏、吻合口瘘等并发症的发生。

2. 发热 发热是术后早期最常见症状。3日内由于手术创伤，病人体温略有升高，一般在37.5℃以内，3日内多能恢复至正常水平称之为吸收热。如体温较高或持续时间较长，则应注意有无肺部、尿道、腹腔的感染及消化道瘘的情况发生。

3. 恶心、呕吐 腹腔镜手术后，一旦全麻清醒后即可拔除胃管，少数病人因麻醉反应或胃内容物的残留可发生呕吐，个别反复发作或呕吐物较多者可给止吐药物，如灭吐灵，在全麻未清醒前应注意防止误吸。

4. 尿潴留 麻醉、切口疼痛、不习惯床上小便均可引起尿潴留。术前训练病人床上解小便，精神诱导或体位改变，下腹部热敷，用止痛药物解除切口的疼痛，将有利于病人自行排尿。如采取上述措施无效，可在无菌条件下进行导尿。

5. 腹胀 腹胀可引起膈肌升高，呼吸运动受限，影响呼吸功能；可加重切口疼痛；可引起腹内压升高使下腔静脉回流受阻，影响循环功能。需给予及时处理。可行胃肠减压、吸氧、灌肠、注射新斯的明和足三里封闭以促进排气。

6. 肩部酸痛 由于腹腔内残留 CO_2 刺激双侧膈神经所致，一般术后3～5日可自行消失，无需特殊处理。

（三）出院与随访

术后病人无腹痛，无明显恶心、呕吐，体温正常，无排尿、排便困难时即可出院。对无并发症的胆囊切除术、阑尾切除术患者，术后1~2天即可出院。

有下列情形之一者应仔细观察，慎重处理：①手术过程不顺利者；②术后有腹痛、腹胀、发热或恶心、呕吐者；③术后继发黄疸或感染者；④有其他异常情况或其他脏器疾病对病情有影响的。随访时间一般是术后7天至3个月。